DEPRESSÃO

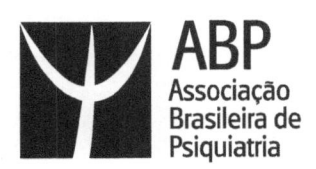

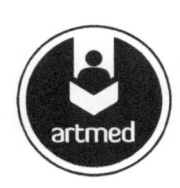

ABP
Associação Brasileira de Psiquiatria

artmed

A Artmed é a editora oficial da ABP

NOTA

A medicina é uma ciência em constante evolução. À medida que novas pesquisas e a experiência clínica ampliam o nosso conhecimento, são necessárias modificações no tratamento e na farmacoterapia. Os autores desta obra consultaram as fontes consideradas confiáveis, em um esforço para oferecer informações completas e, geralmente, de acordo com os padrões aceitos à época da publicação. Entretanto, tendo em vista a possibilidade de falha humana ou de alterações nas ciências médicas, os leitores devem confirmar estas informações com outras fontes. Por exemplo, e em particular, os leitores são aconselhados a conferir a bula de qualquer medicamento que pretendam administrar, para se certificar de que a informação contida neste livro está correta e de que não houve alteração na dose recomendada nem nas contraindicações para o seu uso. Essa recomendação é particularmente importante em relação a medicamentos novos ou raramente usados.

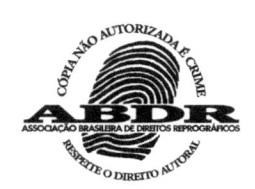

D424   Depressão : teoria e clínica / Organizadores, João Quevedo, Antonio Egidio Nardi, Antônio Geraldo da Silva. – 2. ed. – Porto Alegre : Artmed, 2019.
xviii, 248 p. ; 25 cm.

ISBN 978-85-8271-519-2

1. Psiquiatria. 2. Depressão. I. Quevedo, João. II. Nardi, Antonio Egidio. III. Silva, Antônio Geraldo da.

CDU 616.89-008.454

Catalogação na publicação: Karin Lorien Menoncin – CRB10/2147

DEPRESSÃO
TEORIA E CLÍNICA

JOÃO QUEVEDO • ANTONIO EGIDIO NARDI
ANTÔNIO GERALDO DA SILVA • ORGANIZADORES

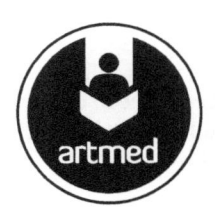

SEGUNDA EDIÇÃO

artmed

2019

© Artmed Editora Ltda., 2019

Gerente editorial
Letícia Bispo de Lima

Colaboraram nesta edição:

Coordenadora editorial
Cláudia Bittencourt

Capa
Tatiana Sperhacke

Preparação do original
Lisandra Cássia Pedruzzi Picon

Leitura final
Antonio Augusto da Roza

Editoração
TIPOS – Design editorial e fotografia

Reservados todos os direitos de publicação à
ARTMED EDITORA LTDA., uma empresa do GRUPO A EDUCAÇÃO S.A.
Av. Jerônimo de Ornelas, 670 – Santana
90040-340 – Porto Alegre, RS
Fone: (51) 3027-7000 – Fax: (51) 3027-7070

Unidade São Paulo
Rua Doutor Cesário Mota Jr., 63 – Vila Buarque
01221-020 São Paulo SP
Fone: (11) 3221-9033

SAC 0800 703-3444 – www.grupoa.com.br

É proibida a duplicação ou reprodução deste volume, no todo ou em parte, sob quaisquer formas ou por quaisquer meios (eletrônico, mecânico, gravação, fotocópia, distribuição na Web e outros), sem permissão expressa da Editora.

IMPRESSO NO BRASIL
PRINTED IN BRAZIL
Impresso sob demanda na Meta Brasil a pedido de Grupo A Educação.

Autores

João Quevedo. Psiquiatra. Professor do Departamento de Psiquiatria e Ciências do Comportamento da McGovern Medical School, The University of Texas Health Science Center at Houston (UTHealth), Houston, Estados Unidos. Professor titular de Psiquiatria e coordenador do Laboratório de Psiquiatria Translacional da Universidade do Extremo Sul Catarinense (Unesc). Especialista em Psiquiatria pela Universidade Federal do Rio Grande do Sul (UFRGS). Doutor em Ciências Biológicas: Bioquímica pela UFRGS.

Antonio Egidio Nardi. Psiquiatra. Professor titular da Faculdade de Medicina da Universidade Federal do Rio de Janeiro (UFRJ). Coordenador do Laboratório de Pânico & Respiração e do Ambulatório de Depressão Resistente do Instituto de Psiquiatria (IPUB) da UFRJ. Membro da Câmara Técnica de Psiquiatria do Conselho Regional de Medicina do Estado do Rio de Janeiro (CREMERJ). Professor convidado da Università Degli Studi di Cagliari, Itália. Doutor em Psiquiatria e Saúde Mental pelo IPUB/UFRJ. International Fellow da American Psychiatric Association, Estados Unidos. Membro titular da Academia Nacional de Medicina, Brasil.

Antônio Geraldo da Silva. Psiquiatra. Professor convidado da Santa Casa de Misericórdia do Rio de Janeiro. Doutoramento em Bioética pela Faculdade de Medicina da Universidade do Porto, Portugal. Presidente da Associação Psiquiátrica da América Latina (APAL). Diretor tesoureiro e superintendente técnico da Associação Brasileira de Psiquiatria (ABP). Diretor adjunto do Sindmédico/DF. Diretor assistencialista da Associação Brasileira das Vítimas de Acidentes com a Chapecoense (Abravic). Primeiro secretário da Federação Nacional dos Médicos (Fenam). Diretor científico do Propsiq. Membro da Câmara Técnica de Psiquiatria do Conselho Regional de Medicina (CRM) do Distrito Federal e do Conselho Federal de Medicina (CFM). Membro titular do Conselho Nacional de Políticas sobre Drogas (Conad) do Ministério da Justiça pelo CFM. Membro da Academia de Medicina de Brasília (AMEB) – Cadeira nº 13. Membro do Comitê Intergestor do Trabalho Seguro do Tribunal Superior do Trabalho (TST). Associate editor for Public Affairs da *Revista Brasileira de Psiquiatria* (RBP) e review editor da *Frontiers*.

Acioly Luiz Tavares de Lacerda. Psiquiatra. Professor adjunto livre-docente do Departamento de Psiquiatria da Universidade Federal de São Paulo (Unifesp). Doutor em Ciências Médicas pela Universidade Estadual de Campinas (Unicamp). Pós-doutorado no Laboratório de Neuroquímica Cerebral da University of Pittsburgh, Estados Unidos.

Alexandre Paim Diaz. Psiquiatra do Hospital Universitário da Universidade Federal de Santa Catarina (UFSC). Professor do Programa de Pós-graduação (PPG) em Ciências da Saúde da Universidade do Sul de Santa Catarina (Unisul). Mestre e Doutor em Ciências Médicas pela UFSC.

Ana Paula Jesus-Nunes. Psicóloga clínica, analista do comportamento. Membro do Laboratório de Neurociências e Psicopatologia (LANP) da Universidade Federal da Bahia (UFBA). Mestre em Medicina e Saúde pela UFBA. Doutoranda em Medicina e Saúde na UFBA.

André C. Caribé. Psiquiatra. Professor adjunto de Psiquiatria da Escola Bahiana de Medicina e Saúde Pública. Preceptor da Residência em Psiquiatria do Complexo Hospitalar Universitário Professor Edgard Santos (HUPES) da UFBA. Mestre e Doutor em Neurociências pela UFBA.

Andre Russowsky Brunoni. Psiquiatra. Professor visitante da Universidade Ludwig-Maximilians, Munique, Alemanha. Diretor do Serviço Interdisciplinar de Neuromodulação do Instituto de Psiquiatria (IPq) do Hospital das Clínicas (HC) da Faculdade de Medicina da Universidade de São Paulo (FMUSP). Doutor em Neurociências pela USP com período sanduíche na Harvard Medical School, Estados Unidos. Livre-docente pelo Departamento de Psiquiatria da FMUSP.

Ângela Miranda-Scippa. Psiquiatra. Professora associada da UFBA. Doutora em Ciências pela Unifesp. Ex-presidente da Associação Brasileira de Transtorno Bipolar (ABTB). Membro da International Society of Bipolar Disorder (ISBD).

Bernardo de Sampaio. Psiquiatra e pesquisador do Serviço Interdisciplinar de Neuromodulação do IPq-HCFMUSP. Especialista em Neuromodulação pelo IPq-HCFMUSP e pela Harvard University, Estados Unidos. Doutor em Psiquiatria pela FMUSP.

Bruna Velasco Velazquez. Psiquiatra. Especialista em Psiquiatra da Infância e da Adolescência pelo Hospital de Clínicas de Porto Alegre (HCPA) da UFRGS. Mestranda em Psiquiatria e Ciências do Comportamento na UFRGS.

Bruno Rabinovici Gherman. Psiquiatra. Especialista em Psiquiatria Geriátrica pelo IPUB/UFRJ.

Caroline Dallalana. Médica. Residente de Psiquiatria da UFBA.

Christian Kieling. Psiquiatra. Professor do Departamento de Psiquiatria e Medicina Legal da Faculdade de Medicina (Famed) da UFRGS. Coordenador do Programa de Depressão na Infância e na Adolescência (ProDIA) do HCPA/UFRGS. Pesquisador do CNPq. Especialista em Psiquiatra da Infância e da Adolescência pelo HCPA/UFRGS. Mestre e Doutor em Ciências Médicas: Psiquiatria pela UFRGS.

Clement Hamani. Neurocirurgião.

Cristiane dos Santos Machado. Psiquiatra. Mestranda em Psiquiatria na UFRGS.

Elie Cheniaux. Psiquiatra. Professor associado da Universidade do Estado do Rio de Janeiro (UERJ). Professor do PPG em Psiquiatria e Saúde Mental do IPUB/UFRJ. Mestre e Doutor em Psiquiatria, Psicanálise e Saúde Mental pela UFRJ. Pós-doutorado na Coppe/UFRJ e na Pontifícia Universidade Católica do Rio de Janeiro (PUC-Rio).

Érica Panzani Duran. Psicóloga. Especialista em Terapia Comportamental Cognitiva na Saúde Mental pelo Ambulatório de Ansiedade (Amban) do IPq-HCFMUSP e em Terapia Cognitivo-comportamental pela Faculdades Integradas de Taquara (Faccat). Formação em Terapia Comportamental Dialética pela Behavioral Tech (BTech). Mestre em Ciências Médicas pela FMUSP.

Fabiana Saffi. Psicóloga-chefe do Serviço de Psicologia e Neuropsicologia do IPq-HCFMUSP. Psicóloga perita do Núcleo de Estudos e Pesquisas em Psiquiatria Forense e Psicologia Jurídica (Nufor) do IPq-HCFMUSP. Especialista em Psicologia Jurídica pelo Conselho

Federal de Psicologia (CFP) e em Avaliação Psicológica e Neuropsicológica pelo Serviço de Psicologia do IPq-HCFMUSP. Mestre em Ciências pela USP. Doutoranda em Ciências na USP.

Fernando Portela Câmara. Psiquiatra. Professor associado da UFRJ (1977-2017). Especialista em Psiquiatria e Psicoterapia pela ABP/AMB/CREMERJ. Mestre e Doutor em Ciências pela UFRJ. Fundador e diretor científico do Instituto Stokastos.

Flávia Vieira. Psicóloga clínica e colaboradora/pesquisadora do LANP/UFBA. Especializanda em Terapia Cognitivo-comportamental no Instituto WP. Mestranda em Medicina e Saúde na UFBA.

Francisco Lotufo Neto. Professor associado da FMUSP, do PPG em Psicologia Clínica da USP e do Instituto de Estudos Brasileiros da USP. Especialista em Psiquiatria pelo Departamento de Neuropsiquiatria da FMUSP. Doutor em Psiquiatria pela USP.

Gilberto Sousa Alves. Psiquiatra. Professor adjunto de Psiquiatria da Universidade Federal do Maranhão (UFMA). Professor colaborador do PPG em Psiquiatria e Saúde Mental (Propsam) do IPUB/UFRJ. Especialista em Psiquiatria e Psiquiatria Geriátrica pela ABP. Mestre em Psiquiatria e Saúde Mental pelo IPUB/UFRJ. Doutor em Psiquiatria e Saúde Mental pelo IPUB/UFRJ com período sanduíche na Goethe Universität, Alemanha. Pós-doutorado em Psiquiatria na Goethe Universität, Alemanha.

Gislaine Z. Réus. Professora da Unesc. Doutora em Ciências da Saúde pela Unesc.

Homero Vallada. Psiquiatra. Professor visitante do Karolinska Institutet, Suécia. PhD em Medicina pela King's College, Londres, Inglaterra. Livre-docente pela FMUSP.

Ives Cavalcante Passos. Psiquiatra. Professor adjunto de Psiquiatria da Famed/UFRGS. Professor permanente do PPG em Psiquiatria e Ciências do Comportamento da Famed/UFRGS. Pesquisador do Laboratório de Psiquiatria Molecular da UFRGS. Doutor em Psiquiatria pela UFRGS. Pós-doutorado pela UTHealth.

Jader Piccin. Psiquiatra. Pesquisador do Programa de Depressão na Infância e na Adolescência do ProDIA/HCPA/UFRGS. Especialista em Psiquiatria da Infância e da Adolescência pelo HCPA/UFRGS. Mestrando em Psiquiatria na UFRGS.

Joel Rennó Júnior. Psiquiatra. Professor colaborador do Departamento de Psiquiatria da FMUSP. Doutor em Ciências pela FMUSP. Diretor do Programa Saúde Mental da Mulher do IPq-HC FMUSP. Coordenador da Comissão de Saúde Mental da Mulher da ABP.

José Alberto Del Porto. Psiquiatra. Professor titular do Departamento de Psiquiatria da Escola Paulista de Medicina (EPM) da Unifesp. Mestre em Psicofarmacologia pela EPM/Unifesp. Doutor em Psicofarmacologia/Psicobiologia pela EPM/Unifesp.

Jose Carlos Appolinario. Psiquiatra. Professor do PPG do IPUB/UFRJ. Coordenador do Grupo de Obesidade e Transtornos Alimentares (GOTA) e do Ambulatório de Depressão Resistente ao Tratamento do IPUB/UFRJ. Especialista em Psiquiatria pelo IPUB/UFRJ. Mestre e Doutor em Ciências da Saúde pelo IPUB/UFRJ.

José Francisco Pereira Jr. Neurocirurgião. Pesquisador colaborador do IPq-HCFMUSP.

Kelen Cancellier Cechinel Recco. Psiquiatra. Professora do Curso de Medicina da Unesc. Preceptora do Ambulatório de Psiquiatria do Curso de Medicina da Unesc. Mestre em Ciências da Saúde pela Unesc.

Leandro Michelon. Psiquiatra. Mestre em Ciências: Psiquiatria pela FMUSP. Doutor em Ciências pela FMUSP.

Lívia Hartmann de Souza. Psiquiatra. Doutora em Psiquiatria pela UFRGS.

Lucas de Castro Quarantini. Psiquiatra. Professor de Psiquiatria da Faculdade de Medicina da UFBA. Mestre em Neurociências pela UFBA. Doutor em Ciências pelo Departamento de Psiquiatria da Unifesp.

Lucas Mohr Patusco. Médico. Residente de Psiquiatria no HCPA/UFRGS.

Marcelo Pio de Almeida Fleck. Psiquiatra. Professor titular do Departamento de Psiquiatria e Medicina Legal da Famed/UFRGS. Mestre e Doutor em Ciências Médicas pela UFRGS.

Michelle N. Levitan. Psicóloga. Doutora em Saúde Mental pelo IPUB/UFRJ.

Neusa Sica da Rocha. Psiquiatra. Professora adjunta do Departamento de Psiquiatria e Medicina Legal da Famed/UFRGS. Professora permanente do PPG em Psiquiatria e Ciências do Comportamento da Famed/UFRGS. Coordenadora da Residência Médica em Psicoterapia do HCPA/UFRGS. Especialista em Psicoterapia Psicanalítica pelo Centro de Estudos Luís Guedes (CELG). Mestre em Ciências Médicas: Psiquiatria pela UFRGS. Doutora em Ciências Médicas: Psiquiatria pela UFRGS com período sanduíche na Universidade de Edimburgo, Reino Unido. Pós-doutorado Júnior-CNPq e Prodoc-Capes/HCPA/UFRGS.

Paulo Roberto Abreu. Psicólogo. Coordenador do Instituto de Análise do Comportamento de Curitiba (IACC). Especialista em Terapia Comportamental e Cognitiva pela USP. Doutor em Psicologia pelo Departamento de Psicologia Experimental da USP. Editor-chefe da *Revista Brasileira de Terapia Comportamental e Cognitiva* (RBTCC).

Pedro H. Manfro. Pós-graduando em Psiquiatria e Ciências do Comportamento. Estudante de Medicina da PUCRS.

Pedro V. S. Magalhães. Psiquiatra. Professor adjunto da Famed/UFRGS. Pesquisador do Laboratório de Psiquiatria Molecular da UFRGS e do Instituto Nacional de Ciência e Tecnologia Translacional em Medicina. Doutor em Psiquiatria pela UFRGS.

Rafael Arceno. Psiquiatra. Especialista em Psiquiatria pelo Hospital Universitário de Santa Maria (HUSM).

Renan Rocha. Psiquiatra. Pesquisador do Laboratório de Epidemiologia da Unesc. Mestre em Ciências da Saúde pela Unesc. Membro da Comissão de Estudos e Pesquisa em Saúde Mental da Mulher da ABP.

Ritele Hernandez da Silva. Psiquiatra. Mestre em Ciências da Saúde pela Unesc.

Rodrigo Bernini de Brito. Psiquiatra. Pesquisador do Laboratório de Farmacologia Bioquímica e Molecular do Instituto de Ciências Biológicas (ICB) da Universidade Federal de Goiás (UFG). Mestre em Genética pela PUC-GO. Doutor e pós-doutorado em Farmacologia pela UFG.

Roseane D. Lassen. Enfermeira. Especialista em Saúde Pública pela Faculdade Arthur Sá Earp Neto.

Sergio Tamai. Psiquiatra. Professor assistente da Faculdade de Ciências Médicas da Santa Casa de São Paulo. Doutor em Psiquiatria pela USP.

Taiane de Azevedo Cardoso. Psicóloga. Mestre e Doutora em Saúde e Comportamento pela Universidade Católica de Pelotas (UCPel).

Thyago Antonelli Salgado. Psiquiatra.

Valeska Marinho. Psiquiatra. Coordenadora do Centro para Doença de Alzheimer do IPUB/UFRJ. Especialista em Psiquiatria Geriátrica pelo IPUB/UFRJ. Mestre em Psiquiatria e Saúde Mental pelo IPUB/UFRJ. Doutora em Psiquiatria e Psicologia Médica pela EPM/Unifesp. Coordenadora do Departamento de Psiquiatria Geriátrica da ABP.

Vanessa Leal. Psiquiatra. Mestranda em Ciências da Saúde na UFSC.

Walter dos Santos Gonçalves. Psiquiatra. Pesquisador do Grupo de Pesquisa em Depressão Resistente ao Tratamento do IPUB/UFRJ.

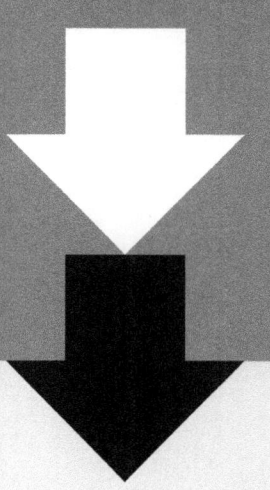

Agradecimentos

A nossas esposas e nossos filhos pela compreensão em relação ao tempo que dedicamos ao trabalho acadêmico, muitas vezes em detrimento das atividades em família.

A Artmed Editora pela longa e profícua parceria.

À Associação Brasileira de Psiquiatria pelo apoio e chancela à Coleção Teoria e Clínica.

Aos pacientes, fonte constante de inspiração na luta por uma psiquiatria de qualidade.

Sobre a Coleção Teoria e Clínica

A Coleção Teoria e Clínica lança, com muito orgulho, a segunda edição da obra *Depressão: teoria e clínica*, organizada pelos renomados doutores João Quevedo, Antonio Egidio Nardi e Antônio Geraldo da Silva. Após a excelente repercussão de sua primeira edição e das obras *Transtorno de déficit de atenção/hiperatividade, Transtorno bipolar, Transtorno de pânico, Transtorno de ansiedade social* e *Esquizofrenia*, a Coleção vem sendo continuamente renovada, tendo em vista o enriquecimento da literatura científica.

As obras são destinadas a profissionais clínicos, estudantes, professores e pesquisadores – no entanto, certamente atingem um público mais amplo. Trazem novidades e avanços na área e cumprem o importante papel de servir como suporte para a atuação de diversos profissionais e contribuir para o crescimento da literatura científica em língua portuguesa.

Os autores dos livros que compõem a Coleção foram cuidadosamente escolhidos tendo por base suas excelentes atuações e capacidade de transmitir conhecimento. Como resultado, apresentam-se obras que contribuem para a atualização do leitor de forma fácil e objetiva.

Certamente o lançamento da segunda edição desta obra justifica-se por sua qualidade e possibilidade de acrescentar ainda mais informações ao extenso conhecimento sobre a depressão. *Depressão: teoria e clínica* é composto por 22 capítulos e perpassa temas como diagnóstico, tratamentos medicamentoso e psicoterápico, comorbidades e tantos outros fatores que possibilitam assistência cada vez melhor aos portadores e seus familiares.

Apresentação

Poucas condições médicas têm maior impacto epidemiológico em nível global que a depressão, considerada um dos maiores determinantes de anos vividos com desabilidade tanto em países desenvolvidos quanto naqueles em desenvolvimento, como o Brasil. Trata-se de transtorno complexo, de patoetiologia multifatorial, crônico, recorrente e heterogêneo.

A depressão frequentemente está associada a condições médicas gerais, levando a diversos desfechos negativos, como baixa adesão ao tratamento, piora do curso da doença de base, disfunção psicossocial, além de um aumento no risco de mortalidade. Como sintomas depressivos são erroneamente atribuídos às condições médicas de base, não raramente a depressão passa despercebida, e os pacientes percorrem o sistema de saúde em diversos níveis, sem receber diagnóstico e tratamento adequados. Tal fato agrava enormemente os custos dos serviços de saúde.

Nesse contexto, o desenvolvimento de obras que visem educar os profissionais da saúde em relação ao diagnóstico, aos potenciais mecanismos fisiopatológicos, bem como ao manejo da depressão se faz fundamental. Esta segunda edição de *Depressão: teoria e clínica* vem preencher um importante hiato na literatura científica nacional.

A obra em si ganhou maturidade nesta segunda edição, sendo referência obrigatória para profissionais da saúde que lidam com pacientes com transtornos depressivos ou que têm interesse científico por esses quadros. Diversos aspectos cruciais são cobertos de modo abrangente pelos autores. Por exemplo, há um capítulo sobre a evolução histórica do conceito de depressão. Também o estigma, do qual os pacientes com depressão são frequentemente vítimas, é analisado em capítulo específico. O capítulo sobre depressão bipolar apresenta ao leitor diferenças relevantes em relação à depressão unipolar, o que pode ter consequências imediatas no manejo interdisciplinar do paciente. Os tratamentos psicoterápicos que, como aponta uma larga base de evidências, são eficazes no tratamento da depressão – a terapia cognitivo-comportamental e a terapia interpessoal –, são apresentados em dois capítulos desta obra. O tema suicídio, para o qual a depressão é um importante fator de risco, também é minuciosamente abordado. Finalmente, o livro traz aspectos mais contemporâneos que podem vir a impactar o cenário clínico nos próximos anos, como, por exemplo, o papel da farmacogenômica no tratamento personalizado da depressão.

Em suma, recomendo fortemente a leitura desta segunda edição do livro *Depressão: teoria e clínica*, que incluí capítulos cuidadosamente selecionados pelos organizadores e escritos por autores de notável relevância acadêmica e clínica tanto nacional quanto internacionalmente. Tal obra provê uma visão atualizada e baseada em evidências desse transtorno complexo, e deve contribuir para a formação e o aprimoramento dos profissionais da saúde envolvidos no cuidado interdisciplinar da depressão e transtornos relacionados.

André F. Carvalho
*Professor associado de Psiquiatria,
University of Toronto, Canadá.*

Prefácio

Passados cinco anos desde a publicação da primeira edição deste livro, muitos foram os avanços relacionados aos conhecimentos sobre a depressão e seu tratamento, o que tornou a atualização desta obra imprescindível. Nesse período, novas pesquisas foram realizadas, novos critérios diagnósticos foram estabelecidos com a publicação da quinta edição do *Manual diagnóstico e estatístico de transtornos mentais* (DSM-5), técnicas diagnósticas foram aprimoradas e o tratamento – tanto psicoterápico como medicamentoso – trouxe novas contribuições para uma melhor qualidade de vida para pacientes e seus familiares.

No entanto, apesar dos avanços citados, a depressão permanece sendo um dos transtornos mentais mais prevalentes e incapacitantes, e seu impacto na vida dos portadores e das pessoas que com eles convivem é significativo, exigindo atenção especial por parte dos profissionais da área da saúde mental.

Levando essas questões em consideração, esta nova edição de *Depressão: teoria e clínica* mantém os objetivos de sua edição anterior, ou seja, trazer, em língua portuguesa, os conceitos fundamentais para o entendimento dessa condição e reunir as informações mais atuais e relevantes para a prática clínica. Para tanto, contamos novamente com a contribuição de um grupo de destacados colegas brasileiros, que atuam no País e no exterior, e que se dedicam à pesquisa, ao ensino e à prática clínica, a fim de proporcionar aos leitores um livro conciso e completo sobre a depressão.

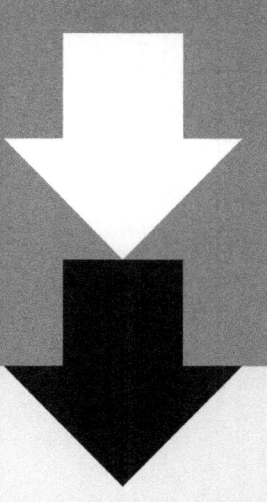

Sumário

1 Depressão ao longo da história..19
Acioly Luiz Tavares de Lacerda, José Alberto Del Porto

2 Epidemiologia do transtorno depressivo maior..28
Taiane de Azevedo Cardoso, Lucas Mohr Patusco, Pedro V. S. Magalhães

3 Psicopatologia e diagnóstico da depressão..39
Elie Cheniaux

4 Neurobiologia do transtorno depressivo maior..50
Gislaine Z. Réus, Ritele Hernandez da Silva, João Quevedo

5 Tratamento farmacológico da depressão..59
Sergio Tamai

6 Papel da farmacogenômica no tratamento da depressão..67
Rodrigo Bernini de Brito

7 Psicoterapia cognitivo-comportamental e análise do comportamento na depressão......79
Érica Panzani Duran, Fabiana Saffi, Paulo Roberto Abreu, Francisco Lotufo Neto

8 Psicoterapia interpessoal no manejo da depressão..93
Lívia Hartmann de Souza, Neusa Sica da Rocha, Marcelo Pio de Almeida Fleck

9 Psicoeducação e tratamento da depressão...107
Fernando Portela Câmara, Antônio Geraldo da Silva

10 Distimia..114
Ana Paula Jesus-Nunes, Flávia Vieira, Lucas de Castro Quarantini

11 Suicídio 123
Caroline Dallalana, André C. Caribé, Ângela Miranda-Scippa

12 Depressão e condições médicas gerais 133
Leandro Michelon, Homero Vallada

13 Depressão e comorbidades psiquiátricas 147
Roseane D. Lassen, Michelle N. Levitan, Jose Carlos Appolinario, Antonio Egidio Nardi

14 Depressão e dor 154
Kelen Cancellier Cechinel Recco, Rafael Arceno, Ritele Hernandez da Silva

15 Depressão e estigma 162
Antônio Geraldo da Silva, Vanessa Leal, Alexandre Paim Diaz

16 Depressão bipolar 170
Cristiane dos Santos Machado, Thyago Antonelli Salgado, Ives Cavalcante Passos

17 Depressão gestacional e pós-parto 183
Joel Rennó Júnior, Renan Rocha

18 Depressão na infância e na adolescência 193
Jader Piccin, Bruna Velasco Velazquez, Pedro H. Manfro, Christian Kieling

19 Depressão geriátrica 204
Gilberto Sousa Alves, Bruno Rabinovici Gherman, Valeska Marinho

20 Depressão resistente ao tratamento 217
Walter dos Santos Gonçalves, Jose Carlos Appolinario, Michelle N. Levitan, Antonio Egidio Nardi

21 Terapias biológicas não farmacológicas não invasivas 226
Andre Russowsky Brunoni, Bernardo de Sampaio

22 Terapias biológicas não farmacológicas invasivas 237
José Francisco Pereira Jr., Clement Hamani

Índice 245

1
Depressão ao longo da história

Acioly Luiz Tavares de Lacerda
José Alberto Del Porto

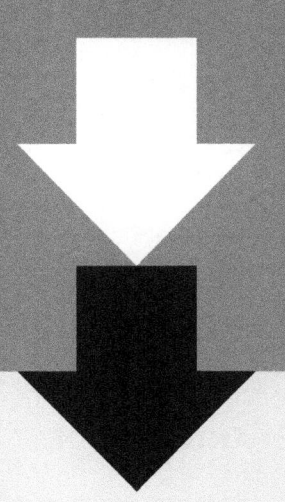

INTRODUÇÃO

Não surpreende que descrições de depressão como uma experiência universal humana sejam registradas em papiros do Egito Antigo e em passagens bíblicas do Antigo Testamento. A depressão seguramente é um dos transtornos mentais mais bem caracterizados ao longo da história, com descrições marcadamente consistentes ao longo de nada menos do que 2.500 anos. Desde os textos da Grécia Antiga até a Era Moderna, dominada por classificações baseadas em critérios operacionais, a tristeza profunda e suas variantes – desesperança, desencorajamento, sensação de vazio, pesar, desânimo, desalento e desespero – têm sido mencionadas como manifestações centrais da depressão. Sintomas relacionados também têm sido consistentemente descritos, incluindo alterações do apetite e do sono, fadiga, irritabilidade, viés negativo de pensamento, falta de prazer ou de interesse em atividades habituais, isolamento social e ideação suicida.[1]

Desde o advento da psiquiatria como especialidade até as classificações baseadas em critérios operacionais então vigentes, tem sido admitido que quadros com intensa tristeza e sintomas associados podem representar reações emocionais normais a circunstâncias da vida. Desse modo, as várias definições de depressão ao longo dos tempos não se detiveram apenas na presença ou na ausência de sintomas, mas também na desproporcionalidade da duração e na intensidade da reação emocional aos fatores ambientais desencadeantes. Assim como ocorre com outros transtornos mentais, o diagnóstico puramente sindrômico da depressão é modulado por critérios relacionados a prejuízo funcional e sofrimento subjetivo, o que resulta em inconsistências aparentes, com quadros graves de tristeza e sintomas associados não sendo considerados depressão e manifestações moderadas de tristeza ganhando *status* de transtorno mental. Teorias modernas da etiopatogenia da depressão que atribuem seu desenvolvimento a uma interação complexa entre aspectos genéticos e ambientais, os quais incluem o estresse, colocaram em xeque tal inconsistência. Sendo assim, a terceira edição do *Manual diagnóstico e estatístico de transtornos mentais*, da American Psychiatric Association (DSM-III),[2] marcou a substituição da abordagem mais sensível a nuanças contextuais por uma abordagem baseada apenas na presença de critérios operacionais relativamente precisos e comunicáveis. Tal visão se consolidou na versão atual (quinta) do manual (o DSM-5).[2-4]

O presente capítulo tem por objetivo central revisar os principais aspectos históricos da evolução do conceito da depressão, os quais influenciaram de modo profundo não apenas a visão dos profissionais da saúde, mas também a atitude da população, permeando fortemente o estigma e mesmo o prognóstico desse transtorno que é um dos mais importantes problemas de saúde pública em âmbito global.

ANTIGUIDADE

Nos escritos bíblicos e do Egito Antigo, os estados emocionais relacionados à depressão eram primariamente atribuídos a maus espíritos ou tidos como punição por desagradar entidades divinas. É atribuída a Hipócrates (século V a.C.) a primeira descrição inequívoca de melancolia como uma doença mental resultante de disfunção no cérebro.[5] Seus escritos afirmavam que "[...] medo ou tristeza que duram um longo tempo significam melancolia".[5] Além de medo e tristeza, os escritos de Hipócrates mencionavam como sintomas da melancolia "[...] aversão a alimentos, insônia, irritabilidade, inquietação e desânimo".[5] Chama atenção o quanto essa descrição se aproxima do relato do transtorno depressivo maior (TDM) publicado pelo DSM-5, em 2013. Ao contrário do DSM-5, porém, Hipócrates não via a depressão como uma entidade completamente distinta, mas, sim, relacionada a outras condições, sobretudo ansiedade ("medo") e delírios. Nesse sentido, com frequência a melancolia foi caracterizada como "delírio sem febre". As condições melancólicas eram, então, caracterizadas por uma combinação de tristeza, ansiedade (medos indeterminados), impulsos suicidas e tendências paranoides, como suspeição.[5]

O termo "melancolia", ou bile negra, revela a crença de que disfunções cerebrais eram causadas por um excesso de bile negra, um dos quatro humores que, de acordo com os gregos antigos, precisavam estar em equilíbrio para assegurar uma boa saúde. Tal teoria humoral foi inicialmente formulada por Pitágoras e Empédocles, os quais relacionaram os quatro humores – sangue, fleuma, bile amarela e bile negra – com as quatro estações e qualidades correspondentes e temperamentos (Tab. 1.1). Essa teoria exerceu forte influência por pelo menos 1.500 anos. O uso de termos como fleumático, sanguíneo, melancólico e colérico para descrever tipos de temperamento indicam quão profunda foi a influência da teoria humoral até a Era Moderna.[3]

A descrição da melancolia por Hipócrates trazia uma clara menção ao aspecto contextual, já que os sintomas deveriam persistir por um período incomumente longo para caracterizarem a doença, o que a diferenciaria da tristeza não patológica. Desse modo, o conceito da patologia exigia determinada intensidade, duração longa e sintomas associados além do sintoma central. Tal menção explícita de que a tristeza e os sintomas associados deveriam ter duração incomumente longa é a primeira tentativa de capturar a noção de que a desproporção às circunstâncias é um aspecto essencial na caracterização da depressão. É importante também destacar que o termo "melancolia", como utilizado

TABELA 1.1

Elementos da teoria humoral

Elemento	Humor	Temperamento	Estação
Ar	Sangue (coração)	Sanguíneo	Primavera
Água	Fleuma (cérebro)	Fleumático	Inverno
Fogo	Bile amarela (fígado)	Colérico	Verão
Terra	Bile negra (baço)	Melancólico	Outono

pelos médicos greco-romanos, abrangia um conjunto de entidades nosológicas atualmente encaradas como discricionárias, em especial dos grupos sindrômicos dos transtornos de ansiedade e do humor, o que é reforçado pelos escritos de Areteu da Capadócia (81 a 138 d.C.).[3,5]

Os formuladores do diagnóstico na Antiguidade defendiam que variações no temperamento poderiam predispor determinadas pessoas a experimentar tristeza ou medo de modo mais intenso e fácil, enfatizando sua visão de uma etiologia multifatorial da melancolia. Os quadros depressivos, portanto, diferiam da tristeza não patológica por serem desencadeados na ausência de situações que normalmente causariam tristeza ou pela desproporção de intensidade ou duração dos sintomas em relação aos desencadeantes. Tais situações indicavam que havia algo de errado com o indivíduo, não com o ambiente.[5,6]

IDADE MÉDIA

Os conceitos greco-romanos mantiveram sua hegemonia na medicina europeia e árabe, com discretas variações ao longo do tempo. Na Idade Média, outros pensamentos começaram a influenciar de forma mais marcante os conceitos da depressão, não abdicando, porém, da abordagem contextual que exigia a caracterização de que "algo de errado" se passava com a resiliência do indivíduo. Nesse período, a Igreja Católica gradativamente desenvolveu o conceito de "preguiça", um dos sete pecados capitais, o qual compartilhava diferentes características da melancolia, mas com uma ênfase na apatia e indolência, e seria causado por demônios. As intervenções então propostas eram formuladas a partir dessa visão e incluíam confissões, trabalho forçado ou mesmo a condenação de ser queimado vivo como bruxo. Os padres passaram a competir com os médicos como especialistas que poderiam "tratar" tal doença, gerando uma confusão de conceitos que persiste até hoje em alguns contextos religiosos.

Ainda hoje, não é raro assistirmos à atuação de líderes religiosos que se dispõem a explicar e "tratar" diferentes transtornos mentais, em particular a depressão, com intervenções espirituais. Infelizmente, tal visão é um dos principais sustentáculos do estigma em relação a depressão e outras patologias psiquiátricas, o qual tem permanecido ao longo dos séculos.[7]

SÉCULOS XVI A XIX

O século XVI assistiu ao surgimento de uma "terceira via", que se opunha, ao mesmo tempo, a explicações sobrenaturais da doença mental e à teoria humoral de Hipócrates. Vários autores passaram a defender uma diferenciação entre a melancolia com e sem causa e os chamados delírios melancólicos, particularmente aqueles com características niilistas. Publicada em 1621 por Burton,[8] a obra *A anatomia da melancolia* se tornou o mais clássico de todos os escritos sobre depressão, tendo sido divulgado em 40 edições subsequentes. Esse volume ilustrou a persistência da tradição clássica iniciada pelos hipocráticos. Nele, o autor descreveu três principais componentes da depressão – humor, cognição e sintomas físicos – que são considerados, até hoje, manifestações depressivas primárias. Burton,[8] porém, insistia que apenas os quadros sem causa deveriam ser entendidos como doença, já que "[...] eram contrários à natureza". *A anatomia da melancolia* reafirmou a teoria humoral, mas Burton[8] passou a encarar o suposto excesso de bile negra como a via final de uma variedade de fatores causais, incluindo dieta pobre, consumo demasiado de álcool, distúrbios nos ritmos biológicos e "[...] perturbações de paixões", como amor e luto.

Uma mudança radical na tradição intelectual ocidental ocorreu a partir do século XVII, quando os métodos observacional, empírico e indutivo substituíram a natureza mais relacional, intuitiva e dedutiva dos métodos hipocráticos. Noções de especificidade de doenças também começaram a emergir, particularmente no trabalho de Thomas Sydenham (1624 a 1689). Sydenham propôs que cada doença possui formas naturais com apresentações uniformes em diferentes indivíduos, uma ideia distinta do pensamento hipocrático holístico.[6] Nesse contexto histórico, no final do século XVII, a teoria humoral começou a perder influência para outras propostas que defendiam "intoxicações químicas do cérebro" como fator etiológico – por exemplo, a teoria do líquor corrosivo e acetoso. O século XVIII assistiu à introdução das chamadas teorias hemodinâmicas da depressão, segundo as quais uma alteração como o espessamento do sangue resultaria em uma circulação lenta no cérebro, o que, por sua vez, reduziria o fluxo de um fluido dos nervos tido como vital para o ânimo dos animais. Essas teorias foram encampadas por diferentes autores da época, incluindo Pitcairn (1652 a 1713) e Mead (1673 a 1754). Gradualmente, a visão de que o sistema nervoso era a fonte de saúde ou doença mental, enfatizando a importância de nervos e órgãos, começou a ganhar expressão. As causas de doenças nervosas agora eram encontradas na fisiologia, em especial nas lesões cerebrais.[6]

Durante o século XIX, houve um frequente questionamento do termo "melancolia", particularmente motivado pela popularização de seu uso, que era feito de forma indistinta para quadros patológicos ou estados emocionais considerados normais na época. Vários termos foram propostos e incluíam insanidade afetiva, proposto por Maudsley (1835 a 1918), e lipemania, apontado por Esquirol (1772 a 1840).[9] O século XIX também assistiu a uma proliferação de subtipos de depressão propostos por diversos autores. Falava-se em melancolia simples e complicada, com e sem estupor, ativa e passiva, com e sem delírio, em um período em que cada escola definia o próprio sistema classificatório, independentemente de sua validação empírica e da demonstração de sua utilidade prática. Nesse contexto histórico, Griesinger (1817 a 1868), em uma visão contrária à maioria dos teóricos da época, passou a defender que as diferentes formas de insanidade representavam estágios distintos de um processo patológico único desenrolado no cérebro. Assim, surgiu a influente hipótese da psicose unitária.[9]

Os mais prestigiados líderes de opinião na psiquiatria da segunda metade do século XIX consideravam dois tipos de depressão: a melancolia e as depressões neuróticas. Contudo, essas duas condições não eram entendidas como diferentes pontos do mesmo *continuum*, e sim como dois tipos distintos e independentes de manifestação depressiva. Ao final do século, a melancolia e as depressões neuróticas eram claramente diferenciadas por seus sintomas, causas e tratamentos propostos. Enquanto os quadros melancólicos eram com frequência tratados em ambientes hospitalares por psiquiatras e alienistas, as depressões neuróticas, por sua vez, eram manejadas em ambulatório por médicos generalistas ou especializados em doenças nervosas.[9]

SÉCULO XX

Já no final do século XIX, Kraepelin (1855 a 1926) forneceu um conjunto de contribuições que fundamentaram o diagnóstico psiquiátrico da Era Moderna.[7] Tais contribuições continuaram no século XX, após observações minuciosas do curso de diferentes manifestações psiquiátricas. A partir dessas observações, o autor diferenciou os transtornos do humor da *dementia praecox* (esquizofrenia), desafiando a então influente hipótese da psicose unitária de Griesinger. Kraepelin também usou de forma pioneira o termo "estados depressivos" para incluir vários tipos de melancolia, que resultou no uso consagrado da terminologia "depressão" a partir da segunda metade do século XX. Além disso, ele promoveu o emprego dos especificadores "endógeno" e "exógeno", originalmente introduzidos por Möbius. Em seus primeiros escritos, Kraepelin descrevia a melancolia como um transtorno separado, não relacionado à psicose maníaco-depressiva. Mais adiante, após a observação de casos que, no início, se apresentavam como melancolia típica, mas manifestavam eventualmente quadros maníacos após longos períodos, o autor propôs a chamada "insanidade maníaco-depressiva", uma combinação de todos os quadros depressivos e maníaco-depressivos em uma categoria que, embora englobasse um conjunto de manifestações clínicas distintas, teria em sua hipotética origem os mesmos processos fisiopatológicos, que incluía, de um lado, a denominada "insanidade circular ou periódica" e, do outro, a maior parte da "melancolia".[7]

Em contraste com o trabalho de Kraepelin, que esteve mais envolvido com os quadros mais graves, Sigmund Freud (1856 a 1939) se dedicou ao estudo das chamadas "doenças nervosas" encontradas na comunidade.[10] Ele insistiu na necessidade de se distinguir os estados depressivos dos estados emocionais relacionados ao luto e à perda, bem como destacou a importância dos sintomas de ansiedade nos sintomas neuróticos. Segundo Freud, o luto não representava uma condição médica. Logo, uma intervenção médica poderia até causar danos ao paciente por interferir no processo natural de resolução do luto.[10]

Nas primeiras décadas do século XX, então, a depressão foi incisivamente dividida em depressão neurótica (que constituía uma das psiconeuroses) e condições melancólicas marcadas por sintomatologia grave relacionadas às psicoses. Enquanto a depressão melancólica era atribuída a uma disfunção cerebral, os quadros não melancólicos eram vistos como produto de diferentes adversidades psicossociais, relacionadas de modo particular a perdas. Em contraste com a abordagem predominantemente somática de Kraepelin, Sigmund Freud e Adolf Meyer (1866 a 1950) adotaram uma abordagem mais psicológica, embora com algumas considerações relacionadas a fatores biológicos. Meyer enfatizava a individualidade de cada paciente e concebia a depressão como uma reação ao estresse atual e a problemas de ajustamento no passado. Para Freud, a depressão era produto de eventos passados, com frequência relacionados à infância e à perda do objeto de amor.[10]

A demonstração da eficácia de tratamentos somáticos, como a eletroconvulsoterapia (ECT) e, posteriormente, dos medicamentos antidepressivos, estimulou o revigoramento de uma visão mais biológica da depressão. Na metade do século XX, duas correntes antagônicas disputavam a hegemonia acerca do entendimento dos transtornos do humor. O grupo de pesquisadores centrados no Maudsley Hospital defendia o conceito de um *continuum* unitário dos transtornos do humor, ao passo que o grupo da escola de Newcastle defendia uma visão categórica dessas mesmas condições. O grupo do Maudsley considerava tais transtornos como uma mera variação da normalidade e agrupava quadros de ansiedade com transtornos do humor, bem como achava infrutífera a classificação da depressão em subtipos clínicos mais homogêneos, que seriam apenas representações de variados graus de gravidade dos estados depressivos. O grupo de Newcastle, por sua vez, demonstrou, mediante sofisticados métodos estatísticos, que a população de indivíduos com depressão apresentava uma distribuição bimodal, demarcando de forma clara um subgrupo com depressão endógena de outro com depressão neurótica; além disso, separava estados depressivos de estados ansiosos.[9,11] A demonstração de que os medicamentos antidepressivos apresentavam eficácia em quadros classificados como endógenos ou neuróticos de maneira indistinta enfraqueceu, de certa forma, os argumentos da escola de Newcastle, de modo que as classificações baseadas em critérios operacionais logo abandonaram esses subtipos clínicos a partir da década de 1980.[12]

As duas primeiras versões do DSM (DSM-I, de 1952, e DSM-II, de 1968) foram fortemente influenciadas pelas ideias de Freud e Meyer. O conceito de depressão, porém, manteve uma referência krapeliniana. O DSM-I,[13] por exemplo, descreveu os transtornos afetivos como uma das três categorias dos transtornos psicóticos, ao lado de reações esquizofrênicas e paranoides. O DSM-II[14] definiu os transtornos do humor como parte de um grupo de psicoses caracterizado por um transtorno do humor único no extremo depressivo ou na elação do humor. A chamada neurose depressiva continuava na ampla categoria de transtornos de ansiedade, já que era considerada a manifestação central das neuroses.

No início da década de 1970, um grupo de pesquisadores da Universidade de Washington, sob a liderança de Samuel Guze e Eli Robins, lançou a ideia do uso de critérios diagnósticos operacionais com o intuito de desenvolver um sistema de diagnóstico confiável que pudesse diferenciar a etiologia, o prognóstico e a resposta ao tratamento de várias condições psiquiátricas. Como o primeiro autor do estudo era o então médico residente Feighner, esses critérios receberam a denominação de "critérios de Feighner". Os critérios de Feighner para depressão incluíam três domínios diferentes. Primeiro, os pacientes deveriam apresentar um humor disfórico, caracterizado por humor depressivo, tristeza ou desesperança. Segundo, o sistema exigia cinco sintomas adicionais de uma lista que incluía perda de apetite, dificuldade de sono, perda de energia, agitação, falta de interesse em atividades típicas, sentimento de culpa, pensamento lentificado e ideação suicida. Por fim, o quadro deveria durar pelo menos um mês e não poderia ser explicado por outras condições psiquiátricas ou doenças clínicas.[7]

No final da década de 1970, havia mais de 12 classificações de depressão diferentes adotadas em diversas partes do mundo. De modo surpreendente, o DSM-III[2] se baseou fortemente nos critérios de Feighner, embora os próprios autores tenham reconhecido que sua base empírica fosse bastante limitada, apresentando por referência quase única o estudo publicado por Cassidy e colaboradores.[15] De fato, os critérios de Feighner incluíam apenas quatro adaptações relativamente secundárias em relação aos critérios defendidos por Cassidy e colaboradores:[15] a retirada do critério de constipação intestinal, a inclusão de sentimentos de autorreprovação e culpa, a expansão do termo insônia para incluir dificuldades de sono e a combinação de perda de peso e anorexia em um único item. Os critérios de Feighner também acrescentaram um tempo mínimo de duração do quadro.[16]

É interessante destacar que os critérios de Cassidy foram desenvolvidos a partir do estudo de um grupo de pacientes que está longe de representar a população de indivíduos com depressão. Todos os pacientes da amostra eram considerados graves o suficiente para requerer tratamento hospitalar, com parte deles recebendo indicação de ECT. Em 1976, Kendell[1] publicou um artigo científico que rapidamente se tornou uma referência na classificação e no diagnóstico da depressão. O autor apresentou de forma crítica mais de uma dezena de classificações propostas naquele momento. Em sua análise, Kendell[1] não priorizou qualquer das classificações, incluindo os critérios de Feighner, sob o argumento de que não havia evidência que minimamente as validasse.[16]

Os critérios do DSM-III[2] espelharam quase todos os critérios de Feighner, os quais, por sua vez, basearam-se muito no trabalho de Cassidy e colaboradores.[15] As mudanças maiores feitas em relação aos critérios de Feighner foram: a exclusão de casos de luto que durassem até dois meses (a duração mínima do quadro passou a ser de duas semanas em vez de um mês) e o abandono da distinção entre transtornos afetivos primários e secundários, considerada critério central na classificação de Feighner. O DSM-III,[2] assim, unificou os subtipos psicótico, neurótico e melancólico sob uma categoria única, com o último podendo ser diagnosticado como um especificador do subtipo de depressão. O transtorno distímico foi inserido na classificação para atender à visão psicanalítica correspondente à depressão neurótica.[2]

O DSM-III[2] seguramente representou um marco na psiquiatria ao adotar critérios diagnósticos operacionais claros para facilitar a comunicação e o entendimento entre pesquisadores e clínicos, por meio de um conceito de depressão que poderia ser utilizado por profissionais com as mais diferentes orientações teóricas. A partir de uma definição clara e amplamente adotada de depressão, estudos pré-clínicos, epidemiológicos e clínicos permitiram um acúmulo de conhecimento sem precedentes. O diagnóstico baseado em critérios operacionais marcou a mudança de paradigma do diagnóstico psiquiátrico para o estágio II do diagnóstico médico, o diagnóstico sindrômico. Importantes limitações, porém, persistiram nas classificações baseadas em critérios operacionais. Primeiro, não se resolveu – e até mesmo se agravou – a heterogeneidade da população de indivíduos que preenchia o diagnóstico de depressão. Segundo, o diagnóstico dessa doença ganhava confiabilidade, mas não validade. Por fim, critérios desenvolvidos a partir da avaliação de uma amostra grave, tratada em ambiente hospitalar, deveriam também atender aos casos com apresentações mais brandas que eram manejados na comunidade. Essa necessidade de flexibilização impôs a redução do tempo mínimo de doença e a inclusão de um especificador de gravidade, já que o diagnóstico era fundamentado na presença de sintomas a despeito de sua gravidade. Tal "modelo" foi integralmente adotado pela 10ª e mantido pela 11ª versão da *Classificação internacional de doenças e problemas relacionados à saúde*, da Organização Mundial da Saúde (CID-10).[17,18] Exceto pela retirada do critério de exclusão "luto" no DSM-5,[4] os critérios diagnósticos operacionais da depressão permaneceram praticamente intactos em edições posteriores do manual (DSM-III-R, DSM-IV, DSM-IV-TR e DSM-5).[4, 19-21]

CONCEITO DE DEPRESSÃO NA ERA DO RESEARCH DOMAIN CRITERIA

Conforme já discutido, o conceito de depressão engloba um grupo extremamente heterogêneo de pacientes, tanto do ponto de vista psicopatológico quanto do ponto de vista biológico. A despeito da existência de dezenas de medicações e várias abordagens psicossociais estruturadas para o manejo terapêutico da depressão, apenas um terço dos pacientes atinge a remissão, objetivo central do tratamento. Ainda, apesar de vultosos investimentos destinados ao desenvolvimento de novas estratégias para o tratamento da depressão nas últimas décadas, não houve um avanço real na efetividade das intervenções aprovadas. Nesse contexto, torna-se fundamental a identificação de subgrupos biológicos mais homogêneos da doença, o que permitiria o desenvolvimento de intervenções mais precisas, personalizadas e, por conseguinte, mais eficazes.[22,23]

A estratégia 1.4 do Plano Estratégico de 2008 do National Institute of Mental Health (NIMH), dos Estados Unidos, foi "[...] desenvolver, para propósitos de pesquisa, novas estratégias de classificação dos transtornos mentais baseadas em dimensões comportamentais e medidas neurobiológicas".[24] A *Research Domain Criteria* (RDoC) foi realizada especificamente para atender a essa meta, com o objetivo explícito de fazer uma ponte entre a classificação psicopatológica do DSM e os avanços recentes em genética e neuroimagem, os quais têm sugerido de forma consistente características centrais ou influências que atravessam as fronteiras diagnósticas adotadas pelas classificações atuais. A RDoC representa, assim, um grande esforço para melhorar o entendimento neurocientífico dos mecanismos fisiopatológicos que contribuem para as características nucleares da doença mental.[24] A matriz da RDoC envolve cinco domínios principais, que incluem valências positiva e negativa, cognição, processamento social e sistemas de vigília/regulatório, dentro dos quais o comportamento humano e o funcionamento são investigados por meio de diversas unidades de análise (p. ex., genética, molecular, psicométrica e neurocircuitária). O "*status*" de domínio da RDoC foi estabelecido a partir da demonstração de evidência de substratos biológicos. O desenvolvimento de um diálogo entre as classificações puramente sindrômicas atuais e os construtos da RDoC é um dos maiores desafios atuais da psiquiatria, o qual, com certeza, contribuirá para uma nova mudança de paradigma diagnóstico, do sindrômico para o fisiopatológico.[25]

A depressão, como definida atualmente, engloba pelo menos dois domínios da RDoC: a perda, construto inserido no domínio de sistemas de valência negativa, e vários construtos de recompensa, incluídos no domínio de sistemas de valência positiva. Parece especialmente útil organizar o entendimento da depressão de acordo com sua etiologia, fisiopatologia e expressão, por se tratar de uma doença complexa e heterogênea, com vários fatores etiológicos de origem genética, epigenética e ambiental, que, a partir de uma interação complexa, levam ao desenvolvimento da doença. A depressão apresenta vários mecanismos fisiopatológicos consistentemente descritos. Eles podem ser organizados de acordo com o nível neuroquímico – patologia em órgãos ou tecidos –, tais como inflamação ou acentuação da resposta ao estresse e anormalidades neurocircuitárias. Por fim, a depressão apresenta numerosas expressões fenotípicas, incluindo alterações cognitivas e do afeto, e sintomas motores e neurovegetativos, que apresentam interposição elevada em várias categorias diagnósticas, tornando, assim, problemáticas para a descoberta de substratos fisiopatológicos as distinções baseadas em sintomas. Por essa razão, a investigação de domínios fisiopatológicos por meio de unidades translacionais de análise (i.e., nos níveis molecular, celular, neurocircuitário e comportamental) pode se mostrar mais frutífera do que a pesquisa baseada no diagnóstico categorial dos sistemas classificatórios DSM/CID. A depressão, sob a perspectiva da RDoC, ocorreria quando, por diferentes motivos, a capacidade normal de tolerar o estresse ou a perda é sobrepujada, levando a um desequilíbrio nas diferentes unidades translacionais e à consequente manifestação de seus sintomas característicos.[26]

Embora ainda preliminares, estudos utilizando uma abordagem baseada na RDoC têm apresentado resultados encorajadores no que se refere à sua utilidade tanto no sentido de entendimento mais acurado da fisiopatologia e delineamento mais adequado de subtipos biológicos mais homogêneos da depressão quanto da proposição de intervenções mais alinhadas com uma medicina de precisão.[25,27-29] Estudos futuros que examinem de forma prospectiva tais iniciativas certamente serão cruciais não apenas para um conhecimento mais avançado dos mecanismos biológicos subjacentes e o desenvolvimento de tratamentos mais eficazes, mas também para a tão desejada mudança de paradigma diagnóstico do sindrômico para o fisiopatológico, na psiquiatria como um todo e na depressão em particular.

REFERÊNCIAS

1. Kendell RE. The classification of depressions: a review of contemporary confusion. Br J Psychiatry. 1976;129:15-28.
2. American Psychiatric Association. Diagnostic and statistical manual of mental disorders: DSM-III. 3rd ed. Washington: APA; 1980.
3. Eysenck HJ. The classification of depressive illnesses. Br J Psychiatry. 1970;117(538):241-50.
4. American Psychiatric Association. Diagnostic and statistical manual of mental disorders: DSM-5. 5th ed. Washington: APA; 2013.
5. Dorfman W. Current concepts of depression. Psychosomatics. 1963;4:253-60.
6. Mendels J, Cochrane C. The nosology of depression: the endogenous-reactive concept. Am J Psychiatry. 1968;124(Suppl):1-11.
7. Sabshin M.Turning points in twentieth-century American psychiatry. Am J Psychiatry. 1990;147(10):1267-74.
8. Burton R. The anatomy of melancholy. New York: New York Review; 1621.
9. Kiloh LG, Garside RF. The independence of neurotic depression and endogenous depression. Br J Psychiatry. 1963;109:451-63.
10. Parker G. Classifying depression: should paradigms lost be regained? Am J Psychiatry. 2000;157(8):1195-203.
11. Kiloh LG, Garside RF. Depression: a multivariate study of Sir Aubrey Lewis's data on melancholia. Aust N Z J Psychiatry. 1977;11(3):149-56.
12. Raskin A, Crook TH. The endogenous-neurotic distinction as a predictor of response to antidepressant drugs. Psychol Med. 1976;6(1):59-70.
13. American Psychiatric Association. Diagnostic and statistical manual of mental disorders: DSM-I. Washington, DC: APA; 1952.
14. American Psychiatric Association. Diagnostic and statistical manual of mental disorders: DSM-II. 2nd ed. Washington: APA; 1968.
15. Cassidy WL, Flanagan NB, Spellman M, Cohen ME. Clinical observations in manic-depressive disease; a quantitative study of one hundred manic-depressive patients and fifty medically sick controls. J Am Med Assoc. 1957;164(14):1535-46.

16. Kendler KS, Muñoz RA, Murphy G. The development of the Feighner criteria: a historical perspective. Am J Psychiatry. 2010;167(2):134-42.
17. Wakefield JC, Schmitz MF, First MB, Horwitz AV. Extending the bereavement exclusion for major depression to other losses: evidence from the National Comorbidity Survey. Arch Gen Psychiatry. 2007;64(4):433-40.
18. World Health Organization. The ICD-10 classification of mental and behavioural disorders. Geneva: WHO; 1993.
19. American Psychiatric Association. Diagnostic and statistical manual of mental disorders: DSM-III-R. 3rd. ed. Washington: APA; 1987.
20. American Psychiatric Association. Diagnostic and statistical manual of mental disorders: DSM-IV. 4th ed. Washington: APA; 1994.
21. American Psychiatric Association. Diagnostic and statistical manual of mental disorders: DSM-IV-TR. 4th rev. ed. Washington: APA; 2000.
22. Nassan M, Nicholson WT, Elliott MA, Vitek CR, Black JL, Frye MA. Pharmacokinetic pharmacogenetic prescribing guidelines for antidepressants: a template for psychiatric precision medicine. Mayo Clin Proc. 2016;91(7):897-907.
23. Arnow BA, Blasey C, Williams LM, Palmer DM, Rekshan W, Schatzberg AF, et al. Depression subtypes in predicting antidepressant response: a report from the iSPOT-D trial. Am J Psychiatry. 2015;172(8):743-50.
24. National Institute of Mental Health. National Institute of Mental Health strategic plan. Bethesda: National Institute of Mental Health; 2008. (NIH Publication; n. 08-6368).
25. Woody ML, Gibb BE. Integrating NIMH research domain criteria (RDoC) into depression research. Curr Opin Psychol. 2015;4:6-12.
26. Dean J, Keshavan M. The neurobiology of depression: an integrated view. Asian J Psychiatr. 2017;27:101-111.
27. Ahmed AT, Frye MA, Rush AJ, Biernacka JM, Craighead WE, McDonald WM, et al. Mapping depression rating scale phenotypes onto research domain criteria (RDoC) to inform biological research in mood disorders. J Affect Disord. 2018;238:1-7.
28. Luyten P, Fonagy P. The stress-reward-mentalizing model of depression: an integrative developmental cascade approach to child and adolescent depressive disorder based on the research domain criteria (RDoC) approach. Clin Psychol Rev. 2017.
29. Blom EH, Tymofiyeva O, Chesney MA, Ho TC, Moran P, Connolly CG, et al. Feasibility and preliminary efficacy of a novel RDoC-based treatment program for adolescent depression: "Training for Awareness Resilience and Action" (TARA)-a pilot study. Front Psychiatry. 2016;7:208.

2

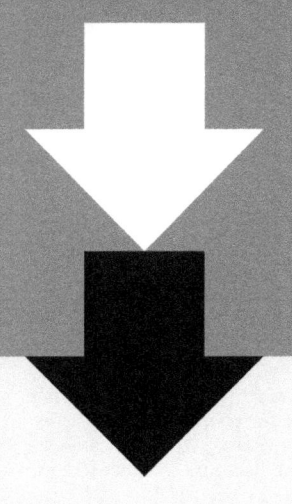

Epidemiologia do transtorno depressivo maior

Taiane de Azevedo Cardoso
Lucas Mohr Patusco
Pedro V. S. Magalhães

INTRODUÇÃO

A estimativa de taxas de risco para diagnósticos em determinada população é um dos principais objetivos de estudos epidemiológicos.[1] Pesquisas baseadas em amostras populacionais minimizam os vieses de seleção que estão presentes ao se estudar apenas aqueles casos que buscaram tratamento.[2] Evidências epidemiológicas devem fornecer uma medida da magnitude da doença, sua distribuição na população e uma composição dos fatores de risco associados. Além das consequências para a saúde pública, tais evidências têm sido cada vez mais utilizadas para associar a ocorrência de doenças com fatores genéticos, psicológicos, sociais e ambientais.

Um desafio ao se descrever a epidemiologia dos transtornos do humor está relacionado às alterações das classificações e dos sistemas de nomenclatura ao longo dos anos. Isso, por si só, tem resultado em taxas altamente variáveis para todos os transtornos do humor.[3] A definição de caso é fundamental para estudos epidemiológicos, já que a utilização de entrevistadores leigos é necessária para que estudos comunitários de grande porte sejam conduzidos.[1] Esses entrevistadores devem utilizar apenas instrumentos estruturados, já que não têm formação e treinamento necessários para avaliar a significância clínica de respostas a perguntas abertas. Na quinta edição do *Manual diagnóstico e estatístico de transtornos mentais* (DSM-5), algumas modificações ocorreram em relação ao transtorno depressivo maior (TDM).[4] Especificadores foram adicionados, com características ansiosas e com características mistas, e o critério de exclusão do luto foi eliminado. Ainda há poucos estudos que investiguem plenamente o impacto dessas mudanças.

Neste capítulo, são oferecidas uma visão panorâmica e uma revisão crítica dos principais inquéritos epidemiológicos realizados em amostras populacionais representativas. Além disso, são colocados em foco os grandes estudos descritos nos últimos 10 anos, entre eles os relatos da World Mental Health Survey Initiative (WMHSI).[5]

PREVALÊNCIA

Prevalência se refere à proporção da população afetada em algum intervalo de tempo especificado. As estimativas de prevalência mais utilizadas nos grandes inquéritos psiquiátricos são a prevalência durante a vida (a proporção da população com história de doença até o momento da avaliação) e a prevalência nos últimos 12 meses (a proporção da população afetada nos 12 meses anteriores à avaliação).[6] Apesar de o TDM ser uma doença comum, potencialmente grave e recorrente, associado a prejuízo no funcionamento e na qualidade de vida, não há, na maioria dos países, informações diretas sobre sua prevalência. Além disso, existe grande variabilidade nas estimativas. No entanto, é possível observar uma consistência significativa em outros aspectos da epidemiologia descritiva, como idade de início e gênero.[7]

Uma revisão sistemática da literatura sobre a prevalência de depressão entre 1980 e 2000 incluiu 18 estudos.[3] A "melhor estimativa" sobre a prevalência de TDM encontrada foi de 4,1% nos últimos 12 meses e 6,7% durante a vida. Uma dificuldade na interpretação dos resultados foi o emprego de entrevistas estruturadas diversas e critérios diagnósticos diferentes desde a terceira edição do DSM (DSM-III) até sua quarta edição (DSM-IV). A WMHSI é o grande inquérito que comparou dados transnacionais da epidemiologia do TDM.[8] Essa ampla série de estudos populacionais tem a vantagem e posição única de ter avaliado quase 90 mil pessoas com uma ferramenta comum com validade demonstrada dentro do estudo.[9] Foram avaliadas amostras representativas populacionais de 18 países, incluindo o Brasil. Evidenciou-se taxa média de prevalência durante a vida e nos últimos 12 meses de 14,6 e 5,5%, respectivamente, em 10 países de alta renda; e de 11,1 e 5,9%, respectivamente, em oito países de média e baixa renda (Fig. 2.1). Também vale relatar que nas World Health Surveys conduzidas pela Organização Mundial da Saúde (OMS), a prevalência de episódios depressivos nos últimos 12 meses foi de 3,2%.[10] Nesse grande levantamento, que incluiu 60 países e mais de 245 mil participantes, entretanto, não foram excluídos episódios devidos a outros transtornos do humor. Muito provavelmente, tais dados refletem a melhor fonte de informação disponível sobre a prevalência de TDM em conformidade com os sistemas diagnósticos correntes.

Em uma revisão sistemática publicada em 2012, foi avaliada a variação global na prevalência de TDM. Os menores valores foram encontrados para a América do Norte (3,7%), América do Sul e Sudeste Asiático (4,0%), enquanto o Continente Africano (6,6%) e

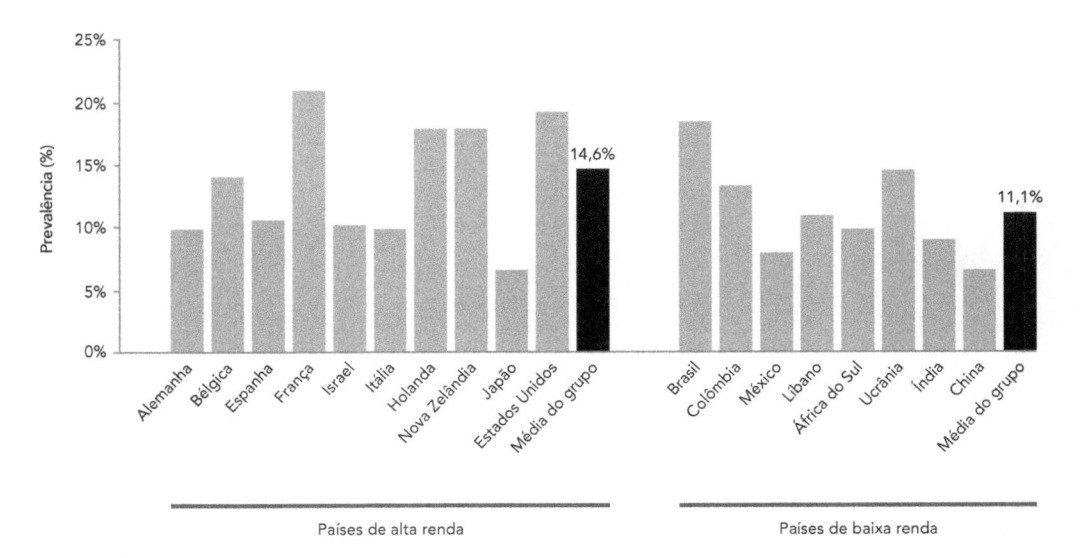

Figura 2.1
Prevalência do transtorno depressivo maior nos países conforme seu *status* socioeconômico.
Fonte: Elaborada com base em Bromet e colaboradores.[8]

o Sul Asiático (8,6%) foram as regiões de maior prevalência da doença.[11] A prevalência no Brasil não difere muito dos dados mundiais e norte-americanos. Um estudo transversal analisou os dados da Pesquisa Nacional de Saúde de 2013, que avaliou moradores de domicílios particulares em todo o País. A prevalência de depressão foi estimada por meio do Patient Health Questionnaire-9. De um total de 60.202 indivíduos de 18 anos ou mais, a prevalência de *screening* positivo para depressão foi de 4,1%. A Região Sul do País apresentou o valor mais alto (4,8%), enquanto a menor prevalência foi encontrada na Região Norte (2,9%). Destacaram-se como grupos de maior risco na população brasileira aqueles com nível educacional mais baixo, doença cardíaca e mulheres. Cor da pele, estado civil e abuso de álcool não foram associados com *screening* positivo para depressão.[12] Já na WMHSI, dados brasileiros indicam uma taxa de prevalência nos últimos 12 meses de 10,4% e, durante a vida, de 18,4%.[8]

Dados mais recentes demonstram uma tendência à elevação na prevalência da doença. Segundo a OMS, a proporção da população global com depressão, de acordo com o DSM-IV, era de 4,4% no ano de 2015.[13] Nos Estados Unidos, o National Institute of Mental Health (NIMH) estimou em 6,7% a prevalência de episódio depressivo maior entre adultos do país no ano de 2016, de acordo com os dados da National Survey on Drug Use and Health (NSDUH), que incluiu aproximadamente 16,2 milhões de pessoas. A faixa etária mais afetada foi dos 18 aos 25 anos, com uma prevalência de 10,9% nessa população.[14]

A publicação do DSM-5 gerou expectativa sobre o impacto da retirada do luto como critério de exclusão na prevalência de depressão. Um estudo avaliou a presença de TDM e outros transtornos mentais na população norte-americana no período de 2012 a 2013, utilizando como referência os critérios da quinta edição do manual. Entre os 36.309 participantes do estudo, a taxa de prevalência de depressão foi de 13,4% nos últimos 12 meses e de 20,6% ao longo da vida. Consistentemente com estudos prévios, a prevalência foi maior entre mulheres em relação aos homens tanto nos últimos 12 meses (13,4 vs. 7,2%) quanto ao longo da vida (26,1 vs. 14,7%).[15]

Tradicionalmente, a idade de início dos transtornos do humor tem sido aferida de forma retrospectiva – isso porque quase não há estudos com a coleta de dados frequente o suficiente para estimar a incidência dos transtornos.[16,17] Assim, a melhor estimativa de idade de início da depressão provém de grandes estudos populacionais. Um método atualmente utilizado é a curva de idade de início da doença, a qual mostra a probabilidade cumulativa de ocorrência de um transtorno durante a vida em função da idade. A curva de idade de início é de interesse tanto porque permite projeções de risco como porque auxilia na compreensão da variação no risco de aparecimento do transtorno ao longo da vida.

Na replicação da National Comorbidity Survey, os transtornos do humor apresentaram uma tendência característica na idade de início. Após uma baixa prevalência no final da adolescência, há um aumento linear até a meia-idade, com um declínio posterior.[17] Os achados da WMHSI corroboram essa tendência. Esses dados foram confirmados recentemente por um estudo de *follow-up* da Epidemiologic Catchment Area (ECA; Fig. 2.2).[18]

FATORES ASSOCIADOS

Enstudos com amostras representativas da população geral são essenciais para a identificação de subgrupos de risco e componentes na cadeia causal que leva à doença.[1] Enquanto impressões clínicas estimulam a pesquisa em fenomenologia e tratamento, achados epidemiológicos podem apontar abordagens promissoras para o entendimento de processos patológicos.[19]

Inquéritos epidemiológicos têm revelado de modo consistente um maior risco de depressão em mulheres. Em uma revisão sistemática de estudos epidemiológicos predominantemente realizados no século passado,

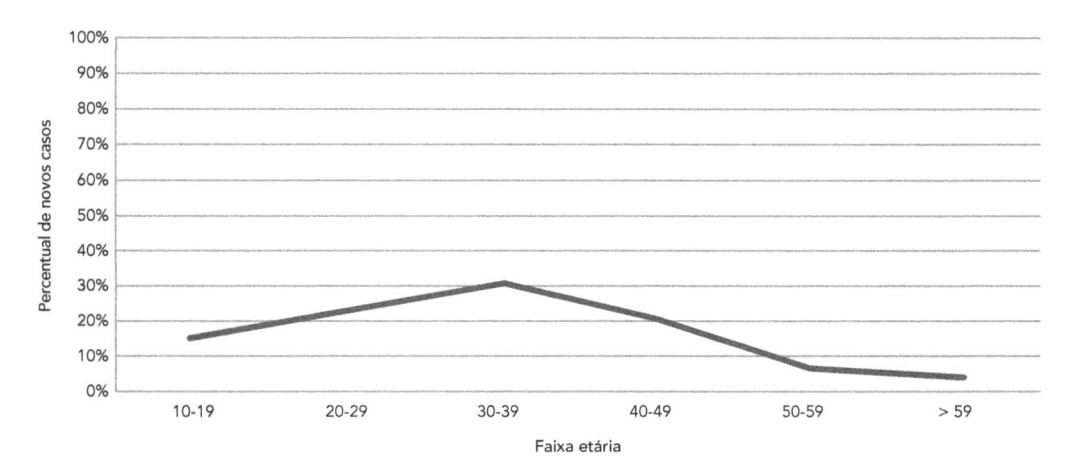

Figura 2.2
Proporção do aparecimento de novos casos de transtorno depressivo maior de acordo com a faixa etária.
Fonte: Elaborada com base em Eaton e colaboradores.[18]

as mulheres tiveram em média duas vezes mais risco de apresentar um episódio depressivo do que os homens.[3] Essa diferença foi confirmada na WMHSI em 15 de 18 países avaliados. Mesmo nas três exceções (Bélgica, Alemanha e China), as mulheres apresentaram taxas mais altas que as dos homens. Nos países de alta renda, a razão de risco variou de 1,6 a 2,7; nos de baixa renda, variou de 1,9, na Índia e na Colômbia, até 2,6, no Brasil.[8] A mesma proporção se manteve também em estudo recente que avaliou a epidemiologia da depressão nos Estados Unidos de acordo com os critérios do DSM-5. Nesse estudo, as prevalências nos últimos 12 meses e ao longo da vida foram, respectivamente, de 7,2 e 14,7% em homens e de 13,4 e 26,1% em mulheres.[15]

O casamento pode ser um marcador de relações interpessoais, além de representar fonte de suporte social, emocional e financeiro na maioria das sociedades.[20] No entanto, a investigação das relações entre depressão (e outras doenças psiquiátricas) e estado civil tem sido complicada pelo fato de as interações serem recíprocas. Muitos estudos também são limitados por serem fundamentados em dados retrospectivos de sintomas dos transtornos mentais. Isso é relevante para estudos transversais, já que a associação entre as doenças mentais e o divórcio podem parcialmente refletir a influência prévia das dificuldades do matrimônio, ou seja, os transtornos mentais e o próprio casamento podem interagir de modo mútuo por meio de compensação ou reforço.

Um estudo longitudinal examinou a associação e o impacto de uma ampla variedade de transtornos mentais e seu surgimento no estado civil de indivíduos entre 15 e 54 anos. Essa pesquisa avaliou dados da National Comorbidity Survey I e II, duas avaliações epidemiológicas realizadas em uma população de 5.001 participantes, entrevistados em 1990 a 1992 e, posteriormente, em 2001 a 2003, o que possibilitou analisar dados de transtornos mentais já presentes na *baseline* e avaliar seu impacto na mesma população após 10 anos de seguimento. Transtornos mentais já presentes inicialmente ou de surgimento subsequente foram associados de forma positiva com uma maior probabilidade de divórcio, tanto naqueles que já eram casados na *baseline* quanto nos que vieram a casar depois. Transtornos mentais que surgiram durante o seguimento foram associados com menor probabilidade de matrimônio. Mediante projeções do risco atribuível na população, foi possível estimar que transtornos do humor, de ansiedade e por uso de substâncias estariam associados a 6,7 milhões de divórcios e 3,5 milhões de casamentos a menos na população norte-americana, em um período de 11 anos.[20]

A evidência da WMHSI sugere que os transtornos mentais sejam aspectos contribuintes para diminuição do tempo de casamento, redução da probabilidade de casamento e aumento da probabilidade de divórcio.[21] Essas associações provavelmente refletem dois fatores inter-relacionados: primeiro, que pessoas com transtornos mentais são mais propensas a dificuldades em relações interpessoais; e, segundo, que dificuldades em outras áreas da vida, como desempenho no trabalho e outras limitações extrafamiliares, apresentam efeitos secundários na capacidade de cumprimento das expectativas dentro de um papel familiar.[20]

Em relação à faixa etária, a revisão de Somers e colaboradores[3] encontrou uma prevalência basicamente estável entre 18 e 64 anos. Entretanto, os achados apresentaram grande variabilidade, mesmo dentro de uma mesma faixa etária. Dados mais recentes da WMHSI esclareceram algumas questões em relação a essa associação, mas ainda com enorme variação de acordo com o país.[22] Em seis nações de alta renda e no Brasil, indivíduos entre 18 e 34 anos apresentavam de 3 a 5,5 vezes mais risco de manifestar depressão do que aqueles com mais de 65 anos. Na Índia e na Ucrânia, indivíduos jovens estavam associados a baixo risco. A faixa etária de 35 a 49 anos esteve mais associada a risco aumentado, especialmente na Nova Zelândia, nos Estados Unidos e no Brasil. A faixa etária de 50 a 64 anos envolve um período de transição entre atividade laboral ativa e aposentadoria em muitos países. Em comparação a indivíduos com mais de 65 anos, esse grupo apresentou um risco aumentado de depressão em oito nações de alta renda e no Brasil.[8] Especificamente no Brasil, os grupos de faixa etária de 18 a 34, 35 a 49 e 50 a 64 anos tiveram maiores riscos de serem classificados como um caso ativo de depressão do que o grupo com faixa etária acima de 65 anos.[23]

Com a utilização de dados das National Surveys on Drug Use and Health de 2005 a 2014, um estudo recente avaliou a tendência da prevalência de TDM nos Estados Unidos entre adolescentes de 12 a 17 anos e adultos jovens de 18 a 25 anos, com mais de 170 mil indivíduos em cada faixa etária. No grupo de adolescentes, a prevalência nos últimos 12 meses aumentou de 8,7%, em 2005, para 11,3%, em 2014, e, igualmente, ocorreu aumento nos adultos jovens, de 8,8% para 9,6% no mesmo período.[24]

Na WMHSI, a prevalência de depressão durante a vida foi maior nos países de alta renda (ver Fig. 2.1). Os indivíduos com baixo nível socioeconômico que responderam ao estudo na França, na Alemanha, na Nova Zelândia e nos Estados Unidos apresentavam aproximadamente duas vezes mais risco de desenvolver depressão em comparação àqueles no grupo de alto nível econômico. Nos países de baixa e média renda, em comparação, a renda não foi relacionada de forma significativa com depressão.[8] No estudo de Hasin e colaboradores,[15] que tinha como base a população norte-americana nos anos de 2012 a 2013, o grupo com renda familiar de até US$ 20 mil/ano manifestou prevalência de 14,1% de depressão nos últimos 12 meses. Isso é significativamente maior do que os 7,5% daqueles com renda familiar igual ou superior a US$ 70 mil/ano.[15]

Entre os países não asiáticos, baixo nível educacional foi associado à depressão apenas em Israel, nos Estados Unidos, no México e na Ucrânia. Esses achados para países asiáticos são mais complexos. Na Índia, indivíduos com o menor nível educacional eram 14 vezes mais predispostos à doença do que aqueles com alto nível educacional. No Japão e na China, um padrão inverso foi encontrado, com menor nível educacional obtendo o menor risco.[8] Há também diversos trabalhos que já demonstraram que os transtornos mentais de início precoce estão associados com interrupção dos estudos. No caso do TDM, jovens de países de alta renda com depressão têm um risco 60% maior de falhar em completar o Ensino Médio.[7]

Dados de estudos epidemiológicos prévios apresentam alguns resultados contraditórios em relação à associação entre raça e TDM. Na National Health and Nutrition Examination Survey III, conduzida de 1988 até 1994, 8.449 indivíduos foram entrevistados.[25] Esse estudo encontrou uma maior prevalência do transtorno nos participantes brancos. Indivíduos brancos e mexicano-americanos tiveram um início significativamente mais precoce de depressão quando comparados aos negros. Nesse mesmo estudo, evidenciou-se que pessoas que viviam na pobreza tinham uma prevalência de depressão 50% superior. Esses novos dados encontrados indicam que a prevalência do transtorno difere de modo significativo entre raça e etnias, mas que essas taxas comparativas dependem do tipo de depressão. Indivíduos afro-americanos e mexicano-americanos apresentaram maiores taxas de prevalência de distimia ao longo da vida, enquanto brancos manifestaram maiores taxas de prevalência de TDM. Na análise da National Epidemiologic Survey on Alcohol and Related Conditions-III (NESARC-III), de acordo com os critérios diagnósticos do DSM-5, a prevalência em 12 meses e ao longo da vida também foi maior em indivíduos brancos (10,8 e 23,1%) do que em afro-americanos (9,3 e 15,2%) e asiáticos das Ilhas do Pacífico (6,8 e 12,2%).[15]

COMORBIDADE

A presença de comorbidades é característica entre os transtornos do humor – e também um subproduto do sistema diagnóstico psiquiátrico corrente.[26] O estudo das comorbidades é relevante para elucidar os processos subjacentes que levam à ocorrência conjunta de transtornos.[27] Um exemplo corrente é a investigação atual entre os elos que relacionam a depressão e comorbidades clínicas com estados pró-inflamatórios.[28] Em parte, essa promissora linha de pesquisa se deve aos achados de grandes estudos epidemiológicos que demonstram inequivocamente a associação de depressão com doenças crônicas, como asma, angina e diabetes.[10] Dados de metanálises que incluíram estudos longitudinais indicam que a depressão aumenta o risco de mortalidade geral em quase duas vezes, bem como o risco de desenvolver doença cardíaca, diabetes, hipertensão, acidente vascular cerebral (AVC) e obesidade.[29] Possivelmente, a depressão e as doenças crônicas estejam ligadas por desregulações biológicas. Entre elas, alterações metabólicas, imunoinflamatórias, autonômicas e do eixo hipotálamo-hipófise--suprarrenal (HHS) já foram demonstradas. Além disso, estudos indicam que sujeitos com depressão apresentam estilos de vida menos saudáveis, tais como: tabagismo, baixos níveis de atividade física e sobrepeso,[30] o que também pode contribuir para o desenvolvimento de doenças clínicas crônicas.

A maioria dos respondentes com história de TDM também possui história de um outro transtorno mental (Fig. 2.3).[6] Isso é especialmente verdadeiro para transtornos de ansiedade e aqueles relacionados ao controle dos impulsos e ao uso de substâncias. A probabilidade de sujeitos com depressão apresentarem algum transtorno de ansiedade ou da personalidade é duas vezes maior do que a da população geral, enquanto a probabilidade de transtorno por uso de substâncias é 1,5 vez maior.[15]

Na minoria dos casos, a depressão é temporalmente primária.[6] Ou seja, ela, em geral, segue outro transtorno. Um bom exemplo dessa relação de comorbidade é o do transtorno de ansiedade social (TAS). Os dois transtornos são com frequência comórbidos, e, em um estudo longitudinal, o aparecimento do TAS foi significativamente mais precoce e constituiu um fator de risco substancial ao desenvolvimento do episódio depressivo.[31] O caso demonstra as possibilidades em se investir no tratamento de um transtorno mental primário como prevenção de episódios depressivos.[32]

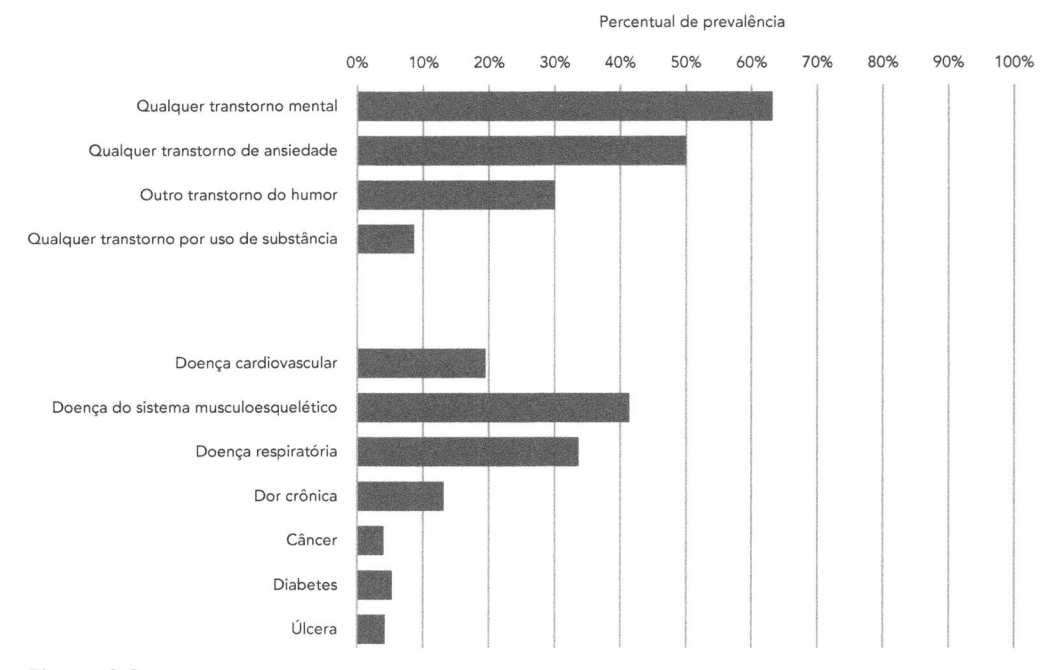

Figura 2.3
Prevalência de comorbidades psiquiátricas e clínicas com o transtorno depressivo maior.
Fonte: Elaborada com base em Kessler e colaboradores.[22]

INCAPACIDADE

É amplamente difundido o impacto do TDM em termos de incapacidade, sendo a terceira principal causa de incapacidade no mundo.[33] No Brasil, entre os transtornos mentais, a depressão foi responsável pela maior carga de doença em relação aos anos de vida perdidos ajustados por incapacidade (35%) e a condição que mais contribuiu para os anos vividos com incapacidade (37%) em 2015. Em 1990, a depressão ocupava a 12ª posição no critério de anos de vida perdidos ajustados por incapacidade (*disability-adjusted life years* [DALY]) no Brasil e, em 2015, subiu para a oitava posição.[34]

Os custos associados com o TDM nos Estados Unidos, em 2010, chegaram a US$ 210,5 bilhões. Esses custos incluem gastos diretos (atendimentos ambulatoriais, hospitalizações e medicamentos), custos relacionados a suicídio e custos associados ao trabalho (absenteísmo e presenteísmo).[35] A depressão tende a causar problemas em diversas áreas do funcionamento, incluindo educação, estabilidade de relacionamentos, emprego e sucesso financeiro.[36]

Uma questão que tem aparecido, entretanto, é a do efeito de comorbidades. A depressão apresenta maior prejuízo funcional quando comparada a doenças clínicas crônicas, especialmente nos domínios associados ao funcionamento social e a relacionamentos próximos. Além disso, esse mesmo estudo verificou que a comorbidade entre depressão e doenças clínicas crônicas está associada a um aumento no prejuízo funcional.[37] Tem sido demonstrado de forma consistente que simplesmente o número de comorbidades já é capaz de diminuir de modo considerável a percepção de saúde de um indivíduo.[38]

Uma vez que a depressão é muito comórbida com outras condições, uma questão necessária é distinguir a proporção da incapacidade que decorre da depressão *versus* de suas comorbidades. Assim, estudos mais recentes têm investigado a contribuição individual de diferentes transtornos na carga de doença associada.[38-40] No estudo da World Mental Health (WMH), a depressão teve maior impacto na saúde que outras condições clínicas. Esse estudo também evidenciou que há um aumento significativo na incapacidade, conforme um escore global de saúde (Fig. 2.4), quando a depressão é comórbida com doenças crônicas.[10] Na replicação da National Comorbidity Survey, escores individuais foram calculados em um modelo que considerava o número e o tipo de comorbidade.[38] Nesse modelo, que levou em conta a prevalência dos transtornos psiquiátricos, a depressão foi a única doença mental entre os cinco maiores contribuintes para incapacidade.

DEPRESSÃO E RISCO DE SUICÍDIO

De acordo com a OMS, 800 mil pessoas cometem suicídio por ano;[41] sendo assim, o suicídio é considerado uma das principais causas de morte no mundo. Identificar seus fatores de risco tem sido o principal foco de pesquisa na área, uma vez que conhecê-los auxilia na elaboração de estratégias de prevenção mais efetivas. Sob tal perspectiva, uma revisão sistemática de estudos *post mortem* de vítimas de suicídio verificou que 87,3% dos sujeitos tinham algum diagnóstico psiquiátrico, principalmente transtornos do humor.[42] Uma metanálise recente indicou que a depressão e a desesperança são fatores de risco substanciais para ideação, tentativa e morte por suicídio.[43]

Em pacientes com TDM, os fatores de risco para tentativa ou morte por suicídio citados na literatura incluem: história de tentativa pelo paciente ou de suicídio consumado na família; maior gravidade da depressão; comorbidade com transtorno da personalidade; comorbidade com abuso ou dependência de álcool; comorbidade com doenças físicas crônicas; ser mais jovem; desesperança; e ideação suicida.[44] É importante ressaltar que algumas características são diferentes entre os sujeitos que tentam suicídio e aqueles que

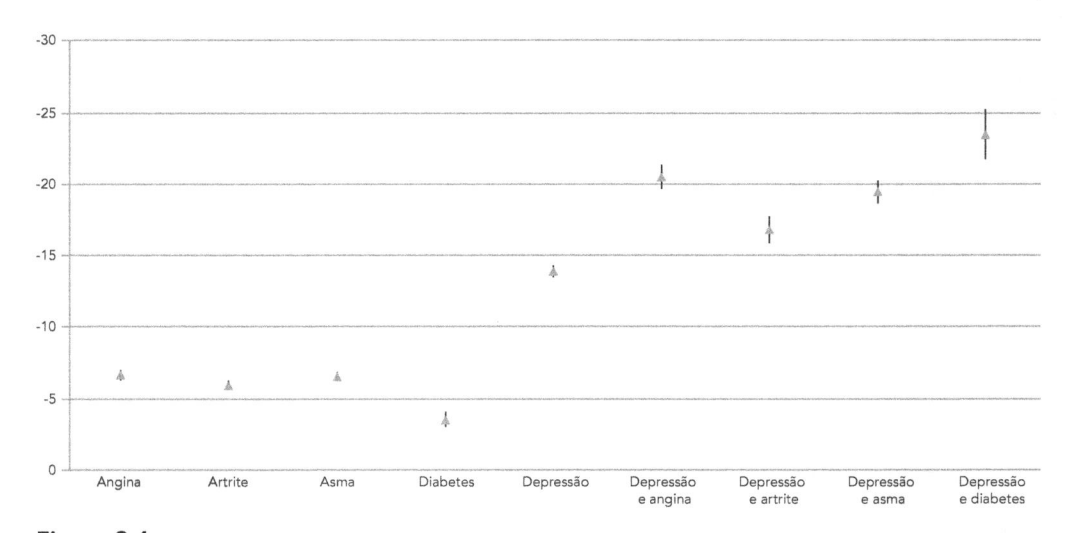

Figura 2.4
Estimativa do impacto negativo na percepção de saúde do TDM isolado e em comorbidade com outras condições clínicas.
Fonte: Elaborada com base em Moussavi e colaboradores.[10]

cometem suicídio; por exemplo, verifica-se maior proporção de tentativa de suicídio em mulheres do que em homens. No entanto, as mortes por suicídio são mais prevalentes em homens em comparação às mulheres.[44] Possivelmente, essa diferença se deva ao fato de que, de maneira geral, os homens tentam suicídio por métodos mais letais, como, por exemplo, uso de arma de fogo, enquanto, entre as mulheres, o método mais comum é a intoxicação medicamentosa.

Uma importante modificação do DSM-5 foi a inclusão do especificador "características mistas" para o TDM. Sabe-se que, no transtorno bipolar, há maior risco de suicídio se o paciente está em um episódio misto,[45] possivelmente pelo fato de que, nele, o paciente apresenta ao mesmo tempo sintomas como desesperança e impulsividade. Nesse sentido, a inclusão de tal especificador para a depressão foi providencial, uma vez que auxilia o clínico no manejo do quadro misto, que, como já se sabe, está associado a maior risco de suicídio.

CONSIDERAÇÕES FINAIS

Há mais de três décadas, o desenvolvimento de entrevistas diagnósticas totalmente estruturadas tornou possível a estimativa da prevalência de transtornos mentais específicos na população geral.[1] Desde então, a epidemiologia psiquiátrica vem progressivamente avançando, e já se pode falar em epidemiologia translacional em psiquiatria.[46] Modelos mais interessantes e complexos que adotam a interação entre gene e ambiente na psiquiatria vêm tomando seu lugar também pelo poder dos estudos populacionais, como nos relatos clássicos de Caspi e Moffitt.[47]

É possível argumentar que o maior desenvolvimento da epidemiologia da depressão na última década foi o advento dos diversos relatos da WMHSI. Essa série de inquéritos populacionais teve o grande mérito de alcançar, na medida do possível, uma uniformização do diagnóstico de TDM. A discrepância dos instrumentos e limiares em diferentes culturas era um grande impeditivo para a compreensão de diferentes taxas de transtornos mentais e mesmo para a estimação correta do impacto da depressão ao redor do globo.[48]

Outra notável contribuição dos estudos populacionais tem sido a exploração das relações causais e gene-ambiente em psiquiatria.[47,49] Interações entre genes e ambiente ocorrem quando o efeito da exposição a um ambiente patógeno sobre a saúde de uma pessoa é condicionado por seu genótipo. Assim, busca-se incorporar informações sobre o meio ambiente, assumindo que patógenos ambientais podem causar transtornos, e que os genes influenciam a suscetibilidade aos patógenos. A abordagem de interação entre genes e ambiente cresceu com duas observações: primeira, os transtornos mentais têm causas ambientais; e segunda, as pessoas mostram heterogeneidade em sua resposta às causas.[47] Além disso, alguns autores apontam a possibilidade de um diagnóstico dimensional de depressão mais condizente com a realidade dos sintomas.[50,51] Essas são dificuldades para qualquer sistema classificatório puramente baseado em sintomas.

De uma forma geral, a epidemiologia do TDM – ou de seus episódios– no mundo está bem delimitada. Mesmo sendo a terceira causa de incapacidade atual, a tendência é confirmar suas altas e, possivelmente, crescentes prevalências. A depressão ocorre no mundo todo, mesmo que dependa da cultura e apresente expressões particulares. Ainda que haja dificuldades conceituais para defini-la, sua ocorrência e seu impacto são claros. A depressão traz desfechos negativos em diversas esferas: sintomática, ocupacional e pessoal. As evidências epidemiológicas mais recentes corroboram que esse transtorno é o principal caso que justifica a afirmação que não há saúde sem saúde mental.

REFERÊNCIAS

1. Regier DA, Myers JK, Kramer M, Robins LN, Blazer DG, Hough RL, et al. The NIMH Epidemiolo-

1. gic Catchment Area program: historical context, major objectives, and study population characteristics. Arch Gen Psychiatry. 1984;41(10):934-41.
2. Anthony JC, Eaton WW, Henderson AS. Looking to the future in psychiatric epidemiology. Epidemiol Rev. 1995;17(1):240-2.
3. Somers JM, Goldner EM, Waraich P, Hsu L. Prevalence and incidence studies of anxiety disorders: a systematic review of the literature. Can J Psychiatry. 2006;51(2):100-13.
4. American Psychiatric Association. Diagnostic and statistical manual of mental disorders: DSM-5. 5th ed. Washington: APA; 2013.
5. Kessler RC, Angermeyer M, Anthony JC, de Graaf R, Demyttenaere K, Gasquet I, et al. Lifetime prevalence and age-of-onset distributions of mental disorders in the World Health Organization's World Mental Health Survey Initiative. World Psychiatry. 2007;6(3):168-76.
6. Kessler RC, Merikangas KR, Wang PS. Prevalence, comorbidity, and service utilization for mood disorders in the United States at the beginning of the twenty-first century. Annu Rev Clin Psychol. 2007;3(1):137-58.
7. Kessler RC, Bromet EJ. The epidemiology of depression across cultures. Annu Rev Public Health. 2013;34(1):119-38.
8. Bromet E, Andrade LH, Hwang I, Sampson NA, Alonso J, de Girolamo G, et al. Cross-national epidemiology of DSM-IV major depressive episode. BMC Med. 2011;9(1):90.
9. Haro JM, Arbabzadeh-Bouchez S, Brugha TS, de Girolamo G, Guyer ME, Jin R, et al. Concordance of the Composite International Diagnostic Interview Version 3.0 (CIDI 3.0) with standardized clinical assessments in the WHO World Mental Health Surveys. Int J Methods Psychiatr Res. 2006;15(4):167-80.
10. Moussavi S, Chatterji S, Verdes E, Tandon A, Patel V, Ustun B. Depression, chronic diseases, and decrements in health: results from the World Health Surveys. Lancet. 2007;370(9590):851-8.
11. Ferrari AJ, Somerville AJ, Baxter AJ, Norman R, Patten SB, Vos T, et al. Global variation in the prevalence and incidence of major depressive disorder: a systematic review of the epidemiological literature. Psychol Med. 2013;43(03):471-81.
12. Munhoz TN, Nunes BP, Wehrmeister FC, Santos IS, Matijasevich A. A nationwide population-based study of depression in Brazil. J Affect Disord. 2016;192:226-33.
13. World Health Organization. Depression and other common mental disorders: global health estimates. Geneva: WHO; 2017.
14. National Institute of Mental Health. Major depression [Internet]. Bethesda: NIH; 2017 [capturado em 2 jul. 2018]. Disponível em: https://www.nimh.nih.gov/health/statistics/major-depression.shtml.
15. Hasin DS, Sarvet AL, Meyers JL, Saha TD, Ruan WJ, Stohl M, et al. Epidemiology of adult DSM-5 major depressive disorder and its specifiers in the United States. JAMA Psychiatry. 2018;75(4):336-46.
16. Kessler RC, Amminger GP, Aguilar-Gaxiola S, Alonso J, Lee S, Üstün TB. Age of onset of mental disorders: a review of recent literature. Curr Opin Psychiatry. 2007;20(4):359-64.
17. Kessler RC, Wang PS. The descriptive epidemiology of commonly occurring mental disorders in the United States. Annu Rev Public Health. 2008;29(1):115-29.
18. Eaton WW, Shao H, Nestadt G, Lee HB, Lee BH, Bienvenu OJ, et al. Population-based study of first onset and chronicity in major depressive disorder. Arch Gen Psychiatry. 2008;65(5):513-20.
19. Goodwin F, Jamison K. Doença maníaco-depressiva: transtorno bipolar e depressão recorrente. 2. ed. Porto Alegre: Artmed; 2010.
20. Mojtabai R, Stuart EA, Hwang I, Eaton WW, Sampson N, Kessler RC. Long-term effects of mental disorders on marital outcomes in the National Comorbidity Survey ten-year follow-up. Soc Psychiatry Psychiatr Epidemiol. 2017;52(10):1217-26.
21. Breslau J, Miller E, Jin R, Sampson NA, Alonso J, Andrade LH, et al. A multinational study of mental disorders, marriage, and divorce. Acta Psychiatr Scand. 2011;124(6):474-86.
22. Kessler RC, Birnbaum HG, Shahly V, Bromet E, Hwang I, McLaughlin KA, et al. Age differences in the prevalence and comorbidity of DSM-IV major depressive episodes: results from the WHO World Mental Health Survey Initiative. Depress Anxiety. 2010;27(4):351-64.
23. Andrade LH, Wang YP, Andreoni S, Silveira CM, Alexandrino-Silva C, Siu ER, et al. Mental disorders in megacities: findings from the São Paulo megacity mental health survey, Brazil. PLoS One. 2012;7(2):e31879.
24. Mojtabai R, Olfson M, Han B. National trends in the prevalence and treatment of depression in adolescents and young adults. Pediatrics. 2016;138(6):e20161878-e20161878.
25. Riolo SA, Nguyen TA, Greden JF, King CA. Prevalence of depression by race/ethnicity: findings from the National Health and Nutrition Examination Survey III. Am J Public Health. 2005;95(6):998-1000.
26. Goodwin F, Jamison K. Manic-depressive illness: bipolar disorders and recurrent depression. New York: Oxford University; 2007.
27. Khan AA, Jacobson KC, Gardner CO, Prescott CA, Kendler KS. Personality and comorbidity of

27. common psychiatric disorders. Br J Psychiatry. 2005;186(03):190-6.
28. Poole L, Dickens C, Steptoe A. The puzzle of depression and acute coronary syndrome: reviewing the role of acute inflammation. J Psychosom Res. 2011;71(2):61-8.
29. Penninx BWJH, Milaneschi Y, Lamers F, Vogelzangs N. Understanding the somatic consequences of depression: biological mechanisms and the role of depression symptom profile. BMC Med. 2013;11(1):129.
30. Rahe C, Khil L, Wellmann J, Baune BT, Arolt V, Berger K. Impact of major depressive disorder, distinct subtypes, and symptom severity on lifestyle in the BiDirect Study. Psychiatry Res. 2016;245:164-71.
31. Beesdo K, Bittner A, Pine DS, Stein MB, Höfler M, Lieb R, et al. Incidence of social anxiety disorder and the consistent risk for secondary depression in the first three decades of life. Arch Gen Psychiatry. 2007;64(8):903-12.
32. Kessler RC. The impairments caused by social phobia in the general population: implications for intervention. Acta Psychiatr Scand Suppl. 2003;(417):19-27.
33. Vos T, Allen C, Arora M, Barber RM, Bhutta ZA, Brown A, et al. Global, regional, and national incidence, prevalence, and years lived with disability for 310 diseases and injuries, 1990-2015: a systematic analysis for the Global Burden of Disease Study 2015. Lancet. 2016;388(10053):1545-602.
34. Bonadiman CSC, Passos VMA, Mooney M, Naghavi M, Melo APS. The burden of disease attributable to mental and substance use disorders in Brazil: global burden of disease study, 1990 and 2015. Rev Bras Epidemiol. 2017;20(Suppl 01):191-204.
35. Greenberg PE, Fournier A-A, Sisitsky T, Pike CT, Kessler RC. The economic burden of adults with major depressive disorder in the United States (2005 and 2010). J Clin Psychiatry. 2015;76(2):155-62.
36. Kessler RC. The costs of depression. Psychiatr Clin North Am. 2012;35(1):1-14.
37. Druss BG, Hwang I, Petukhova M, Sampson NA, Wang PS, Kessler RC. Impairment in role functioning in mental and chronic medical disorders in the United States: results from the National Comorbidity Survey Replication. Mol Psychiatry. 2009;14(7):728-37.
38. Gadermann AM, Alonso J, Vilagut G, Zaslavsky AM, Kessler RC. Comorbidity and disease burden in the National Comorbidity Survey Replication (NCS-R). Depress Anxiety. 2012;29(9):797-806.
39. Stegmann ME, Ormel J, de Graaf R, Haro J-M, de Girolamo G, Demyttenaere K, et al. Functional disability as an explanation of the associations between chronic physical conditions and 12-month major depressive episode. J Affect Disord. 2010;124(1-2):38-44.
40. Alonso J, Vilagut G, Chatterji S, Heeringa S, Schoenbaum M, Üstün TB, et al. Including information about comorbidity in estimates of disease burden: results from the WHO World Mental Health Surveys. Psychol Med. 2011;41(4):873-86.
41. World Health Organization. Preventing suicide: a global imperative. Geneva: WHO; 2014.
42. Arsenault-Lapierre G, Kim C, Turecki G. Psychiatric diagnoses in 3275 suicides: a meta-analysis. BMC Psychiatry. 2004;4(1):37.
43. Ribeiro JD, Huang X, Fox KR, Franklin JC. Depression and hopelessness as risk factors for suicide ideation, attempts and death: meta-analysis of longitudinal studies. Br J Psychiatry. 2018;212(5):279-86.
44. Isometsä E. Suicidal behaviour in mood disorders: who, when, and why? Can J Psychiatry. 2014;59(3):120-30.
45. Persons JE, Coryell WH, Solomon DA, Keller MB, Endicott J, Fiedorowicz JG. Mixed state and suicide: is the effect of mixed state on suicidal behavior more than the sum of its parts? Bipolar Disord. 2018;20(1):35-41.
46. Weissman MM, Brown AS, Talati A. Translational epidemiology in psychiatry. Arch Gen Psychiatry. 2011;68(6):600.
47. Caspi A, Moffitt TE. Gene-environment interactions in psychiatry: joining forces with neuroscience. Nat Rev Neurosci. 2006;7(7):583-90.
48. Kapczinski F, Quevedo J. Transtorno bipolar: teoria e clínica. Porto Alegre: Artmed; 2009.
49. Aggen SH, Kendler KS, Kubarych TS, Neale MC. Differential age and sex effects in the assessment of major depression: a population-based twin item analysis of the DSM criteria. Twin Res Hum Genet. 2011;14(6):524-38.
50. McGlinchey JB, Zimmerman M. Examining a dimensional representation of depression and anxiety disorders' comorbidity in psychiatric outpatients with item response modeling. J Abnorm Psychol. 2007;116(3):464-74.
51. Bjelland I, Lie SA, Dahl AA, Mykletun A, Stordal E, Kraemer HC. A dimensional versus a categorical approach to diagnosis: anxiety and depression in the HUNT 2 study. Int J Methods Psychiatr Res. 2009;18(2):128-37.

3
Psicopatologia e diagnóstico da depressão

Elie Cheniaux

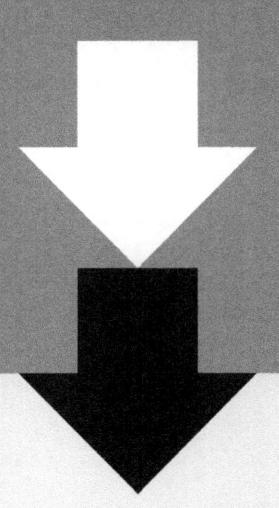

INTRODUÇÃO

O termo "depressão" está relacionado a três diferentes significados. Ele pode se referir a um sintoma, uma queixa por parte de um indivíduo. Nesse caso, "depressão" equivale a "tristeza" ou "humor triste". A tristeza pode estar presente em situações patológicas, mas é, antes de tudo, um sentimento humano normal. Assim, em função de uma perda, decepção ou qualquer evento negativo, uma pessoa pode ficar triste, mas, na maioria das vezes, isso não está relacionado a um transtorno ou doença mental.

"Depressão" pode representar também uma síndrome psiquiátrica. Define-se síndrome como uma associação de sinais e sintomas que evoluem em conjunto, produzida por vários mecanismos e dependente de diversas causas.[1] A síndrome depressiva pode ser classificada em primária e em secundária. A depressão primária – genuína, idiopática ou essencial – caracteriza-se por apresentar causa desconhecida. A secundária, por sua vez, é associada a fatores causais bem-definidos, tais como substâncias exógenas (p. ex., medicamentos anti-hipertensivos), ou uma condição médica geral, como hipotireoidismo.[2] Sendo a depressão uma síndrome, seus sinais e sintomas são os mesmos, não importando se ela é primária ou secundária.

Por fim, o termo "depressão" pode ser empregado ainda para designar um transtorno mental: o transtorno depressivo maior (TDM) – episódio único ou recorrente –, segundo a quinta edição do *Manual diagnóstico e estatístico de transtornos mentais* (DSM-5);[3] ou o episódio depressivo e o transtorno depressivo recorrente, de acordo com a *Classificação internacional de doenças e problemas relacionados à saúde* (CID-10, sem alterações previstas na CID-11).[4]

ASPECTOS PSICOPATOLÓGICOS DA SÍNDROME DEPRESSIVA

Funções afetivo-volitivas

A síndrome depressiva está relacionada a alterações em praticamente todas as funções mentais, mas as mais afetadas são as afetivo-volitivas.

Na Tabela 3.1, estão listadas as alterações psicopatológicas mais comuns na síndrome depressiva. Entre as funções afetivo-volitivas, incluem-se a afetividade, a conação e a psicomotricidade. Na depressão, em regra, obser-

TABELA 3.1
Alterações psicopatológicas típicas da depressão

Funções psíquicas	Alterações psicopatológicas
Funções afetivo-volitivas	
Afetividade	Exaltação afetiva (ou embotamento afetivo)
	Rigidez afetiva
Conação	Hipobulia/abulia
	Insônia ou hipersonia
	Diminuição da libido
	Diminuição ou aumento do apetite
	Negativismo
	Ideação suicida
Psicomotricidade	Hipocinesia/acinesia
Funções cognitivas	
Atenção	Hipoprosexia ou rigidez da atenção
Sensopercepção	Hipoestesia
	Ilusões catatímicas
Memória	Hipomnésia de fixação
	Hipomnésia de evocação
	Hipermnésia seletiva
	Alomnésia
Fala e linguagem	Oligolalia/mutismo
	Bradilalia
	Hipofonia
	Hipoprosódia/aprosódia
	Aumento da latência de resposta
Pensamento	Curso alentecido
	Perseveração
	Ideias deliroides de ruína, culpa, negação ou hipocondria
Inteligência	Baixo desempenho intelectivo
Imaginação	Diminuição da criatividade
Outras funções	
Aparência	Descuidada
Atitude	Lamuriosa
	Indiferente
Orientação alopsíquica	Passagem do tempo alentecida
	Desorientação apática
Consciência do eu	Diminuição da consciência de existência do eu
	Despersonalização

(continua)

TABELA 3.1
Alterações psicopatológicas típicas da depressão

Funções psíquicas	Alterações psicopatológicas
Pragmatismo	Diminuído/abolido
Prospecção	Pessimismo
Consciência de morbidade	Parcial/ausente

va-se um aumento da intensidade ou da duração da tristeza, o que pode ser chamado de exaltação afetiva.[5]

A psicopatologia descritiva caracteriza-se por uma falta de uniformidade significativa quanto aos conceitos e termos utilizados.[6] Com relação à classificação das alterações do afeto na depressão e na mania, isso é particularmente verdadeiro. Diversos autores[7,8] usam o termo "hipertimia" para designar a alegria – ou irritabilidade – patológica da síndrome maníaca, e o termo "hipotimia" para designar a tristeza da síndrome depressiva. Isso se apoia sobretudo em Kurt Schneider,[9] que criou o conceito de personalidade hipertímica, incorporada atualmente ao "espectro bipolar", cujas características envolvem uma elevação do humor leve e duradoura. Contudo, Nobre de Melo,[10] fiel à etimologia, assinala que "[...] hipertimia e hipotimia correspondem respectivamente ao aumento e à diminuição da intensidade e duração dos afetos". Assim, em coerência com essas definições, Alvim[11] defende que "hipertimia" é o termo mais adequado para designar qualquer estado de exaltação afetiva, seja para o polo da alegria, seja para o da tristeza. O problema de se designar a tristeza patológica da depressão como hipotimia – e não como hipertimia ou exaltação afetiva – é a aproximação ao estado de embotamento afetivo, que ocorre, por exemplo, na esquizofrenia, e no qual, diferentemente da depressão, há uma diminuição da expressão afetiva.[5]

Entretanto, na depressão, pode haver, alternativamente, embotamento afetivo. Isso ocorre nos casos muito graves em que o indivíduo não sente mais tristeza, apresentando um estado de humor de indiferença.

Na síndrome depressiva, além da alteração quantitativa da afetividade – em geral, exaltação afetiva –, há uma alteração qualitativa: a rigidez afetiva. Esta se caracteriza pela perda da flexibilidade na expressão afetiva.[12] O deprimido mantém-se triste – ou, de modo alternativo, indiferente – de forma duradoura, e seu estado de humor é pouco ou nada influenciado pelos eventos que o cercam, mesmo os positivos.

O termo "depressão" está relacionado à ideia de que algo está alterado para menos, para baixo. Se, em regra, não há redução na intensidade da expressão afetiva, o que está para baixo na depressão? A resposta é a conação, que representa a atividade psíquica direcionada à ação e compreende os impulsos e a vontade.[12] Há, na depressão, uma diminuição ou abolição global da conação: hipobulia ou abulia, respectivamente. O paciente apresenta fraqueza, desânimo ou falta de energia; perda da iniciativa, da espontaneidade e do interesse pelo mundo externo; indecisão; e dificuldade de transformar as decisões em ações.

A hipobulia e a abulia correspondem ao que classicamente se chamava de tristeza vital. De acordo com a classificação de Max Scheler, os sentimentos psíquicos se distinguem dos sentimentos vitais.[13] Os primeiros são reativos e não corporais: por exemplo, ficar triste quando algo ruim acontece, ficar irritado quando se é contrariado, etc. Já os últimos são corporais, difusos e não reativos. São exemplos de sentimentos vitais as sensações de bem-estar, mal-estar, vigor, desânimo, fome, sede e fadiga, além do orgasmo.[13] Na depressão, a tristeza psíquica costuma estar presente, todavia a tristeza vital parece ser muito mais característica da síndrome.

Alguns pacientes, inclusive, conseguem distinguir um tipo de tristeza do outro.

Outras alterações quantitativas da conação, relacionadas a impulsos específicos, podem ser observadas em pacientes com depressão. Frequentemente, há insônia, que pode ser inicial (dificuldade de conciliar o sono) ou terminal (o indivíduo acorda cedo demais e não consegue voltar a dormir). Contudo, também pode ocorrer, principalmente em crianças e adolescentes, a hipersonia, que representa um aumento no tempo total de sono. Além disso, a perda da libido é bastante comum. Quanto ao apetite, ele costuma estar diminuído, mas também pode estar exacerbado, o que acarreta uma redução ou um aumento do peso, respectivamente.

Há, ainda, alterações qualitativas relacionadas à conação: o negativismo e os comportamentos e pensamentos suicidas. O negativismo representa uma resistência não deliberada, imotivada e incompreensível às solicitações externas.[14] O deprimido, por falta de interesse ou de energia, não coopera com o exame médico, não responde às perguntas da entrevista e, em casos mais graves, fica em mutismo. O risco mais grave em um paciente com depressão é o suicídio, que constitui um desvio em relação aos impulsos de autopreservação.[5] O indivíduo quer morrer para obter alívio de seu sofrimento. Ele pode apresentar desde meros pensamentos de que a vida não vale a pena até tentativas concretas de tirar a própria vida.

Frequentemente, observa-se hipocinesia – inibição psicomotora ou alentecimento psicomotor. Há uma diminuição generalizada dos movimentos voluntários, que ficam mais lentos e menos frequentes. O extremo da hipocinesia é a acinesia – ou estupor –, encontrada em casos mais graves de depressão.[8] A psicomotricidade fica abolida, ou seja, o indivíduo fica imóvel durante um longo período, algumas vezes dias seguidos, e, em função disso, pode morrer de inanição. A inibição da psicomotricidade é a expressão direta e objetiva da vivência subjetiva de diminuição da energia, ou seja, da hipobulia.[5]

Alternativamente, alguns pacientes com depressão apresentam hipercinesia – exaltação ou agitação psicomotora. Nesses casos, o aumento da atividade psicomotora costuma estar relacionado à ansiedade,[8] mas, algumas vezes, pode indicar a ocorrência de um estado misto, no qual sintomas depressivos e maníacos são concomitantes.[15]

Funções cognitivas

Os quadros de depressão ocorrem sob lucidez da consciência. Todavia, a atenção está frequentemente prejudicada. Pode ocorrer hipoprosexia, que é a diminuição global da capacidade atencional.[14] O deprimido não consegue se concentrar em nada – hipotenacidade –, mas também, por desinteresse, fica alheio ao ambiente e, consequentemente, pouco desvia sua atenção diante de novos estímulos externos – hipomobilidade. Em alguns casos, em contrapartida, ocorre rigidez de atenção, e o indivíduo adere de modo intenso a determinadas lembranças dolorosas, ignorando tudo mais – hipertenacidade com hipomobilidade da atenção.[5,16]

Com relação à sensopercepção, é evidenciada hipoestesia, ou seja, os estímulos são percebidos com menor intensidade.[10] Assim, a comida parece insossa; as cores, mais opacas; os sons, pouco vibrantes; etc. Eventualmente, encontram-se ilusões catatímicas, isto é, o estado afetivo de tristeza ou medo causa a deformação de uma percepção. Um exemplo disso seria o indivíduo falsamente identificar o som de tiros a partir de ruídos corriqueiros.[17]

Alterações da memória comumente estão presentes. Como consequência da dificuldade de concentração e do desinteresse em relação ao ambiente, ocorre uma hipomnésia de fixação – ou anterógrada –, que é a diminuição da capacidade de registrar novas informações, formar novas lembranças de longo prazo. Quando a inibição psíquica é muito intensa, há também uma hipomnésia de evocação – ou retrógrada –, ou seja, uma diminuição da capacidade de recuperar lembranças que haviam sido armazenadas. Todavia, muitas vezes, há uma hipermnésia seletiva: determinados fatos dolorosos ou desagradáveis são recordados com frequência ou intensidade excessivas. Alomnésias, uma alteração qualitativa da memória, também podem ser observadas. Nesse caso, os eventos são recordados de forma distorcida, parecendo mais negativos ao indivíduo do que realmente foram.[16]

Alterações da fala ou da linguagem são comuns. O deprimido geralmente fala pouco – oligolalia ou laconismo –, e, em casos com características catatônicas, apresenta mutismo. Além disso, ele fala em volume baixo – hipofonia – e devagar – bradilalia –, podendo ser observado um aumento da latência pergunta-resposta.[7] Algumas vezes, ocorre diminuição ou perda da modulação afetiva da fala: hipoprosódia ou aprosódia, respectivamente.

Quanto ao pensamento, há alentecimento do curso (i.e., inibição do pensamento), o que corresponde à bradilalia.[14] Pode ocorrer, como uma alteração da forma, perseveração: o deprimido, em seu discurso, sempre volta aos mesmos temas negativos ou desagradáveis, ou não consegue sair deles. Com relação ao conteúdo do pensamento, nos casos de depressão psicótica, podem ser encontradas ideias deliroides (i.e., delírios secundários à alteração do humor). Entre os temas típicos das ideias deliroides, incluem-se: ruína (p. ex., "Estou na miséria, não tenho dinheiro nem para comprar comida"), culpa (p. ex., "A Segunda Guerra Mundial começou por minha causa"), negação (p. ex., "Meus órgãos apodreceram, pararam de funcionar") e hipocondria (p. ex., "Tenho certeza de que estou com câncer").[14]

Por fim, ainda em relação à cognição, o deprimido apresenta desempenho intelectivo baixo[18] e criatividade diminuída.[7]

Outras funções psíquicas

Frequentemente, os pacientes em depressão apresentam uma aparência descuidada. Muitas vezes, deixam de tomar banho, escovar os dentes, pentear os cabelos, fazer a barba (homens) ou depilar as pernas (mulheres). É comum a preferência por roupas escuras. A atitude pode ser lamuriosa, com o paciente queixando-se o tempo todo de seu sofrimento, ou indiferente, quando ele se volta excessivamente para dentro de si e ignora o ambiente e as outras pessoas.[5]

Pode ocorrer uma desorientação alopsíquica, principalmente quanto ao tempo, como consequência de um estado de apatia. Além disso, o deprimido tende a ter uma vivência subjetiva da passagem alentecida do tempo; para ele, as horas custam muito a passar.[14]

Outra alteração fundamental na depressão é em relação à consciência da existência do eu, que representa a consciência de estar vivo, de existir de forma plena, de estar fisicamente presente. Assim, por definição, a consciência da existência do eu está diretamente relacionada aos sentimentos vitais. Na depressão, como já vimos, está presente a tristeza vital e, consequentemente, há diminuição da consciência da existência do eu. Esta pode estar abolida, nos casos de ideias deliroides de negação.[13] Alguns pacientes com depressão apresentam vivências de despersonalização, isto é, vivências de estranheza quanto a si próprios ou à própria identidade.[12]

O pragmatismo (i.e., a capacidade de realizar o que se planeja) costuma estar prejudicado. Além disso, o pessimismo é outra característica marcante da depressão. Por fim, a consciência de morbidade pode estar preservada, mas, em alguns casos, está diminuída ou mesmo abolida. Alguns deprimidos acreditam que seu sofrimento se deve a uma doença física e não mental, enquanto outros, apresentando ideias deliroides de culpa, julgam que não estão doentes, mas, sim, sendo castigados por Deus, em função de seus terríveis pecados.[5]

Inibição da atividade motora como sintoma cardinal da depressão

Diversos autores[19-21] consideram a inibição psicomotora como a característica central da depressão, o que tem sido apoiado por estudos actigráficos. Essas investigações, nas quais os movimentos dos indivíduos são monitorados e quantificados, mostram uma diminuição da atividade motora em pacientes deprimidos quando comparados a controles normais. Além disso, há evidência de que essa alteração na atividade motora é revertida quando a depressão responde favoravelmente ao tratamento medicamentoso.[22]

A concepção de que a inibição da atividade motora seria o sintoma cardinal da depressão ganha respaldo, indiretamente, nos estudos que sugerem que o aumento da psicomotricidade e da energia vital seria a alteração fundamental na mania. Em estudos actigráficos, os pacientes maníacos apresentam uma exacerbação da atividade motora.[23] Entretanto, abordagens estatísticas dos sintomas da mania, utilizando análise fatorial[24] e a teoria de resposta do item,[25] indicam que a hiperatividade e o aumento da energia seriam mais importantes do que as alterações do humor.

Na descrição da depressão, assim como na da mania, Kraepelin[26] apontou três aspectos básicos: alteração no humor, alteração no pensamento e alteração na atividade motora, sem destacar nenhum deles. Todavia, a nosografia psiquiátrica, ao classificar o TDM e o transtorno bipolar como transtornos do humor ou afetivos, enfatiza unicamente o primeiro desses aspectos. Tal opção das classificações psiquiátricas é bastante questionável e, no futuro, com base nas evidências científicas, possivelmente será modificada. Nesse sentido, o TDM e o transtorno bipolar passariam a ser qualificados como transtornos da energia e da atividade motora.

Depressão unipolar *versus* bipolar: a sintomatologia

A depressão primária ocorre no TDM (unipolar) e no transtorno bipolar (ver, mais adiante, o diagnóstico diferencial entre ambos). Como uma síndrome, a depressão deveria ser idêntica nesses dois transtornos mentais, no entanto alguns estudos encontraram diferenças quanto à sintomatologia. Na depressão bipolar, são mais comuns hipersonia, labilidade afetiva, oscilação do peso,[27] sintomas psicóticos,[28] retardo psicomotor e catatonia;[29] e, na unipolar, tristeza, insônia e queixas físicas e cognitivas.[30]

DIAGNÓSTICO DE TRANSTORNO DEPRESSIVO MAIOR

Características básicas do transtorno depressivo maior

O TDM se caracteriza pela ocorrência de uma síndrome depressiva, a qual se apresenta em episódio único ou de forma recorrente. Essa síndrome depressiva é primária, ou seja, embora se conheçam diversos fatores etiológicos relacionados a ela – como os genéticos, bioquímicos, psicológicos, etc. –, sua verdadeira causa é desconhecida. Em outras palavras, não é possível identificar uma doença sistêmica ou cerebral ou uma substância exógena que por si só possa explicar o surgimento do quadro depressivo. Assim, o diagnóstico do TDM é eminentemente clínico, não podendo ser formulado ou confirmado por meio de exames laboratoriais. Estes só são úteis para se descartar a possibilidade de uma depressão secundária (ou orgânica).

Além disso, é preciso que nunca tenha havido um episódio maníaco, hipomaníaco ou misto na história clínica do paciente, pois, caso contrário, o diagnóstico adequado seria o de transtorno bipolar. Dessa forma, o TDM pode ser classificado como depressão unipolar.[2,31]

Critérios para o diagnóstico do transtorno depressivo maior

O Quadro 3.1 apresenta os critérios do DSM-5[3] para o diagnóstico de um episódio depressivo maior. Como pode ser observado, o quadro clínico tem que durar pelo menos duas semanas, e no mínimo cinco dos nove sintomas listados devem estar presentes. Além disso, um desses cinco sintomas precisa necessariamente ser humor deprimido ou perda do interesse ou do prazer.

É interessante ressaltar que tanto o DSM-5[3] como a CID-10[4] permitem que um episódio depressivo seja diagnosticado na ausência de humor deprimido – que corresponde à tristeza psíquica na classificação de Max Scheler. Isso pode acontecer desde seja haja perda do interesse ou do prazer, no DSM-5,[3] ou, no caso da CID-10,[4] perda do interesse ou do prazer e energia diminuída ou fadiga excessiva – sintomas mais relacionados à tristeza vital.

O DSM-5[3] apresenta ainda critérios diagnósticos relativos à presença de sofrimento subjetivo ou prejuízo sócio-ocupacional significativo e à exclusão de substâncias e de outras condições médicas que poderiam explicar melhor a ocorrência dos sintomas depressivos.

Para a formulação de um diagnóstico de TDM, de acordo com o DSM-5,[3] é necessária a ocorrência de um ou mais episódios depressivos maiores, configurando, respectivamente, o "transtorno depressivo maior, episódio único" ou o "transtorno depressivo maior, recorrente". O DSM-5[3] estabelece também critérios para diferenciar o TDM do luto normal, do transtorno bipolar e dos transtornos psicóticos, como veremos na próxima seção.

Diagnóstico diferencial

Em primeiro lugar, o TDM precisa ser distinguido da tristeza normal. A intensidade não é um critério útil, já que um quadro depressivo

---

QUADRO 3.1 Critérios diagnósticos do DSM-5 para Episódio Depressivo Maior

A. Cinco (ou mais) dos seguintes sintomas estiveram presentes durante o mesmo período de duas semanas e representam uma mudança em relação ao funcionamento anterior; pelo menos um dos sintomas é (1) humor deprimido ou (2) perda do interesse ou prazer.

Nota: Não incluir sintomas que sejam claramente atribuíveis a outra condição médica.
1. Humor deprimido na maior parte do dia, quase todos os dias, conforme indicado por relato subjetivo (p. ex., sente-se triste, vazio ou sem esperança) ou por observação feita por outra pessoa (p. ex., parece choroso). (Nota: Em crianças e adolescentes, pode ser humor irritável.)
2. Acentuada diminuição de interesse ou prazer em todas, ou quase todas, as atividades na maior parte do dia, quase todos os dias (conforme indicado por relato subjetivo ou observação feita por outra pessoa).
3. Perda ou ganho significativo de peso sem estar fazendo dieta (p. ex., mudança de mais de 5% do peso corporal em um mês) ou redução ou aumento no apetite quase todos os dias. (Nota: Em crianças, considerar o insucesso em obter o ganho de peso esperado.)
4. Insônia ou hipersonia quase diária.
5. Agitação ou retardo psicomotor quase todos os dias (observável por outra pessoa; não meramente sensações subjetivas de inquietação ou de estar mais lento).
6. Fadiga ou perda de energia quase todos os dias.
7. Sentimentos de inutilidade ou culpa excessiva ou inapropriada (que podem ser delirantes) quase todos os dias (não meramente autorrecriminação ou culpa por estar doente).
8. Capacidade diminuída para pensar ou se concentrar, ou indecisão quase todos os dias (por relato subjetivo ou observação feita por outra pessoa).
9. Pensamentos recorrentes de morte (não somente medo de morrer), ideação suicida recorrente sem um plano específico, tentativa de suicídio ou plano específico para cometer suicídio.

B. Os sintomas causam sofrimento clinicamente significativo ou prejuízo no funcionamento social, profissional ou em outras áreas importantes da vida do indivíduo.

C. O episódio não é atribuível aos efeitos fisiológicos de uma substância ou a outra condição médica.

Fonte: American Psychiatric Association.[3]

pode apresentar um nível leve de intensidade, assim como uma tristeza normal pode ser extremamente intensa. Ter ou não uma relação temporal com um evento de estresse também não serve para essa diferenciação, pois, embora uma tristeza normal em geral não ocorra na ausência de uma perda ou frustração, frequentemente a depressão é desencadeada por algum acontecimento dessa natureza. Todavia, em contraste com o transtorno depressivo, a tristeza normal não melhora com o uso de antidepressivos e não cursa com os chamados sintomas somáticos ou vegetativos, tais como alterações do apetite e do peso, do sono, da libido, da energia vital e da psicomotricidade, e ainda piora matinal. Além disso, na depressão, em oposição ao que acontece na tristeza normal, há uma perda da reatividade do humor, e, assim, mesmo que eventos positivos ocorram, o indivíduo em nada melhora.[2,31]

Em relação ao luto normal, o DSM-5[3] não apresenta critérios operacionais para distingui-lo de um episódio depressivo. A classificação admite, em uma nota, que as vivências no luto podem ser semelhantes aos sintomas depressivos e recomenda julgamento clínico, com base na história do indivíduo e em normas culturais, para diferenciar uma condição da outra.

Para o diagnóstico de TDM ser formulado, precisam ser descartadas, por meio da anamnese clínica ou de exames complementares, as diversas causas de depressão secundária ou orgânica. Entre elas, incluem-se o uso de anti-hipertensivos (bloqueadores de cálcio, reserpina, propranolol, clonidina), propiltiouracil, metoclopramida, contraceptivos hormonais, álcool, benzodiazepínicos e cinarizina; quadros de abstinência a estimulantes (cocaína, anfetamina, metilfenidato); infecções, como sífilis cerebral, síndrome da imunodeficiência adquirida (aids), mononucleoses, *influenza*, etc.; distúrbios endócrinos ou metabólicos, como hipotireoidismo, hipertireoidismo, doença de Addison, hiperparatireoidismo, hipoparatireoidismo, hiperprolactinemia, hipercalcemia, deficiência da vitamina B_1 ou B_{12}, pelagra e doença de Cushing; além de acidente vascular cerebral (à esquerda), doença de Parkinson, carcinoma de pâncreas, esclerose múltipla, epilepsia e lúpus eritematoso sistêmico. Diferentemente do TDM, a depressão secundária apresenta um curso contínuo, não cíclico, e, em geral, não está associada a uma história familiar dessa doença.[2,31]

O que distingue o TDM do transtorno bipolar, segundo o DSM-5,[3] é a ocorrência, neste último, de um episódio maníaco ou hipomaníaco. Um episódio depressivo maior está presente em ambos os transtornos mentais, obrigatoriamente no primeiro e com muita frequência no segundo. Todavia, o diagnóstico de um mesmo paciente pode mudar durante o curso de sua doença, o que, por sinal, não é nada raro. Por exemplo, digamos que tenha havido um total de cinco episódios afetivos, e todos eles tenham sido de depressão. Até esse momento, o diagnóstico correto, de acordo com os critérios do DSM-5,[3] é o de TDM. No entanto, se, mais tarde, o paciente apresenta um sexto episódio afetivo, e este é de mania ou hipomania, transtorno bipolar passa a ser o diagnóstico mais adequado.

Um diagnóstico diferencial importante, e muitas vezes difícil de ser feito, é entre o TDM e transtornos psicóticos. Na depressão, pode haver sintomas psicóticos, como delírios e alucinações. Esses sintomas psicóticos, quando presentes, costumam ser congruentes com o humor, isto é, apresentam uma temática típica de tristeza – ruína, culpa, negação, hipocondria. No caso de serem delírios, são ideias deliroides ou delírios secundários, que decorrem da alteração do humor.[5] Todavia, em consonância com a concepção atual de que não existem sintomas específicos de esquizofrenia, o DSM-5[3] admite a ocorrência, nos transtornos do humor, de sintomas psicóticos incongruentes com o humor. Assim, delírios de perseguição não relacionados à temática depressiva – delírios primários, portanto – e, inclusive, sintomas de primeira ordem de Kurt Schneider – como o roubo ou a imposição do pensamento –, antes considerados exclusivos da esquizofrenia, podem estar presentes no TDM.

Se não é o tipo de sintomatologia psicótica, então o que diferencia o TDM de um transtorno psicótico, quando um mesmo paciente apresenta tanto uma síndrome depressiva como delírios ou alucinações? Se a duração dos sintomas depressivos é breve em comparação ao tempo da doença, os diagnósticos de esquizofrenia, transtorno esquizofreniforme e transtorno delirante são os mais adequados, em detrimento do diagnóstico de TDM. No entanto, o DSM-5[3] lamentavelmente não define de forma precisa o que representa esse "breve".

É especialmente mais complicado o diagnóstico diferencial com o transtorno esquizoafetivo, visto que este tem limites muito pouco nítidos, não apenas com os transtornos do humor, mas também com a esquizofrenia.[32] De acordo com o DSM-5,[3] para ser formulado o diagnóstico de transtorno esquizoafetivo – e não o de TDM –, é preciso que os sintomas depressivos tenham estado presentes "[...] na maior parte da duração total" da doença e que tenha havido um período no qual a síndrome depressiva e os sintomas de esquizofrenia foram concomitantes, mas, por pelo menos duas semanas, com os sintomas psicóticos ainda presentes, os sintomas depressivos tenham deixado de ser proeminentes.

O TDM precisa também ser distinguido dos transtornos de ansiedade. Isso pode ser particularmente problemático, já que a depressão pode cursar com ansiedade e os transtornos de ansiedade podem ser acompanhados por sintomas depressivos, na chamada síndrome de desmoralização – o paciente se sente triste e se isola em função das limitações em suas atividades sociais ou ocupacionais impostas pelo transtorno de ansiedade. Além disso, a comorbidade entre depressão e um transtorno de ansiedade é frequente, e ambas as condições respondem ao uso de antidepressivos.

Contudo, alguns elementos clínicos podem ajudar nessa diferenciação. Embora a insônia inicial possa ocorrer em ambos, a insônia terminal é particularmente sugestiva de depressão. Nos transtornos de ansiedade, a reatividade do humor é maior. Por fim, o curso da doença, mais cíclico na depressão, e a história familiar também podem ajudar na formulação mais correta do diagnóstico.[2,31]

Outro diagnóstico diferencial importante de TDM se dá com a demência. Nos quadros demenciais, há frequentemente sintomas depressivos, e a depressão costuma cursar com alterações cognitivas – quando essas alterações são mais intensas, especialmente em idosos, fica caracterizada a pseudodemência depressiva. Outro complicador na distinção entre as duas síndromes é o fato de que o início do processo de perda cognitiva na demência de Alzheimer muitas vezes é precedido por um episódio depressivo em idade avançada, o primeiro na vida do indivíduo. Todavia, na depressão, as deficiências cognitivas tendem a desaparecer, ou pelo menos melhorar, quando o estado de eutimia é restaurado, o que, em geral, não acontece na demência – embora haja demências reversíveis, como aquelas decorrentes de distúrbios metabólicos ou endócrinos. Além disso, na demência, não há os sintomas somáticos da depressão, como as alterações do sono, do apetite, da libido, de psicomotricidade e da energia vital.[2,31]

Controvérsias sobre o conceito de depressão maior

Nas classificações atuais, o diagnóstico psiquiátrico é considerado pouco válido, uma vez que se baseia na descrição da sintomatologia e não em conhecimentos sobre as causas do adoecimento mental. Em outras palavras, a maioria dos transtornos mentais que encontramos no DSM-5 e na CID-10 muito provavelmente não corresponde a doenças reais.[33,34] Assim, na psiquiatria, são comuns os questionamentos sobre os limites entre uma categoria nosológica e as demais, e sobre os limites entre uma categoria nosológica e a normalidade.

Nesse sentido, alguns autores[35] consideram que a depressão recorrente e o transtorno bipolar, separados no DSM-5, representam, na verdade, uma única entidade clínica: a doença maníaco-depressiva, conforme descrita por Kraepelin,[26] na virada do século XIX para o XX.

Outra questão controversa se refere ao TDM "com características melancólicas", uma subclassificação do DSM-5.[3] Entre os sintomas da melancolia, comumente chamados também de somáticos ou vegetativos, são incluídos os seguintes: anedonia (perda da capacidade de sentir prazer), diminuição da reatividade do humor, piora matinal, insônia terminal, inibição ou agitação psicomotora, anorexia ou perda de peso, culpa excessiva ou inadequada e "qualidade distinta de humor depressivo". Esta última é uma alteração claramente relacionada ao conceito de tristeza vital, a qual é vivenciada no corpo e diferente da tristeza psíquica.

Uma crítica que se faz aos critérios do DSM-5 para diagnóstico de TDM é que eles são excessivamente inclusivos e identificam amostras de pacientes muito heterogêneas. Diante disso, alguns autores[36,37] defendem que a melancolia seja classificada como um transtorno do humor independente, pois ela possui uma psicopatologia distinta e, além disso, está relacionada a anormalidades endócrinas, como o aumento dos níveis plasmáticos de cortisol. Assim, essa nova categoria nosológica, a melancolia, nasceria com uma validade maior do que o atual TDM.

REFERÊNCIAS

1. Bevilacqua F, Bensoussan E, Jansen JM, Spínola E. Manual do exame clínico. 12. ed. Rio de Janeiro: Cultura Médica; 2000.
2. Sadock BJ, Sadock VA, Ruiz P. Compêndio de psiquiatria: ciência do comportamento e psiquiatria clínica. 11. ed. Porto Alegre: Artmed; 2017.
3. American Psychiatric Association. Diagnostic and statistical manual of mental disorders: DSM-5. 5th ed. Washington: APA; 2013.
4. Organização Mundial da Saúde. Classificação de transtornos mentais e de comportamento da CID-10: critérios diagnósticos para pesquisa. Porto Alegre: Artes Médicas; 1998.
5. Cheniaux E. Manual de psicopatologia. 5. ed. Rio de Janeiro: Guanabara Koogan; 2015.
6. Cheniaux E. Psicopatologia descritiva: existe uma linguagem comum? Rev Bras Psiquiatr. 2005;27(2):157-62.
7. Paim I. Curso de psicopatologia. 11. ed. São Paulo: E.PU.; 1993.
8. Sá Jr LSM. Fundamentos de psicopatologia: bases do exame psíquico. Rio de Janeiro: Atheneu; 1988.
9. Schneider K. Psicopatologia clínica. São Paulo: Mestre Jou; 1968.
10. Melo ALN. Psiquiatria. 3. ed. Rio de Janeiro: Guanabara Koogan; 1981.
11. Alvim CF. Vocabulário de termos psicológicos e psiquiátricos. Belo Horizonte: Sociedade Pestalozzi de Minas Gerais; 1971.
12. Scharfetter C. Introdução à psicopatologia geral. 2. ed. Lisboa: Climepsi; 1999.
13. Jaspers K. Psicopatologia geral. Rio de Janeiro: Atheneu; 1987.
14. Dalgalarrondo P. Psicopatologia e semiologia dos transtornos mentais. 2. ed. Porto Alegre: Artmed; 2008.
15. Cheniaux E. Kraepelin's anxious or depressive mania: a case report. Rev Bras Psiquiatr. 2011;33(2):213-5.
16. Cabaleiro-Goas M. Temas psiquiatricos: algunas cuestiones psicopatologicas generales. Madrid: Paz Montalvo; 1966.
17. Alonso-Fernández F. Fundamentos de la psiquiatria actual. 3. ed. Madrid: Paz Montalvo; 1976.
18. Sims A. Sintomas da mente: introdução à psicopatologia descritiva. 2. ed. Porto Alegre: Artmed; 2001.
19. Kraepelin E. Ein Kurzes Lehrbuch der Psychiatrie. 4 Aufl. Leipzig: Barth; 1891.
20. Akiskal HS, McKinney WT Jr. Overview of recent research in depression. Integration of ten conceptual models into a comprehensive clinical frame. Arch Gen Psychiatry. 1975;32(3):285-305.
21. Dantchev N, Widlöcher DJ. The measurement of retardation in depression. J Clin Psychiatry. 1998;59 Suppl 14:19-25.
22. Burton C, McKinstry B, Tătar AS, Serrano-Blanco A, Pagliari C, Wolters M. Activity monitoring in patients with depression: a systematic review. J Affect Disord. 2013;145(1):21-8.
23. Perry W, McIlwain M, Kloezeman K, Henry BL, Minassian A. Diagnosis and characterization of mania: quantifying increased energy and activity in the human behavioral pattern monitor. Psychiatry Res. 2016;240:278-83.
24. Akiskal HS, Hantouche EG, Bourgeois ML, Azorin JM, Sechter D, Allilaire JF, et al. Toward a refined phenomenology of mania: combining clinician-assessment and self-report in the French EPIMAN study. J Affect Disord. 2001;67(1-3):89-96.

25. Cheniaux E, Filgueiras A, Silva RA, Silveira LA, Nunes AL, Landeira-Fernandez J. Increased energy/activity, not mood changes, is the core feature of mania. J Affect Disord. 2014;152-154:256-61.
26. Kraepelin E. Manic-depressive insanity and paranoia. Edinburgh: E. & S. Livingstone; 1921.
27. Akiskal HS, Maser JD, Zeller PJ, Endicott J, Coryell W, Keller M, et al. Switching from 'unipolar' to bipolar II. An 11-year prospective study of clinical and temperamental predictors in 559 patients. Arch Gen Psychiatry. 1995;52(2):114-23.
28. Goldberg JF, Harrow M, Whiteside JE. Risk for bipolar illness in patients initially hospitalized for unipolar depression. Am J Psychiatry. 2001;158(8):1265-70.
29. Mitchell PB, Malhi GS. Bipolar depression: phenomenological overview and clinical characteristics. Bipolar Disord. 2004;6(6):530-9.
30. Perlis RH, Brown E, Baker RW, Nierenberg AA. Clinical features of bipolar depression versus major depressive disorder in large multicenter trials. Am J Psychiatry. 2006;163(2):225-31.
31. Hales RE, Yudofsky SC, Gabbard GO. Tratado de psiquiatria clínica. 5. ed. Porto Alegre: Artmed; 2012.
32. Cheniaux E, Landeira-Fernandez J, Telles LL, Lessa JL, Dias A, Duncan T, et al. Does schizoaffective disorder really exist? A systematic review of the studies that compared schizoaffective disorder with schizophrenia or mood disorders. J Affect Disord. 2008;106(3):209-17.
33. Hyman SE. Neuroscience, genetics, and the future of psychiatric diagnosis. Psychopathology. 2002;35(2-3):139-44.
34. Kendell RE. Clinical validity. Psychol Med. 1989;19(1):45-55.
35. Goodwin FK, Jamison KR. Doença maníaco-depressiva: transtorno bipolar e depressão recorrente. 2. ed. Porto Alegre: Artmed; 2010.
36. Taylor MA, Fink M. Restoring melancholia in the classification of mood disorders. J Affect Disord. 2008;105(1-3):1-14.
37. Juruena MF, Calil HM, Fleck MP, Del Porto JA. Melancholia in Latin American studies: a distinct mood disorder for the ICD-11. Rev Bras Psiquiatr. 2011;33 Suppl 1:S37-58.

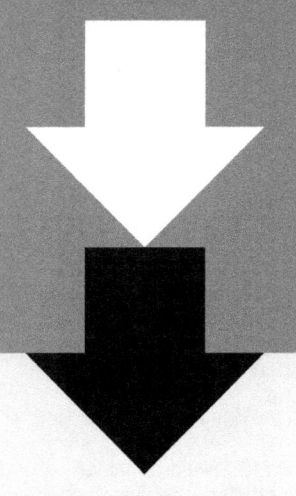

4
Neurobiologia do transtorno depressivo maior

Gislaine Z. Réus
Ritele Hernandez da Silva
João Quevedo

INTRODUÇÃO

Por décadas a hipótese monoaminérgica parecia ser a principal resposta à fisiopatologia do transtorno depressivo maior (TDM), indicando a diminuição de oferta de neurotransmissores na fenda sináptica ou demonstrando alteração em receptores monoaminérgicos. Mesmo com reforços no arsenal medicamentoso, o TDM ainda representa um desafio a clínicos, pacientes e suas famílias. Dessa forma, clínicos e pesquisadores vêm percebendo que, além da diminuição da disponibilidade de neurotransmissores, outras alterações parecem ocorrer, como o envolvimento de marcadores inflamatórios, células microgliais, cascatas de sinalização celular e fatores neurotróficos, que estão identificados cada vez mais e constituem tópico de discussão neste capítulo.

INFLAMAÇÃO NA NEUROBIOLOGIA DO TRANSTORNO DEPRESSIVO MAIOR

Ativação microglial e mediadores inflamatórios

As respostas imunológicas no sistema nervoso central (SNC) são reguladas por dois tipos de células, a micróglia e os astrócitos, os quais desempenham papéis inflamatórios e anti-inflamatórios, respectivamente. Os principais ativadores dos astrócitos são mediadores inflamatórios, tais como o fator de necrose tumoral alfa (TNF-alfa), o interferon gama (IFN-gama) e as interleucinas 1 e 6 (IL-1 e IL-6). O número e a função das micróglias parecem controlados pelo microambiente local. Essas células do sistema imune, que são dotadas de receptores, podem detectar mudanças ambientais sob uma escala de tempo de minutos e responder por meio de diversas funções, que, de acordo com o contexto, poderiam resultar em benefícios ou prejuízos[1] na interface de estímulos ambientais e, consequentemente, em mudanças na sua função, o que sugere que as micróglias poderiam estar por trás da interação entre estímulos ambientais e vulnerabilidade aos transtornos mentais, incluindo o TDM.

Ratos expostos a estresse apresentaram modificações na micróglia, principalmente no giro denteado do hipocampo.[2] As células microgliais parecem responder às experiências sensoriais e comportamentais de privação de estímulos visuais e enriquecimento ambiental, modulando suas interações com os circuitos neuronais.[3] Além disso, foi descoberto que a exposição crônica ao estresse (cinco semanas) levou a uma diminuição no número de células e na expressão de marcadores microgliais, como a molécula de ligação ao cálcio do adaptador 1 (Iba-1) e CD11b.[2] As citocinas também podem ativar células gliais, que, por sua vez, produzem mais citocinas pró-inflamatórias por mecanismos de *feedback*.[4]

Para melhor entendimento da relação entre ativação microglial e comportamento depressivo, foi postulado o modelo de sinapse quadripartido, no qual a relação entre os neurônios pré e pós-sinápticos é acrescida da presença de astrócitos e micróglias, que atuam modulando ou regulando a presença de neurotransmissores.[5] O processamento de informação em sinapses não é apenas definido por neurônios, mas também pelas células microgliais, que interagem dinamicamente com sinapses de maneira dependente. Os astrócitos regulam o potássio e os níveis basais de glutamato, definindo a excitabilidade basal dos neurônios. Os níveis extracelulares de glutamato contribuem para definir a densidade de receptores N-metil-D-aspartato (NMDA) e ácido alfa-amino-3-hidroxi-5-metil-4-isoxazolpropiônico (AMPA) na membrana plasmática do compartimento pós-sináptico, que desencadeiam e sustentam alterações da plasticidade sináptica, respectivamente.[6] Essas ações demonstram que a atuação de vários elementos é responsável pela homeostase do ambiente sináptico.

Vários estudos apontam que o cérebro, ao sofrer alterações em sua plasticidade, parece ficar mais suscetível ao estresse em função das interações com as células gliais.[7] Exemplos disso seriam a hiper-ramificação microglial e a atrofia de astrócitos no córtex pré-frontal, que parecem ser desencadeadas pela exposição ao estresse crônico.[7] Além disso, foi evidenciado que a densidade de micróglia mostra-se reduzida no giro denteado do hipocampo,[8] no córtex pré-frontal e na amígdala[9] após estresse crônico. O estresse afeta também a composição da microbiota intestinal, que, por sua vez, acomete a atividade microglial, levando ao desenvolvimento de TDM.[10]

O estresse no início da vida parece exercer um impacto maior no desenvolvimento dos transtornos do humor.[11] De fato, foi identificado que ratos submetidos ao protocolo de privação materna nos primeiros 10 dias de vida apresentaram comportamento semelhante à depressão no período que representaria a idade adulta, bem como alterações de citocinas e marcadores gliais. Também, tem sido evidenciado que existe uma ligação causal entre ativação microglial e comportamento suicida.[12] Fatores neuroendócrinos, citocinas e óxido nítrico, que são liberados pelas células microgliais, são conhecidos por modularem a atividade noradrenérgica ou serotonérgica, ação que pode estar subjacente ao comportamento suicida.[13] Porém, a relação de outros neurotransmissores não pode ser negligenciada. Sendo assim, os estudos vêm demonstrando que o TDM pode ser considerado um transtorno associado à ativação microglial. Isso leva a pensar que uma forma de suprimir tal ativação poderia ser o foco no tratamento de sintomas depressivos, bem como a intervenção nas várias etapas do processo inflamatório instalado no cérebro a partir do estresse.

Vários fatores inflamatórios, como as citocinas pró e anti-inflamatórias, apresentam um papel na fisiopatologia do TDM. Os estudos têm evidenciado que pacientes com TDM apresentam níveis periféricos elevados de citocinas pró-inflamatórias, como a IL-1beta, IL-6 e o TNF-alfa.[14] Em um modelo experimental, foi relatado que a IL-1beta pode induzir o comportamento do tipo depressivo, porém a administração de um antagonista desse receptor reverteu tal comportamento.[15] As respostas inflamatórias agudas parecem ser desencadeadas por citocinas pró-inflamatórias, como IL-1beta, TNF-alfa e IL-6. Em pacientes com TDM, níveis mais baixos da citocina anti-inflamatória IL-10 foram relatados.[16] Outro estudo demonstrou que o estresse precoce leva ao aumento nos níveis de TNF-alfa, IL-1beta e IL-6, bem como a uma diminuição nos níveis de IL-10 no soro e no cérebro em vários estágios do desenvolvimento de ratos submetidos ao modelo de privação materna.[17] Contudo, os estudos não deixam claro se as alterações de citocinas têm início na periferia ou no SNC, situação que vem sendo alvo de investigação.

Via das quinureninas

Pesquisas já demonstraram que o glutamato, principal neurotransmissor excitatório do SNC e que apresenta um papel importante na fisiopatologia da depressão, tem relação direta com a neurotoxicidade microglial.[18] As citocinas inflamatórias possuem a capacidade de diminuir a expressão dos transportadores de glutamato e aumentar a liberação de glutamato pelos astrócitos.[19] Além disso, as citocinas infamatórias ativam a micróglia que, consequentemente, pode induzir a liberação de glutamato, contribuindo para dano neuronal durante a neuroinflamação.[20]

A liberação vesicular de glutamato a partir de astrócitos acontece pela ação das citocinas, ativando receptores pré-sinápticos, como o NMDA, e estimulando a enzima indoleamina 2,3-dioxigenase (IDO), que é responsável pela degradação de triptofano e um potente agonista do NMDA pela liberação de glutamato.[21] A IDO também é capaz de ativar genes pró-inflamatórios que aumentam ainda mais a neuroinflamação, gerando um círculo vicioso.[22] Além disso, as citocinas pró-inflamatórias aumentam a atividade enzimática da IDO, levando à degradação do triptofano na via da quinurenina,[23] que pode ser convertido, em última análise, em um dos geradores de radicais livres, 3-hidroxiquinurenina ou ácido 3-hidroxiantranílico, bem como no ácido quinolínico (QUIN), que é um agonista do receptor NMDA.[24] Outrossim, o KYN pode ser convertido em ácido quinurínico (KYNA) dentro de astrócitos com QUIN e KYNA aparentemente neurotóxicos. O KYNA é um antagonista do receptor de acetilcolina alfa7 nicotínico (alfa7nAChR) e do receptor de NMDA. Dessa forma, a ativação da IDO acaba, em última análise, aumentando a excitotoxicidade e, assim, colaborando com o ambiente inflamatório neuronal. Além disso, a oferta de serotonina no cérebro diminui, uma vez que ocorre a redução do substrato, auxiliando nos sintomas e corroborando com a hipótese monoaminérgica, ou seja, de deficiência de neurotransmissores no TDM.

VIAS DE SINALIZAÇÃO ENVOLVIDAS COM A NEUROBIOLOGIA DO TRANSTORNO DEPRESSIVO MAIOR

Fator neurotrófico derivado do cérebro

Há algumas décadas, discute-se que outras vias intracelulares, além da regulação do sistema monoaminérgico, estão envolvidas de forma considerável nas respostas clínicas dos antidepressivos. Uma das principais vias e proteínas associadas com a sinalização intracelular é a via dos fatores neurotróficos. Estes, tais como o fator neurotrófico derivado do cérebro (BDNF) e as neurotrofinas 3 e 4 (NT-3 e NT-4), fazem parte de uma família de proteínas envolvidas na neuroplasticidade, na manutenção e no crescimento de células neuronais, na arborização dendrítica e no fortalecimento das comunicações neuronais.

O BDNF é a neurotrofina mais estudada no TDM. Em um estudo experimental, foi demonstrado que ratos adultos, os quais foram submetidos à privação materna nos primeiros dias de vida, apresentaram comportamento do tipo depressivo e uma redução de BDNF, NT-3 e fator de crescimento nervoso (NGF) em áreas cerebrais associadas à fisiopatologia do TDM.[25] Em pacientes com TDM de ambos os sexos, a redução de níveis de BDNF foi correlacionada com escores de depressão.[26] Todavia, um estudo *post mortem* mostrou que indivíduos que eram tratados com antidepressivos apresentaram um aumento na expressão de BDNF em diferentes regiões cerebrais.[27] Além disso, em pacientes com TDM, os níveis da proteína (BDNF maduro), mas não de seu precursor (proBDNF), estavam reduzidos em comparação aos dos não portadores do transtorno.[28] Já em roedores, foi demonstrado que o estresse crônico induziu um comportamento do tipo depressivo e diminuiu tanto a relação de BDNF/pro-BDNF no hipocampo como a densidade das espinhas dendríticas.[29]

A relação do BDNF com o TDM é corroborada pelo fato de que muitos estudos demonstram que os antidepressivos clássicos, assim como os novos fármacos com eficácia antidepressiva, elevam os níveis de BDNF e que tais efeitos são correlacionados com a melhora dos sintomas. O tratamento com imipramina, um antidepressivo clássico, foi capaz de reverter a redução dos níveis de BDNF na amígdala de ratos privados dos cuidados maternos.[30] Em roedores, também foi demonstrado que a infusão de BDNF em áreas cerebrais, como o giro denteado do hipocampo, produziu efeitos antidepressivos.[31]

Antagonistas do receptor NMDA, como, por exemplo, a cetamina, vêm sendo estudados como novos antidepressivos de ação rápida. Interessantemente, os efeitos dos antidepressivos de ação rápida estão associados a um aumento rápido dos níveis de BDNF.[32] De fato, a administração aguda de cetamina, mas não de imipramina, aumentou os níveis de BDNF no hipocampo.[32] Além disso, o tratamento combinado de cetamina e imipramina induziu um melhor efeito antidepressivo em ratos no teste do nado forçado e aumentou a via de sinalização do fator de transcrição da proteína de ligação ao elemento de resposta ao monofosfato cíclico de adenosina (CREB) e BDNF na amígdala, no hipocampo e no córtex pré-frontal.[33] Em estudos clínicos, as evidências que apontam o BDNF como fator responsável pelos efeitos antidepressivos da cetamina têm sido contraditórias. Um aumento nos níveis de BDNF no soro de pacientes que responderam ao tratamento com cetamina foi encontrado após uma semana da infusão.[34] Porém, um outro estudo mostrou que a melhora nos escores de depressão em pacientes resistentes ao tratamento não foi correlacionada a alterações nos níveis de BDNF.[34] Embora o papel desse fator neurotrófico na fisiopatologia e no tratamento do TDM seja evidente, mais estudos são necessários para investigar os mecanismos envolvidos em tais respostas.

Proteinoquinase ativada por mitógeno

A via proteinoquinase ativada por mitógeno (MAPK) contém uma cascata de proteínas com um importante papel na transdução de sinais intracelulares.[35] As respostas celulares implicadas na ativação da via MAPK incluem neuroplasticidde, sobrevivência e apoptose.[35] A proteína MAPK é atividade por fosforilação e inibida pela enzima MEK. Proteínas como a MAPK fosfatase-1 e a MPAK fosfatase-3 (MKP1 e MKP3) são seletivas para sinais intracelulares que envolvem as proteínas ERK, p38MAPK e JNK. Proteínas pertencentes à família ERK estão envolvidas em processos de diferenciação, proliferação e sobrevivência celular. Já a JNK e a p38MAPK estão envolvidas em processos de inflamação e morte celular.

Muitos estudos demonstram que a ativação ou desregulação da via MAPK ou de proteínas relacionadas a essa cascata podem ser importantes fatores envolvidos com a fisiopatologia do TDM. Em ratos, uma diminuição na fosforilação de ERK foi associada ao comportamento do tipo depressivo nos animais estudados.[36] Além disso, uma diminuição na atividade da ERK foi observada no hipocampo de pacientes depressivos que cometeram suicídio.[37] Em contrapartida, uma pesquisa que usou um inibidor farmacológico da sinalização MEK-ERK revelou uma prevenção de respostas antidepressivas.[38] Outro estudo que usou amostras de pacientes e modelo animal de depressão encontrou um aumento dos níveis de MKP1 no hipocampo (*post mortem*) de portadores de TDM e em roedores submetidos a modelos animais de depressão – e tais níveis foram normalizados após tratamento crônico com antidepressivos.[39]

Em um estudo multicêntrico duplo-cego controlado por placebo, foi demonstrado que o tratamento com um inibidor da p38 (losmapimod) melhorou a gravidade dos sintomas depressivos em comparação ao grupo que recebeu placebo.[40] Em cultura de astrócitos de ratos, o tratamento com o antidepressivo amitriptilina foi capaz de suprarregular os níveis de ácido ribonucleico mensageiro (mRNA) da conexina 43, da proteína de junção *gap* (GJIC) e da p38MAPK.[41] Entretanto, a administração de um inibidor da p38MAPK (SB 202190) bloqueou tais efeitos.[41] Estudos prévios de nosso laboratório revelaram que os efeitos antidepressivos da cetamina foram atenuados por um inibidor da MEK (PD184161).[42] O inibidor da MEK também bloqueou os efeitos da cetamina na pERK ½, EEK 2, proBDNF e p38MAPK em diferentes regiões cerebrais.[42] Esses achados indicam que os efeitos antidepressivos da cetamina são, ao menos em parte, mediados pela via de sinalização MAPK.

Proteína-alvo da rapamicina em mamíferos

A proteína-alvo da rapamicina em mamíferos (mTOR) está envolvida na promoção de estímulos transducionais que levam a proliferação e sobrevivência celular. Sua função de sinalização inclui a ativação de dois complexos, o mTORC1 e o mTORC2.

Estudos experimentais demonstraram que roedores expostos a modelos animais de depressão apresentam níveis reduzidos na fosforilação da mTOR e de proteínas pertencentes a cascatas ativadas pela mTOR na amígdala, no hipocampo e no córtex pré-frontal.[43] A exposição de ratos adolescentes a um modelo de estresse crônico produziu comportamentos dos tipos ansioso e depressivo, além de aumentar os níveis da atividade mTOR no córtex pré-frontal na vida adulta.[44]

O papel da mTOR no TDM tem sido muito discutido pelo fato de que fármacos com efeitos antidepressivos apresentam a capacidade de ativar a sinalização mTOR. A cetamina, por exemplo, aumenta a fosforilação da mTOR no córtex pré-frontal e, consequentemente, leva a ativação de proteínas sinápticas, sinaptogênese e comportamentos antidepressivos. Entretanto, um inibidor da mTOR, a rapamicina, impediu tais efeitos exercidos pela cetamina.[45]

Pesquisas mostram que antidepressivos clássicos também agem na via mTOR. De fato, os efeitos antidepressivos da paroxetina foram mediados pela sinalização mTOR no hipocampo.[46] Além disso, a redução da fosforilação da mTOR induzida por estresse crônico na amígdala e no hipocampo de camundongos foi atenuada após tratamento crônico com fluoxetina.[47]

Estudos em humanos também mostram que a mTOR está relacionada com a fisiopatologia do TDM. Uma redução na expressão da via mTOR e das proteínas sinalizadas por mTOR, p70S6K, fator de iniciação de tradução eucariótica 4B (eIF4B) e p-eIF4B, foi encontrada no córtex pré-frontal de indivíduos com TDM em comparação a controles saudáveis.[48] Quando a cetamina foi administrada em pacientes com TDM, houve um aumento na fosforilação da mTOR, da glicogênio quinase 3 (GSK-3) e do fator de alongamento eucariótico 2 (eEF2),[49] sugerindo que os efeitos antidepressivos da cetamina são mediados pela via mTOR.

Eixo hipotálamo-hipófise-suprarrenal

O hipotálamo é uma importante glândula que disponibiliza o hormônio liberador da corticotrofina (CRH), o qual é transportado para a adeno-hipófise. Esta é responsável pela secreção do hormônio adrenocorticotrófico (ACTH), que, por sua vez, estimula a glândula suprarrenal a produzir e liberar cortisol. O cortisol interage com seus receptores no eixo hipotálamo-hipófise-suprarrenal (HHS), sendo responsável por *feedback* negativo e inibindo o CHR e o ACTH para manter a homeostase do organismo e de sua resposta diante de estresse.

Estudos com portadores de TDM demonstram que o eixo HHS pode estar desregulado, em hiperatividade ou hipoatividade, resultando em concentrações hormonais aumentadas ou diminuídas.[50] O cortisol se conecta aos receptores de glicocorticoides em pontos específicos do SNC. Vários estudos demonstram que a função dos receptores de glicocorticoides se encontra prejudicada no TDM, resultando em *feedback* negativo reduzido e desencadeando, assim, alterações no metabolismo de CRH em várias regiões cerebrais possivelmente envolvidas na etiologia do transtorno.

A sinalização deficiente pelos receptores de glicocorticoides parece desempenhar um papel-chave na fisiopatologia do TDM.[51] Os estudos demonstram uma série de alterações em sítios de atuação dos glicocorticoides, como o deslocamento dos receptores de glicocorticoides para o núcleo celular, diminuindo os sítios de ligação do cortisol e ocasionando, portanto, uma hipercortisolemia.[52] Do mesmo modo, a resistência dos receptores de glicocorticoides presentes nas células do sistema imune produz desequilíbrio, reduzindo citocinas anti-inflamatórias, tais como IL-4 e IL-10, e elevando citocinas pró-inflamatórias, como IL-1, IL-6 e TNF-alfa.[53] Cabe salientar que a micróglia apresenta sítios de ligação do glicocorticoide, uma vez que possui uma expressão substancial de receptores de glicocorticoides, justificando as alterações inflamatórias encontradas.[54]

Uma das razões para a heterogeneidade da apresentação do TDM poderia estar relacionada às alterações do eixo HHS ou dos receptores de glicocorticoides, uma vez que o cortisol não demonstra um comportamento linear nos pacientes com o transtorno. Uma extensa revisão da literatura[51] identificou a relação dos subtipos de depressão: a atividade do eixo está aumentada na depressão crônica grave e melancólica e está diminuída em depressão atípica e sazonal. Outros estudos[51,55] evidenciaram a relação entre estresse, eixo HHS e depressão e concluíram que as alterações encontradas se relacionam com diversos fatores, entre eles a gravidade e o tipo de depressão, o genótipo, a história de traumas precoces, o temperamento e a resiliência.

CONSIDERAÇÕES FINAIS

O fato de que cerca de 40% dos pacientes com TDM não respondem aos fármacos antidepressivos, os quais são responsáveis por regular os níveis de monoaminas na fenda sináptica, levantou a hipótese de que outros sistemas estariam envolvidos na neurobiologia desse transtorno. Diversos estudos mostraram uma importante relação do sistema imune com o TDM. Estudos pré-clínicos e clínicos relatam que os sintomas depressivos estão associados a um aumento nas citocinas pró-inflamatórias, principalmente IL-6 e IL-1beta, tanto na periferia quanto no SNC. Essa alteração em citocinas periféricas pode decorrer de mudanças no eixo HHS. O estado inflamatório estaria envolvido na disfunção de células cerebrais, incluindo astrócitos, micróglia e neurônios, as quais intensificariam a produção de citocinas, que ativariam vias envolvidas na morte celular, incluindo a via das quinureninas, e diminuiriam a ativação de cascatas e proteínas importantes na neuroplasticidade e na sobrevivência de células gliais e neuronais (Fig. 4.1). Todavia, fármacos com a habilidade de regular o sistema imune e as cascatas de sinalização celular apresentam efeitos antidepressivos e podem ser alvos importantes para o tratamento do TDM.

REFERÊNCIAS

1. Kierdorf K, Prinz M. Factors regulating microglia activation. Front Cell Neurosci. 2013;7:44.
2. Müller N. Immunology of major depression. Neuroimmunomodulation. 2014;21(2-3):123-30.
3. Ekdahl CT. Microglial activation: tuning and pruning adult neurogenesis. Front Pharmacol. 2012;3:41.
4. Miller AM. Neuroendocrine and immune system interactions in stress and depression. Psychiatr Clin North Am. 1998;21(2):443-63.
5. Gomes FCA, Tortelli VP, Diniz L. Glia: dos velhos conceitos às novas funções de hoje e as que ainda virão. Estud Av. 2013;27(77):61-84.
6. Rial D, Lemos C, Pinheiro H, Duarte JM, Gonçalves FQ, Real JI, et al. Depression as a glial-based synaptic dysfunction. Front Cell Neurosci. 2016;9:521.

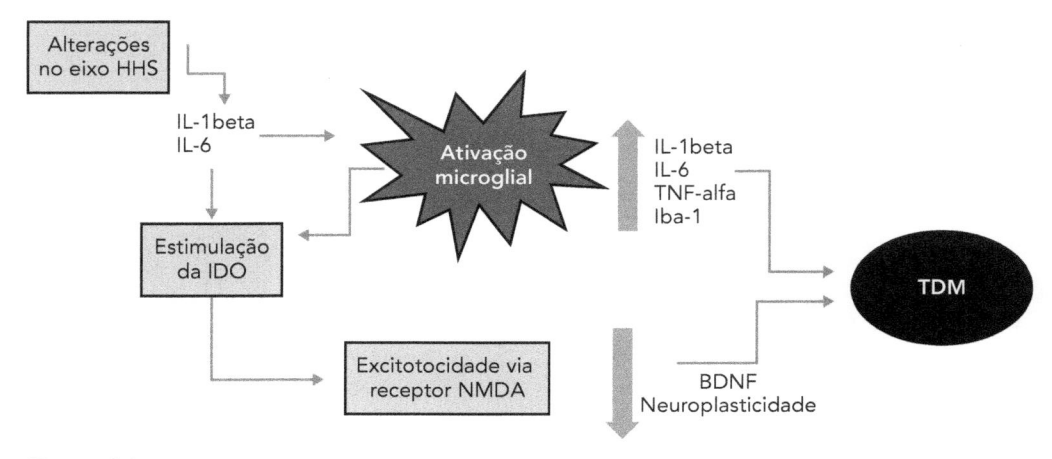

Figura 4.1
Citocinas inflamatórias, como a interleucina 1beta (IL-1beta) e a interleucina 6 (IL-6), oriundas da periferia, podem estar elevadas devido a alterações no eixo hipotálamo-hipófise-suprarrenal (HHS), levando à ativação de células microgliais que produziriam mais mediadores inflamatórios em regiões cerebrais importantes e relacionadas com o transtorno depressivo maior (TDM). As citocinas periféricas podem também estimular a enzima indoleamina 2,3 dioxigenase (IDO) que aumentaria a excitotoxicidade glutamatérgica via receptores N-metil-D-aspartato (NMDA), diminuindo, assim, as neurotrofinas, como o fator neurotrófico derivado do cérebro (BDNF) e a neuroplasticidade. Tanto o estado inflamatório quanto o prejuízo na sinalização e sobrevivência de células gliais e neuronais desencadeariam os sintomas do TDM.

7. Tynan RJ, Beynon SB, Hinwood M, Johnson SJ, Nilsson M, Woods JJ, et al. Chronic stress-induced disruption of the astrocyte network is driven by structural atrophy and not loss of astrocytes. Acta Neuropathol. 2013;126(1):75-91.
8. Branchi I, Alboni S, Maggi L. The role of microglia in mediating the effect of the environment in brain plasticity and behavior. Front Cell Neurosci. 2014;8:390.
9. Singhal G, Baune BT. Microglia: an interface between the loss of neuroplasticity and depression. Front Cell Neurosci. 2017;11:270.
10. O'Mahony SM, Marchesi JR, Scully P, Codling C, Ceolho AM, Quigley EM, et al. Early life stress alters behavior, immunity, and microbiota in rats: implications for irritable bowel syndrome and psychiatric illnesses. Biol Psychiatry. 2009;65(3):263-7.
11. Réus GZ, Becker IRT, Scaini G, Petronilho F, Oses JP, Kaddurah-Daouk R, et al. The inhibition of the kynurenine pathway prevents behavioral disturbances and oxidative stress in the brain of adult rats subjected to an animal model of schizophrenia. Prog Neuropsychopharmacol Biol Psychiatry. 2018;81:55-63.
12. Schnieder TP, Trencevska I, Rosoklija G, Stankov A, Mann JJ, Smiley J, et al. Microglia of prefrontal white matter in suicide. J Neuropathol Exp Neurol. 2014;73(9):880-90.
13. Steiner J, Bielau H, Brisch R, Danos P, Ullrich O, Mawrin C, et al. Immunological aspects in the neurobiology of suicide: elevated microglial density in schizophrenia and depression is associated with suicide. J Psychiatr Res. 2008;42(2):151-7.
14. Lindqvist D, Dhabhar FS, James SJ, Hough CM, Jain FA, Bersani FS, et al. Oxidative stress, inflammation and treatment response in major depression. Psychoneuroendocrinology. 2017;76:197-205.
15. Kent S, Bluthé RM, Kelley KW, Dantzer R. Sickness behavior as a new target for drug development. Trends Pharmacol Sci. 1992;13(1):24-8.
16. Dhabhar FS, Burke HM, Epel ES, Mellon SH, Rosser R, Reus VI, et al. Low serum IL-10 concentrations and loss of regulatory association between IL-6 and IL-10 in adults with major depression. J Psychiatr Res. 2009;43(11):962-9.
17. Réus GZ, Fernandes GC, de Moura AB, Silva RH, Darabas AC, de Souza TG, et al. Early life experience contributes to the developmental programming of depressive-like behaviour, neuroinflammation and oxidative stress. J Psychiatr Res. 2017;95:196-207.

18. Barger SW, Basile AS. Activation of microglia by secreted amyloid precursor protein evokes release of glutamate by cystine exchange and attenuates synaptic function. J Neurochem. 2001;76(3):846-54.
19. Müller N, Schwarz MJ. The immune-mediated alteration of serotonin and glutamate: towards an integrated view of depression. Mol Psychiatry. 2007;12(11):988-1000.
20. Barger SW, Goodwin ME, Porter MM, Beggs ML. Glutamate release from activated microglia requires the oxidative burst and lipid peroxidation. J Neurochem. 2007;101(5):1205-13.
21. Miller AH, Maletic V, Raison CL. Inflammation and its discontents: the role of cytokines in the pathophysiology of major depression. Biol Psychiatry. 2009;65(9):732-41.
22. Réus GZ, Fries GR, Stertz L, Badawy M, Passos IC, Barichello T, et al. The role of inflammation and microglial activation in the pathophysiology of psychiatric disorders. Neuroscience. 2015;300:141-54.
23. Miller AJ, Zégre Z. Landscape-scale disturbance: insights into the complexity of catchment hydrology in the Mountaintop Removal Mining Region of the Eastern United States. Land. 2016;5(3):22.
24. Guillemin GJ, Kerr SJ, Smythe GA, Smith DG, Kapoor V, Armati PJ, et al. Kynurenine pathway metabolism in human astrocytes: a paradox for neuronal protection. J Neurochem. 2001;78(4):842-53.
25. Réus GZ, Stringari RB, Ribeiro KF, Cipriano AL, Panizzutti BS, Stertz L, et al. Maternal deprivation induces depressive-like behaviour and alters neurotrophin levels in the rat brain. Neurochem Res. 2011;36(3):460-6.
26. Karege F, Perret G, Bondolfi G, Schwald M, Bertschy G, Aubry JM. Decreased serum brain-derived neurotrophic factor levels in major depressed patients. Psychiatry Res. 2002;109(2):143-8.
27. Chen B, Dowlatshahi D, MacQueen GM, Wang JF, Young LT. Increased hippocampal BDNF immunoreactivity in subjects treated with antidepressant medication. Biol Psychiatry. 2001;50(4):260-5.
28. Yoshida T, Ishikawa M, Niitsu T, Nakazato M, Watanabe H, Shiraishi T, et al. Decreased serum levels of mature brain-derived neurotrophic factor (BDNF), but not its precursor proBDNF, in patients with major depressive disorder. PLoS One. 2012;7(8):e42676.
29. Qiao H, An SC, Xu C, Ma XM. Role of proBDNF and BDNF in dendritic spine plasticity and depressive-like behaviors induced by an animal model of depression. Brain Res. 2017;1663:29-37.
30. Réus GZ, dos Santos MA, Abelaira HM, Ribeiro KF, Petronilho F, Vuolo F, et al. Imipramine reverses alterations in cytokines and BDNF levels induced by maternal deprivation in adult rats. Behav Brain Res. 2013;242:40-6.
31. Shirayama Y, Chen AC, Nakagawa S, Russell DS, Duman RS. Brain-derived neurotrophic factor produces antidepressant effects in behavioral models of depression. J Neurosci. 2002;22(8):3251-61.
32. Garcia LS, Comim CM, Valvassori SS, Réus GZ, Barbosa LM, Andreazza AC, et al. Acute administration of ketamine induces antidepressant-like effects in the forced swimming test and increases BDNF levels in the rat hippocampus. Prog Neuropsychopharmacol Biol Psychiatry. 2008;32(1):140-4.
33. Réus GZ, Stringari RB, Ribeiro KF, Ferraro AK, Vitto MF, Cesconetto P, et al. Ketamine plus imipramine treatment induces antidepressant-like behavior and increases CREB and BDNF protein levels and PKA and PKC phosphorylation in rat brain. Behav Brain Res. 2011;221(1):166-71.
34. Machado-Vieira R, Yuan P, Brutsche N, DiazGranados N, Luckenbaugh D, Manji HK, et al. Brain-derived neurotrophic factor and initial antidepressant response to an N-methyl-D-aspartate antagonist. J Clin Psychiatry. 2009;70(12):1662-6.
35. Cross TG, Scheel-Toellner D, Henriquez NV, Deacon E, Salmon M, Lord JM. Serine/threonine protein kinases and apoptosis. Exp Cell Res. 2000;256(1):34-41.
36. Qi X, Lin W, Li J, Pan Y, Wang W. The depressive-like behaviors are correlated with decreased phosphorylation of mitogen-activated protein kinases in rat brain following chronic forced swim stress. Behav Brain Res. 2006;175(2):233-40.
37. Dwivedi Y, Rizavi HS, Roberts RC, Conley RC, Tamminga CA, Pandey GN. Reduced activation and expression of ERK1/2 MAP kinase in the post-mortem brain of depressed suicide subjects. J Neurochem. 2001;77(3):916-28.
38. Qi H, Mailliet F, Spedding M, Rocher C, Zhang X, Delagrange P, et al. Antidepressants reverse the attenuation of the neurotrophic MEK/MAPK cascade in frontal cortex by elevated platform stress; reversal of effects on LTP is associated with GluA1 phosphorylation. Neuropharmacology. 2009;56(1):37-46.
39. Duric V, Banasr M, Licznerski P, Schmidt HD, Stockmeier CA, Simen AA, et al. A negative regulator of MAP kinase causes depressive behavior. Nat Med. 2010;16(11):1328-32.
40. Inamdar A, Merlo-Pich E, Gee M, Makumi C, Mistry P, Robertson J, et al. Evaluation of antidepressant properties of the p38 MAP kinase inhibitor losmapimod (GW856553) in major depressive disorder: results from two randomi-

sed, placebo-controlled, double-blind, multicentre studies using a Bayesian approach. J Psychopharmacol. 2014;28(6):570-81.
41. Morioka N, Suekama K, Zhang FF, Kajitani N, Hisaoka-Nakashima K, Takebayashi M, et al. Amitriptyline up-regulates connexin43-gap junction in rat cultured cortical astrocytes via activation of the p38 and c-Fos/AP-1 signalling pathway. Br J Pharmacol. 2014;171(11): 2854-67.
42. Réus GZ, Vieira FG, Abelaira HM, Michels M, Tomaz DB, dos Santos MA, et al. MAPK signaling correlates with the antidepressant effects of ketamine. J Psychiatr Res. 2014;55:15-21.
43. Zhong P, Wang W, Pan B, Liu X, Zhang Z, Long JZ, et al. Monoacylglycerol lipase inhibition blocks chronic stress-induced depressive-like behaviors via activation of mTOR signaling. Neuropsychopharmacology. 2014;39(7):1763-76.
44. Suo L, Zhao L, Si J, Liu J, Zhu W, Chai B, et al. Predictable chronic mild stress in adolescence increases resilience in adulthood. Neuropsychopharmacology. 2013;38(8):1387-400.
45. Abelaira HM, Réus GZ, Ignácio ZM, dos Santos MAB, de Moura AB, Matos D, et al. Ketamine exhibits different neuroanatomical profile after mammalian target of rapamycin inhibition in the prefrontal cortex: the role of inflammation and oxidative stress. Mol Neurobiol. 2017;54(7):5335-46.
46. Xu D, Sun Y, Wang C, Wang H, Wang Y, Zhao W, et al. Hippocampal mTOR signaling is required for the antidepressant effects of paroxetine. Neuropharmacology. 2018;128:181-95.
47. Liu XL, Luo L, Mu RH, Liu BB, Geng D, Liu Q, et al. Fluoxetine regulates mTOR signalling in a region-dependent manner in depression-like mice. Sci Rep. 2015;5:16024.
48. Jernigan CS, Goswami DB, Austin MC, Iyo AH, Chandran A, Stockmeier CA, et al. The mTOR signaling pathway in the prefrontal cortex is compromised in major depressive disorder. Prog Neuropsychopharmacol Biol Psychiatry. 2011;35(7):1774-9.
49. Yang C, Zhou ZQ, Gao ZQ, Shi JY, Yang JJ. Acute increases in plasma mammalian target of rapamycin, glycogen synthase kinase-3β, and eukaryotic elongation factor 2 phosphorylation after ketamine treatment in three depressed patients. Biol Psychiatry. 2013;73(12):e35-6.
50. Cunha CF, Silva IN. Resposta hipofisária-adrenal ao teste de estímulo com o hormônio liberador da corticotrofina em crianças hospitalizadas. Arq Bras Endocrinol Metab. 2002;46(2):161-6.
51. Vilela LHM, Juruena MF. Assessment of HPA axis functioning in patients with depression through baseline measures: a systematic literature review and analysis of the used methodologies. J Bras Psiquiatr. 2014;63(3):232-41.
52. Webster JI, Carlstedt-Duke J. Involvement of multidrug resistance proteins (MDR) in the modulation of glucocorticoid response. J Steroid Biochem Mol Biol. 2002;82(4-5):277-88.
53. Leonard BE. Inflammation, depression, and dementia: are they connected? Neurochem Res. 2007;32(10):1749-56.
54. Pariante CM, Thomas SA, Lovestone S, Makoff A, Kerwin RW. Do antidepressants regulate how cortisol affects the brain? Psychoneuroendocrinology. 2004;29(4):423-47.
55. Mello AF, Juruena MF, Pariante CM, Tyrka AR, Price LH, Carpenter LL, et al. Depression and stress: is there an endophenotype? Rev Bras Psiquiatr. 2007;29:S13-8.

5
Tratamento farmacológico da depressão

Sergio Tamai

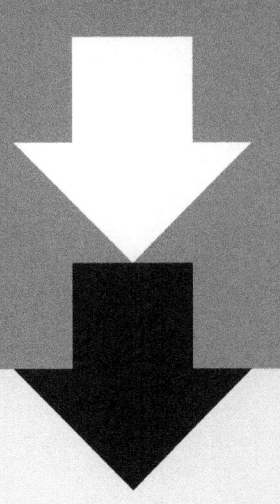

INTRODUÇÃO

A prevalência do transtorno depressivo maior (TDM) no Brasil é de 16,8% ao longo da vida e de 7,1% no último ano.[1] O curso do transtorno é crônico e recorrente, e está frequentemente associado a incapacitação funcional e comprometimento da saúde física. Os pacientes deprimidos apresentam limitação em suas atividades e comprometimento do bem-estar, além de utilizarem mais os serviços de saúde.[2]

O episódio depressivo maior envolve um período de pelo menos duas semanas de humor deprimido ou incapacidade de sentir qualquer prazer (anedonia) associado a alterações das funções neurovegetativas (alteração do apetite ou do peso, alteração do sono), da atividade psicomotora (perda de energia, interesse, agitação ou lentificação), da cognição (atenção, memória, funcionamento executivo) e do pensamento (sentimentos de desvalia, desesperança ou culpa inapropriada), assim como ansiedade e ideação suicida. Os sintomas devem estar presentes na maior parte do dia, quase todos os dias.

A teoria clássica sobre a etiologia biológica da depressão é de que o transtorno resulte de uma hipoatividade em um ou mais dos neurotransmissores monoamínicos. Assim, na depressão, todo o sistema de neurotransmissão envolvendo as monoaminas serotonina, norepinefrina e dopamina apresenta disfunção em vários circuitos cerebrais, os quais são responsáveis pelos sintomas observados. Atualmente, além da deficiência nas monoaminas, alterações na sensibilidade dos receptores e em sua atuação na regulação da expressão gênica, bem como o papel de fatores de crescimento (p. ex., fator de crescimento derivado do cérebro [BDNF]), também estão implicadas na gênese dos sintomas depressivos.[3]

A resposta clínica dos pacientes deprimidos tratados com antidepressivos é definida como redução dos sintomas pela metade. O objetivo do tratamento é a remissão completa dos sintomas e a manutenção desse nível de melhora; entretanto, pode ser difícil alcançar essa remissão duradoura com o primeiro antidepressivo selecionado, seja pela limitação de resposta, seja por intolerância aos efeitos colaterais que impedem o uso em doses terapêuticas e pelo tempo adequado. No estudo Sequenced Treatment Alternatives to Relieve Depression (STAR*D),[4] ao longo de seis anos, 2.876 pacientes foram tratados com antidepressivos em quatro níveis que envolveram monoterapia, combinações e potencializações. Apenas um terço deles obteve remissão dos sintomas depressivos em seu primeiro tratamento antidepressivo. Infelizmente, para os pacientes que não apresentaram remissão, atingi-la se tornou cada vez mais difícil. Mesmo após um ano de tratamento com a administração de uma sequência de quatro antidepressivos diferentes, cada um deles por 12 semanas, somente dois terços dos pacientes atingiram remissão dos sintomas. Os sintomas mais persistentes foram insônia, fadiga, déficit de concentração e desânimo. Os sintomas mais responsivos aos antidepressivos foram humor deprimido, ideação suicida e retardo psicomotor. Os pacientes que atingem remissão total dos sintomas têm uma taxa de recaída muito menor do que aqueles que permanecem com sintomas residuais. Entre os fatores que melhoram a possibilidade de remissão total está o tratamento precoce e vigoroso com antidepressivos.

FATORES QUE INFLUENCIAM NA RESPOSTA TERAPÊUTICA DOS ANTIDEPRESSIVOS

Fatores individuais: idade

Os estudos de eficácia e tolerabilidade dos antidepressivos foram realizados principalmente na faixa etária entre 25 e 64 anos, na qual os dados indicam que o risco-benefício é mais satisfatório. Em adultos entre 19 e 24 anos, há um risco maior para suicídio com o uso de antidepressivos. Dados limitados indicam também maior risco de suicídio entre adolescentes e crianças de 6 a 12 anos de idade. Em idosos, sobretudo nas depressões de início nessa faixa etária, a resposta ao antidepressivo é mais lenta e menos intensa. Dessa forma, a idade é um parâmetro importante a ser considerado ao se prognosticar resposta terapêutica.[5]

Fatores individuais: perfil de sintomas

Os sintomas depressivos relacionados ao humor podem ser entendidos como um aumento de afetos negativos (p. ex., humor deprimido, culpa, medo, ansiedade, irritabilidade e solidão) e de diminuição de afetos positivos (p. ex., anedonia, desânimo, redução da vigilância, diminuição da autoconfiança). A redução dos afetos positivos está associada à disfunção da atividade dopaminérgica e noradrenérgica. Já o aumento dos afetos negativos, por sua vez, está associado à disfunção serotoninérgica e noradrenérgica. Assim, a predominância de determinados sintomas no quadro depressivo pode orientar qual antidepressivo pode ser mais efetivo dependendo de sua ação sobre os sistemas monoaminérgicos.[6]

Fatores individuais: perfil de metabolização de fármacos pelo sistema P450 hepático

Todos os antidepressivos são metabolizados por enzimas da família dos citocromos P450 (CYP450) localizados nas células hepáticas, e variações genéticas resultam em diferenças na velocidade de metabolização. A enzima que apresenta maior variabilidade genética é a 2D6, e ela processa muitos antidepressivos. Testes de DNA podem determinar variantes mais rápidas ou mais lentas da enzima, o que ajuda a predizer se determinado indivíduo é um metabolizador mais rápido ou mais lento de um antidepressivo específico. Pessoas metabolizadoras rápidas necessitam de doses maiores de antidepressivos; o contrário ocorre nos metabolizadores lentos. Dessa forma, pode-se prever qual dose de antidepressivo será mais efetiva ou que produzirá menos efeitos colaterais para determinado indivíduo. Atualmente, há laboratórios que realizam a genotipagem para determinar o tipo de metabolizador.[6]

LINHAS GERAIS DA FARMACOTERAPIA DA DEPRESSÃO MAIOR

De maneira geral, o tratamento farmacológico da depressão maior envolve alguns dos seguintes passos:

1. Prescrição inicial de um antidepressivo de primeira escolha
2. Aumento da dose
3. Troca para um antidepressivo de outra classe
4. Potencialização do antidepressivo ou combinações de antidepressivos
5. Uso de inibidores da monoaminoxidase (IMAOs)
6. Eletroconvulsoterapia (ECT)

Outrossim, o tratamento farmacológico da depressão pode ser dividido em três fases: aguda, de continuação e de manutenção.

Fase aguda

Compreende os três primeiros meses. Aqui, o objetivo é a resposta ou, quando possível, a remissão dos sintomas depressivos. Nesta fase, é essencial fazer uma anamnese abrangente que leve em consideração o risco de suicídio e de auto e heteroagressão, além de fatores de agravamento (p. ex., estressores ambientes, presença de comorbidades clínicas e/ou psiquiátricas).

Um bom vínculo com o paciente e a família é fundamental para a implementação de um plano terapêutico individualizado, esclarecendo, desde o início, que o tratamento da depressão geralmente é de longo prazo.

A psicoterapia pode ser o tratamento de primeira escolha nos casos subsindrômicos ou adjuvante nos casos moderados e graves.

Na fase aguda, as consultas devem ser mais frequentes para que se possa monitorar a resposta terapêutica (mensal ou quinzenal).

Fase de continuação

Corresponde aos 6 a 9 meses que seguem ao tratamento da fase aguda. Aqui, o objetivo é manter os ganhos terapêuticos obtidos na fase aguda, evitando a recrudescência dos sintomas depressivos. Ao final desta fase, com a persistência da melhora dos sintomas, o episódio depressivo pode ser considerado remitido.

Na fase de continuação, é importante observar a adesão ao tratamento, pois, com a remissão dos sintomas, muitos pacientes deixam de tomar regularmente o antidepressivo, o que ocorre por se considerarem "curados" ou, ainda, em função dos efeitos colaterais (p. ex., ganho de peso, diminuição da libido). O paciente e a família devem estar alertas para sinais de recaída.

Fase de manutenção

Após a remissão do episódio, o antidepressivo é mantido para evitar recorrência. Essa ação é recomendada sobretudo em indivíduos com maior risco de desenvolver novos episódios depressivos (depressão recorrente e outras patologias que aumentam o risco de depressão, como presença de dor crônica). A duração desta fase deve ser avaliada caso a caso de acordo com a presença de fatores de risco.

Na fase de manutenção, o período de tratamento antidepressivo é frequentemente maior que um ano. A descontinuação da terapia deve ser feita com retirada gradual do fármaco, observando o reaparecimento de sintomas.

Depressão com sintomas psicóticos

Nesse caso, deve ser associado um antipsicótico. A resposta ao tratamento combinado é superior ao uso isolado de medicamentos.[2] A ECT mostrou-se muito eficaz para esse quadro.[7]

Gravidez

Uma metanálise[8] concluiu que o uso de novos antidepressivos, como os inibidores seletivos da recaptação de serotonina (ISRSs), inibidores da recaptação de serotonina e norepinefrina (IRSNs), inibidores da recaptação de norepinefrina (IRNs) e antidepressivo norepinefrina e serotonina específico, não implicou risco de malformações maior do que o da população em geral, ou seja, 1 a 3%. Entre os ISRSs, a sertralina e o citalopram são os medicamentos com mais evidência de segurança e devem ser os de primeira escolha.[9]

Existem relatos de aumento do risco de malformações após o uso de paroxetina. Portanto, esse medicamento deve ser evitado na gravidez. O uso de ISRSs no terceiro trimestre foi associado a hipertensão pulmonar persistente do neonato em alguns estudos. Essa complicação é rara, mas potencialmente fatal. O uso de antidepressivos nas últimas semanas da gestação pode ser responsável por sintomas de retirada no recém-nascido (p. ex., irritabilidade, taquicardia, taquipneia, hipertonia, cianose e clônus).[10]

Amamentação

A preferência deve recair sobre antidepressivos não excretados no leite, ou de excreção mínima, como a nortriptilina, a sertralina e a paroxetina.

TRATAMENTO FARMACOLÓGICO INICIAL

Há vários antidepressivos disponíveis. O Quadro 5.1 apresenta uma classificação em função dos mecanismos de ação de cada fármaco.

Os antidepressivos não exercem efeitos imediatos, logo a reposta terapêutica demora de 4 a 8 semanas para ser observada. A explicação é de que a eficácia desses fármacos estaria associada há uma infrarregulação dos receptores causada pela maior disponibilidade dos neurotransmissores.[6]

Em pacientes com transtorno depressivo persistente (distimia), a resposta terapêutica pode levar até 12 semanas. No entanto, a não resposta em duas semanas de tratamento prediz uma eficácia limitada do medicamento.[9]

QUADRO 5.1 Classificação dos antidepressivos segundo seus mecanismos de ação

- Antidepressivos tricíclicos (ADTs)
    - Imipramina, desipramina
- Inibidores da monoaminoxidase (IMAOs)
    - Tranilcipromina
- Inibidores seletivos da recaptação de serotonina (ISRSs)
    - Fluoxetina, fluvoxamina, sertralina, paroxetina, citalopram, escitalopram
- Inibidores da recaptação de serotonina e norepinefrina (IRSNs)
    - Venlafaxina, desvenlafaxina, duloxetina
- Inibidores da recaptação de norepinefrina e dopamina (IRNDs)
    - Bupropiona
- Antidepressivo noradrenérgico e serotonérgico específico (NaSSA)
    - Mirtazapina
- Estimulador e modulador de serotonina
    - Vortioxetina, vilazodona
- Estimulador do receptor de melatonina e antagonista do receptor serotonérgico $5HT_{2c}$ e $5HT_{2b}$
    - Agomelatina

Os antidepressivos tricíclicos (ADTs) são efetivos a partir de um nível sérico mínimo que exige doses orais médias entre 100 e 150 mg/dia. Isso demanda titulações em doses menores até atingir a faixa terapêutica para se evitar efeitos colaterais, geralmente uma semana, o que aumenta o tempo para que se obtenha uma resposta. Embora não sejam muito lembrados como fármacos de primeira escolha, eles são eficazes e devem ser considerados em função de seu custo financeiro menor.

Os ISRSs são os medicamentos de primeira escolha[2,7,11,12] em função de um perfil de boa tolerância, o que permite seu uso em doses iniciais já terapêuticas, favorecendo, assim, a adesão ao tratamento.

Uma abordagem possível na escolha do antidepressivo é considerar os sintomas apresentados e os mecanismos neurofarmacológicos subjacentes. Por exemplo, em um paciente com sintomas predominantes de dificuldade para se concentrar, fadiga e falta de energia, os sistemas neurotransmissores-alvo são o noradrenérgico e o dopaminérgico. Assim, antidepressivos com ação noradrenérgica e dopaminérgica seriam os mais indicados. Essa abordagem permite um esquema de tratamento para cada paciente. Outrossim, os efeitos colaterais também podem ser evitados, proporcionando uma adesão terapêutica mais satisfatória.[6]

O aumento da dose é a primeira estratégia para indivíduos que não melhoram em 4 a 8 semanas.[2,12] Muitos pacientes não respondem às doses iniciais de ISRSs ou de outros antidepressivos, podendo, entretanto, responder ao aumento da dose, eventualmente para os níveis máximos sugeridos, se o indivíduo tolerar os efeitos colaterais. Como os preditores para uma resposta favorável ao aumento da dose ainda não são conhecidos, o aumento deve sempre levar em conta o perfil de cada medicamento.

Quando não se atinge uma resposta após oito semanas com doses terapêuticas, deve-se tentar outro antidepressivo com mecanismo de ação diferente; porém, é preciso fazer uma investigação prévia de outros fatores em busca de alterações clínicas que podem influenciar na resposta ao tratamento, como, por exemplo, hipotireoidismo ou deficiência de folato. Os hormônios tireoidianos estão envolvidos na organização neuronal, arborização dos neurônios e formação de sinapses, além de estimular a neurotransmissão monoamínica. A deficiência desses hormônios leva a sintomas depressivos e diminui a eficácia da ação dos antidepressivos. A deficiência de folato promove diminuição na produção de um derivado L-metilfolato, a qual, por sua vez, culmina na redução de produção de monoaminas. A síntese reduzida de monaminas pode, mesmo na presença de um ISRS, manter os níveis de serotonina baixos.[6]

Havendo alguma resposta, continua-se o tratamento nas doses em que os sintomas sofreram remissão e que foram bem toleradas.[7] No primeiro episódio depressivo, o antidepressivo deve ser mantido por 12 meses,[2,11] com doses iguais às utilizadas durante a fase aguda. No caso de recorrência, se o paciente já teve mais de um episódio, e especialmente se foram graves, manter o tratamento por três anos ou mais. As doses deve ser as que remitiram os sintomas na fase aguda, pois está bem estabelecido que a redução da dose é um fator de risco para recaídas. Após esse período, pode-se descontinuar o antidepressivo progressivamente até sua retirada total (p. ex., retirada de 25 a 50 mg/mês para os ADTs e 10 mg/mês para os ISRSs). Recomenda-se que a retirada do medicamento ocorra ao longo de 4 a 6 meses. Em casos de depressão recorrente com vários episódios depressivos, deve-se ponderar o uso contínuo do antidepressivo.

Se o paciente apresentou alguma melhora, porém parcial, pode-se manter o antidepressivo e tentar uma estratégia de potencialização ou combinação de medicamentos de classes diferentes.

A potencialização da abordagem terapêutica pode ser estabelecida utilizando-se uma das seguintes estratégias:

1. Adição de carbonato de lítio[7,13-15]
2. Adição de antipsicóticos atípicos[16]
3. Combinação de antidepressivos

A adição de lítio é a estratégia com maior nível de evidência.[14,15] Porém, na maioria dos estudos, esse fármaco foi associado a um ADT. Já a eficácia de sua associação a ISRSs e outros antidepressivos está menos estabelecida. A potencialização com lítio também reduz o risco de recaída e pode diminuir o risco de suicídio.[5] Uma vez que o paciente tenha se estabilizado com essa combinação, ela deve ser mantida por, pelo menos, 12 meses.

Os antipsicóticos atípicos também podem ser utilizados como estratégia de potencialização.[16] A quetiapina e o aripiprazol são os que têm mais evidência de eficácia e tolerabilidade.[9]

A quetiapina em doses de 300 mg/dia inibe o transportador de norepinefrina, além de atuar como antagonista no receptor serotoninérgico $5HT_{2C}$, aumentando a liberação de dopamina e norepinefrina do córtex pré-frontal, e no $5HT_7$, aumentando a liberação de serotonina.[6]

O aripiprazol apresenta ação antagonista do receptor $5HT_7$ e é um agonista parcial do $5HT_{1A}$. Esta última ação aumenta a liberação de serotonina.[6]

Há evidência de eficácia do uso de modafinil para potencialização, especialmente se fadiga, falta de interesse e hipersonia estiverem entre os sintomas depressivos residuais.[17] Nessa associação, há um aumento da norepinefrina, serotonina e, principalmente, da dopamina.

Outros fármacos têm sido utilizados na potencialização, porém com evidências menos consistentes. São eles: metilfenidato, buspirona, pramipexol e sulpirida.[5] Outra estratégia de potencialização é a combinação de antidrepessivos.

Antidepressivo tricíclico e inibidor seletivo da recaptação de serotonina

Uma das estratégias de potencialização mais utilizadas é a adição de um ADT em um paciente que estava sob farmacoterapia com um ISRS (fluoxetina mais nortriptilina ou amitriptilina ou imipramina). É necessário ter em mente as interações farmacológias que podem promover aumentos nas dosagens séricas dos ADTs em decorrência da inibição do CYP450, piora dos efeitos colaterais e risco de síndromes serotonérgicas. Precaução maior deve ser dispensada na combinação de fluoxetina com ADTs, pois ela é uma inibidora potente do CYP450. Nesse caso, recomenda-se utilizar apenas um terço das doses habituais do ADT.

Inibidor seletivo da recaptação de serotonina e inibidores da recaptação de norepinefrina e dopamina

Nessa associação, a neurotransmissão dos três sistemas monoaminérgicos é aumentada.

Inibidor seletivo da recaptação de serotonina e inibidores da recaptação de serotonina e norepinefrina

Nessa associação, os sistemas neurotransmissores noradrenérgico e dopaminérgico são potencializados.

Inibidores da recaptação de serotonina e norepinefrina e mirtazapina

Nessa associação, há um alto grau de sinergismo farmacológico: bloqueio da recaptação da norepinefrina mais bloqueio α_2, bloqueio de recaptação da serotonina e aumento da sua liberação pelo antagonismo dos receptores $5HT_{2A}$ e $5HT_{2C}$, bem como aumento dopaminérgico pela ação antagonista dos receptores $5HT_{2A}$ e $5HT_{2C}$.

Inibidores da monoaminoxidase e inibidores da recaptação de serotonina[6]

Fracassadas as tentativas anteriores, a opção seguinte é a utilização de IMAOs em associação com inibidores da recaptação de serotonina, principalmente quando o quadro depressivo apresenta-se com sintomas atípicos (p. ex., hipersonia, hiperfagia, reatividade excessiva do humor), embora essa estratégia seja contraindicada devido ao risco de efeitos colaterais graves, como crises hipertensivas. Com exceção da clomipramina, que é um potente inibidor da recaptação de serotonina, os outros ADTs podem ser associados de maneira cautelosa aos inibidores de recaptação de serotonina. A tranilcipromina, em doses que variam de 20 a 60 mg/dia, pode ser utilizada. A introdução do IMAO e do inibidor de recaptação de serotonina deve ser iniciada em doses baixas e de modo simultâneo (o IMAO não deve ser administrado primeiramente).

A opção por um IMAO requer alguns cuidados especiais no que diz respeito à alimentação, em função da possibilidade de crises hipertensivas com a ingestão de alimentos contendo tiramina (p. ex., queijos, embutidos, vagens, cerveja, etc.) ou com medicamentos contendo aminas simpaticomiméticas, que podem produzir interações medicamentosas de risco.

O antidepressivo que estava sendo utilizado deve ser descontinuado para evitar reações adversas decorrentes das interações com IMAOs. Esse período pode variar de 3 (para fármacos de meia-vida de 24 a 48 horas) a 5 semanas (para a fluoxetina). Durante a descontinuação, pode-se utilizar um agente sem ação serotonérgica, como a bupropiona.

Quetamina

A quetamina é um antagonista dos receptores do N-metil-D-aspartato (NMDA) do glutamato aprovada para uso como anestésico. Na última década, vários estudos vêm mostrando que a administração intravenosa de quetamina em dose subanestésica (em geral 0,5 mg/kg) promove uma rápida redução dos sintomas depressivos e ideação suicida. Esse efeito, entretanto, é de apenas alguns dias. Para obter um efeito duradouro, alguns estudos têm testado infusões subsequentes da substância, porém com resultados inconsistentes.[18]

FUTUROS TRATAMENTOS FARMACOLÓGICOS PARA DEPRESSÃO

Estão sendo testados fármacos que atuam no eixo hipotálamo-hipófise-suprarrenal, o qual se mostra hiperativo na depressão (antagonistas glicocorticoides, antagonista do fator de liberação de corticotrofina CRF1 e antagonistas da vasopressina 1B).[6]

Também estão em fase de testes agentes inibidores da recaptação tríplices (seroronina, norepinefrina e dopamina): GSK-372475, BMS-820836, tasofensina, PRC-200-SS e SEP-225289.[6]

REFERÊNCIAS

1. Andrade L, Walters EE, Gentil V, Laurenti R. Prevalence of ICD-10 mental disorders in a catchment area in the city of São Paulo, Brazil. Soc Psychiatry Psychiatr Epidemiol. 2002;37(7):316-25.
2. Fleck MP, Berlim MT, Lafer B, Sougey EB, Del Porto JA, Brasil MA, et al. Review of the guidelines of the Brazilian Medical Association for the treatment of depression (complete version). Rev Bras Psiquiatr. 2009;31 Suppl 1:S7-17.
3. Brunton LL, Chabner BA, Knollman B. Goodman and Gilman's the pharmacological basis of therapeutics. 12th ed. New York: McGraw-Hill; 2011.
4. Sinyor M, Schaffer A, Levitt A. The sequenced treatment alternatives to relieve depression (STAR*D) trial: a review. Can J Psychiatry. 2010;55(3):126-35.
5. Sartorius N, Baghai TC, Baldwin DS, Barrett B, Brand U, Fleischhacker W, et al. Antidepressant medications and other treatments of depressive disorders: a CINP Task Force report based on a review of evidence. Int J Neuropsychopharmacol. 2007;10 Suppl 1:S1-207.
6. Stahl SM. Stahl's essential psychopharmacology: neuroscientific basis and practical applications. 4th ed. Cambridge: Cambridge University; 2013.
7. American Psychiatric Association. Practice guideline for the treatment of patients with major depressive disorder (revision). Am J Psychiatry. 2000;157(4 Suppl):1-45.
8. Einarson TR, Einarson A. Newer antidepressants in pregnancy and rates of major malformations: a meta-analysis of prospective comparative studies. Pharmacoepidemiol Drug Saf. 2005;14(12):823-7.
9. Bauer M, Pfennig A, Severus E, Whybrow PC, Angst J, Möller HJ, et al. World Federation of Societies of Biological Psychiatry (WFSBP) guidelines for biological treatment of unipolar depressive disorders, part 1: update 2013 on the acute and continuation treatment of unipolar depressive disorders. World J Biol Psychiatry. 2013;14(5):334-85.
10. Molenaar NM, Kamperman AM, Boyce P, Bergink V. Guidelines on treatment of perinatal depression with antidepressants: an international review. Aust N Z J Psychiatry. 2018;52(4):320-7.
11. Ellis P, Royal Australian and New Zealand College of Psychiatrists Clinical Practice Guidelines Team for Depression. Australian and New

Zealand clinical practice guidelines for the treatment of depression. Aust N Z J Psychiatry. 2004;38(6):389-407.
12. Spijker J, Nolen WA. An algorithm for the pharmacological treatment of depression. Acta Psychiatr Scand. 2010;121(3):180-9.
13. Lam RW, Kennedy SH, Grigoriadis S, McIntyre RS, Milev R, Ramasubbu R, et al. Canadian Network for Mood and Anxiety Treatments (CANMAT) clinical guidelines for the management of major depressive disorder in adults. III. Pharmacotherapy. J Affect Disord. 2009;117 Suppl 1:S26-43.
14. Crossley NA, Bauer M. Acceleration and augmentation of antidepressants with lithium for depressive disorders: two meta-analyses of randomized, placebo-controlled trials. J Clin Psychiatry. 2007;68(6):935-40.
15. Nierenberg AA, Fava M, Trivedi MH, Wisniewski SR, Thase ME, McGrath PJ, et al. A comparison of lithium and T(3) augmentation following two failed medication treatments for depression: a STAR*D report. Am J Psychiatry. 2006;163(9):1519-30.
16. Papakostas GI, Shelton RC, Smith J, Fava M. Augmentation of antidepressants with atypical antipsychotic medications for treatment-resistant major depressive disorder: a meta-analysis. J Clin Psychiatry. 2007;68(6):826-31.
17. Goss AJ, Kaser M, Costafreda SG, Sahakian BJ, Fu CH. Modafinil augmentation therapy in unipolar and bipolar depression: a systematic review and meta-analysis of randomized controlled trials. J Clin Psychiatry. 2013;74(11):1101-7.
18. Naughton M, Clarke G, O'Leary OF, Cryan JF, Dinan TG. A review of ketamine in affective disorders: current evidence of clinical efficacy, limitations of use and pre-clinical evidence on proposed mechanisms of action. J Affect Disord. 2014;156:24-35.

6
O papel da farmacogenômica no tratamento da depressão

Rodrigo Bernini de Brito

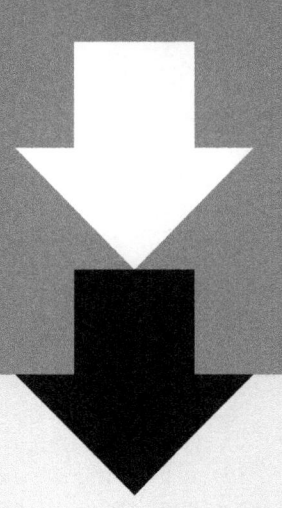

INTRODUÇÃO

Muitos fatores clínicos, incluindo disfunção cognitiva, transtornos do sono e sintomas somáticos, bem como características dos fármacos (eficácia, tolerabilidade e interações medicamentosas), podem influenciar a escolha de antidepressivos de primeira linha no tratamento do transtorno depressivo maior (TDM). No entanto, apesar do grande número de antidepressivos disponíveis, dois terços dos pacientes com TDM não alcançam a remissão sintomatológica após o primeiro tratamento farmacológico, e quase um terço não a atinge mesmo após quatro tentativas terapêuticas consecutivas.[1]

Além dos fatores clínicos, deve-se considerar que a variabilidade individual para a resposta antidepressiva é também consequência da interação entre fatores biológicos e ambientais.[2] Como exemplo de fator ambiental, pacientes com histórico de trauma na infância e outras adversidades, sobretudo no início da vida, são aqueles com menor probabilidade de responder aos primeiros tratamentos antidepressivos ou de não responder a qualquer tipo de terapia antidepressiva.[3] Há evidências de que diferentes fatores biológicos, incluindo variantes gênicas ou polimorfismos de base única (SNPs), expressão gênica (níveis de ácido ribonucleico mensageiro [mRNA]), epigenética, níveis de proteínas e marcadores metabolômicos, influenciam a resposta ao tratamento com antidepressivos.

A farmacogenômica centra-se na identificação de variantes genéticas correlacionadas a efeitos de fármacos em populações, coortes e pacientes individuais. Tradicionalmente, encontra-se na interseção entre genômica e farmacologia, com maior impacto na prática clínica em oncologia,[4] psiquiatria,[5] neurologia[6] e cardiologia.[7] A farmacogenômica pode ser aplicada na otimização de medicamentos para pacientes com base no genótipo em testes diagnósticos, no diagnóstico complementar e na descoberta e desenvolvimento de fármacos. Contudo, médicos, cuidadores, pacientes e empresas farmacêuticas e de biotecnologia têm sido morosos em adotá-la, apesar das recomendações da Food and Drug Administration (FDA).[8]

Historicamente, o exoma forneceu uma rica fonte de SNPs para genotipagem em farmacogenômica, com foco em genes que codificam absorção, distribuição, metabolismo e excreção (ADME), incluindo proteínas de enzimas metabolizadoras e transportadores de drogas (EMTD). Mais recentemente, o genoma regulatório não codificante está provando ser o próximo domínio para a descoberta de variantes farmacogenômicas com utilidade clínica.[9] Essa nova pesquisa está no cerne do campo atual da farmacoepigenômica, que é o correspondente subdomínio emergente da farmacogenômica e se concentra em estudar o papel do epigenoma na resposta a fármacos.[10] Além disso, o crescimento contínuo de outros tipos de dados coletados que podem melhorar a terapia guiada pelo fenótipo via farmacogenômica também apresenta diversos desafios para a resposta precisa do tratamento e a previsão de resultados.

O termo *Big Data* é muito usado na atualidade para nomear conjuntos de informações numerosas e complexas, com os quais os aplicativos de processamento de dados tradicionais ainda não conseguem lidar. Extrair conhecimento útil desses dados requer métodos computacionais avançados que podem encontrar padrões, previsão, detecção, condução e classificação,[11] com a análise de informações visuais.[12] As abordagens atuais para extração de conhecimento em farmacogenômica incluem métodos estatístico e aprendizado de máquina,[13] como *deep learning*.[14] Esse é um ramo de aprendizado de máquina baseado em algoritmos que tentam modelar abstrações de alto nível de dados usando um grafo profundo com várias camadas de processamento. Portanto, novos métodos analíticos preditivos baseados em *deep learning* são desejáveis para acelerar a descoberta de novos marcadores farmacogenômicos, prever a eficácia de medicamentos em coortes estratificadas de pacientes para minimizar potenciais efeitos adversos e maximizar o sucesso do tratamento.

INFLUÊNCIA DOS POLIMORFISMOS GENÉTICOS DO CITOCROMO P450 NA RESPOSTA AO TRATAMENTO ANTIDEPRESSIVO

É sabido que a concentração sérica do fármaco depende da característica intrínseca do composto, bem como da atividade funcional das enzimas envolvidas em seu metabolismo. Essas enzimas pertencem à superfamília do citocromo P450 (CYP450), a principal classe implicada no metabolismo de fármacos, representando cerca de 50 isoformas diferentes.[15] As enzimas pertencentes à família do CYP450 oxidam e reduzem várias moléculas, transformando-as em compostos inativos ou ativos. Nesse contexto, estudos utilizam as variantes do CYP450 para estabelecer uma prescrição personalizada de antidepressivos. É importante lembrar que o resultado bem-sucedido de uma terapia não é apenas influenciado pelas variantes genéticas do CYP450, mas também por outros fatores, como alimentos e administração concomitante de medicamentos, que têm o potencial de afetar a atividade enzimática do CYP450.

Vale ressaltar que os antidepressivos são metabolizados por diferentes isoformas do citocromo, portanto, a existência de SNPs pode influenciar a ação farmacológica correta apenas do fármaco que é metabolizado por essas isoformas específicas. Por esse motivo, o conhecimento de citocromos e SNPs é uma questão fundamental para a personalização da terapia. Os principais citocromos envolvidos nas vias metabólicas dos antidepressivos são as isoformas CYP2D6 e CYP2C19. A importância dessas isoformas tem sido muito estudada, já que implicam na prática clínica;[16] outrossim, o teste de genotipagem CYP2D6 e CYP2C19 foi aprovado pela FDA. Além das CYP2D6 e CYP2C19, outras isoformas do CYP450 (a saber: CYP2C9, CYP2B6, CYP3A4 e CYP1A2) são relevantes no metabolismo de antidepressivos, embora afetem apenas alguns desses fármacos.

A introdução de testes farmacogenômicos, a fim de identificar os polimorfismos dos citocromos, representou um passo importante para a medicina personalizada em psiquiatria. A lógica subjacente é a identificação do perfil metabólico específico do paciente, para projetar a abordagem terapêutica mais adequada de acordo com a taxa metabólica de um composto específico. Como resultado, é fornecido um ajuste na concentração de fármaco no plasma e, como consequência, uma redução dos efeitos colaterais. No entanto, durante os últimos anos, apenas alguns ensaios clínicos levaram em consideração o perfil metabólico individual de pacientes no monitoramento de ganhos clínicos comparando indivíduos cujo tratamento farmacológico foi prescrito de acordo ou não com um manejo terapêutico guiado por farmacogenômica.[17]

Os resultados obtidos após tratamentos guiados por farmacogenômica mostraram resultados promissores. Entretanto, embora a prescrição guiada tenha sido sugerida para melhorar a eficácia e a tolerabilidade, os ensaios clínicos disponíveis têm algumas limitações e devem ser replicados de forma mais abrangente, a fim de compreender o possível impacto de fontes de variabilidade determinadas por idade, sexo e etnia. As análises farmacogenômicas têm vantagens, já que levam à personalização dos tratamentos psiquiátricos, que podem identificar antecipadamente os medicamentos mais eficazes e os ajustes de dose necessários, ou reduzir de modo considerável as reações adversas. Todavia, os inconvenientes residem principalmente nos custos mais elevados de tais ferramentas.[17]

CYP2D6

O citocromo CYP2D6 é responsável por 25% de todos os fármacos metabolizados pela família do CYP450[18] e está envolvido sobretudo no metabolismo de inibidores da monoaminoxidase (IMAOs), antidepressivos tricíclicos (ATCs), inibidores seletivos da recaptação de serotonina (paroxetina, venlafaxina e fluoxetina) e do multimodal vortioxetina (Tab. 6.1). A variante alélica mais comum em pessoas brancas é a CYP2D6*4 (frequência alélica de 20%) e tem sido associada a um fenótipo metabolizador pobre.[19] Isso significa que a concentração sanguínea antidepressiva nos indivíduos portadores dessa variante é, em geral, mais alta do que nos indivíduos portadores da variante do tipo selvagem (CYP2D6*1). Outra variante amplamente investigada em relação ao tratamento com paroxetina e venlafaxina é a CYP2D6*10B. Foi demonstrado, em uma coorte asiática de pacientes, que os altos níveis sanguíneos de paroxetina estavam associados à variante *10B.[20] É importante notar que essa variante não afeta a concentração do fármaco no estado estacionário, embora leve a aumento da quantidade de paroxetina no sangue após uma dose única.[20] Além disso, a concentração sanguínea teve um incremento mais significativo em dosagens mais altas, e isso foi relacionado ao efeito inibitório da paroxetina sobre a atividade enzimática da CYP2D6. Tais achados são corroborados por outros estudos que mostram níveis aumentados de venlafaxina no sangue de indivíduos portadores de uma de duas cópias do alelo *10.[21]

Também foi demonstrado que os hormônios durante a gravidez podem influenciar a atividade metabólica do citocromo CYP2D6. Na verdade, vários estudos mostraram níveis

TABELA 6.1
Antidepressivos metabolizados pelo citocromo CYP2D6

Primariamente metabolizados pelo 2D6	Secundariamente metabolizados pelo 2D6	Minimamente metabolizados pelo 2D6
Desipramina	Amitriptilina	Citalopram
Nortriptilina	Imipramina	Escitalopram
Fluoxetina	Duloxetina	Fluvoxamina
Venlafaxina	Bupropiona	Sertralina
Paroxetina	Mirtazapina	Vilazodona
Vortioxetina	Trazodona	Levomilnacipram

mais baixos de antidepressivos no sangue de gestantes, sugerindo que hormônios relacionados à gravidez podem ter um papel direto no aumento da atividade enzimática metabólica do CYP2D6.[22] Esse efeito deve ser levado em consideração para a prescrição adequada de antidepressivos durante a gestação: os médicos devem, primeiro, considerar a administração de antidepressivos que não são metabolizados pelo CYP2D6 em gestantes de alto risco e, eventualmente, ajustar a dose do medicamento.

Em âmbito clínico, não foram estabelecidos com clareza os potenciais efeitos benéficos apresentados pelos portadores dos diferentes polimorfismos do CYP2D6 em relação à resposta ao tratamento. O único estudo realizado para avaliar o possível efeito dos polimorfismos do CYP2D6 na resposta terapêutica foi uma investigação de oito semanas que não identificou diferenças na redução da Escala de Depressão de Hamilton (HAM-D) entre os metabolizadores pobres/intermediários e os metabolizadores extensivos/ultrarrápidos do CYP2D6 após a administração de escitalopram e venlafaxina,[23] sugerindo que as variantes do CYP2D6 não influenciam a eficácia antidepressiva. Em relação aos efeitos colaterais, no grupo do escitalopram, metabolizadores ultrarrápidos e extensivos tiveram aumento dos efeitos colaterais autonômicos (p. ex., sudorese e dor gastrintestinal) em comparação aos metabolizadores pobres e intermediários. Já no grupo da venlafaxina, nenhuma diferença foi relatada.[23]

CYP2C19

O citocromo CYP2C19 também está envolvido no metabolismo de vários agentes antidepressivos, incluindo a amitriptilina, a clomipramina, o citalopram e o escitalopram (Tab. 6.2). A variante do tipo selvagem é o alelo *1, enquanto os recessivos mais comuns são as variantes alélicas *2 e *17. Em europeus e asiáticos, a variante CYP2C19*2 é responsável pelo fenótipo metabolizador pobre[24] e assumiu importância clínica significativa pelo fato de que poderia estar associada a uma maior redução dos sintomas depressivos, quando comparada à variante relacionada com o fenótipo metabolizador extensivo. A associação entre CYP2C19*2 e sintomas depressivos não está clara, mas tem sido sugerido que essa variante também pode estar diretamente envolvida na regulação da biotransformação da serotonina (5-HT).[25]

A variante CYP2C19*17 está correlacionada a um metabolismo rápido de antidepressivos, como demonstrado pelo aumento da atividade enzimática *in vitro* e *in vivo*. Consequentemente, a concentração sanguínea reduzida de antidepressivos metabolizados pela CYP2C19*17 provavelmente pode estar associada à falta de eficácia do tratamento antidepressivo.[26] Alguns estudos investigaram as diferenças entre os alelos *1 e *17: Vos e colaboradores[27] demostraram que a variante *17 estava associada a uma redução na taxa metabólica de amitriptilina e citalopram em comparação ao genótipo *1; por conseguinte, sugeriram uma associação entre o alelo CYP2C19*17 e os níveis subterapêuticos dos medicamentos metabolizados pelo alelo CYP2C19*17, como o citalopram e a amitriptilina.

CYP1A2

Embora não tenham sido descobertas variantes alélicas relevantes no CYP1A2 no TDM, esse citocromo tem sido investigado há vários anos devido à variabilidade interindividual em sua atividade, que se deve sobretudo a fatores ambientais, como tabagismo[16,28] (que aumenta a atividade enzimática do CYP1A2). Um estudo com a trazodona mostrou aumento dos níveis séricos no estado estacionário em indivíduos deprimidos não fumantes, e as diferenças de pacientes fumantes não dependeram da variante genética.[29] Em outro estudo, a variante genética *1F foi associada ao aumento da atividade do CYP1A2 em fumantes.[30] Dessa forma, o tabagismo pode induzir a atividade enzimática do citocromo 1A2, resultando em níveis plasmáticos menores de

TABELA 6.2
Antidepressivos metabolizados pelo citocromo CYP2C19

Primariamente metabolizados pelo 2C19	Secundariamente metabolizados pelo 2C19	Minimamente metabolizados pelo 2C19
Amitriptilina	Moclobemida	Venlafaxina
Clomipramina	Imipramina	Vortioxetina
Citalopram	Nortriptilina	Vilazodona
Escitalopram		Levomilnacipram

fármacos, maior *clearance* e diminuição da atividade farmacológica de antidepressivos metabolizados pelo CYP1A2 (Tab. 6.3).[28]

Levando em conta o efeito do tabagismo sobre o CYP1A2 e as altas taxas de fumantes em pacientes com transtornos mentais, parece importante considerar a possibilidade de monitorar o consumo de cigarros em indivíduos deprimidos tratados com fármacos metabolizados pelo CYP1A2, a fim de evitar uma possível falta eficácia e um subsequente agravamento dos sintomas depressivos.

ABCB1

O efeito farmacológico dos antidepressivos não depende apenas da concentração sanguínea no estado estacionário, mas também da concentração cerebral influenciada por sua capacidade de permear a barreira hematencefálica (BHE). A permeabilidade através da BHE é regulada sobretudo pela bomba de efluxo glicoproteína-P (gp-P), que está ativamente envolvida no transporte dos substratos contra um gradiente de concentração da célula cerebral para o sangue e no aumento da depuração do fármaco a partir do sangue. A gp-P é uma proteína expressa na superfície celular, codificada pelo gene de multirresistência a drogas 1 (MDR1). Diferentes estudos farmacogenômicos investigam os SNPs de ABCB1 e sua correlação com desfecho clínico do tratamento por meio de antidepressivos. Caso o antidepressivo seja um substrato da glicoproteína (Tab. 6.4), os SNPs de ABCB1 podem ser relevantes na prática clínica.[31]

O estudo conduzido por Uhr e colaboradores[32] é um dos primeiros trabalhos associando vários SNPs do gene ABCB1 com desfechos clínicos diferentes após o tratamento antidepressivo. Os autores demonstraram a influência do SNP rs2232583 na resposta ao tratamento de quatro semanas com ABCB1: indivíduos portadores do genótipo C tiveram maior probabilidade de responder ao tratamento em comparação àqueles com o genó-

TABELA 6.3
Antidepressivos metabolizados pelo citocromo CYP1A2

Primariamente metabolizados pelo 1A2	Secundariamente metabolizados pelo 1A2	Minimamente metabolizados pelo 1A2
Fluvoxamina	Imipramina	Amitriptilina
Agomelatina	Clomipramina	Mirtazapina
	Duloxetina	

TABELA 6.4
Antidepressivos substratos e não substratos da bomba de efluxo glicoproteína-P

Substratos de ABCB1	Não substratos de ABCB1
Amitriptilina	Mirtazapina
Nortriptilina	Bupropiona
Fluoxetina	Duloxetina
Paroxetina	Agomelatina
Sertralina	Vortioxetina
Citalopram	Desvenlafaxina
Escitalopram Vilazodona Levomilnacipram	

tipo TT.[32] Entretanto, nenhuma influência do mesmo SNP na resposta terapêutica foi detectada em pacientes tratados com mirtazapina, confirmando que ela não está sujeita à ação da glicoproteína.[32] Resultados semelhantes também foram evidenciados por Sarginson e colaboradores[33] na depressão geriátrica.

Em resumo, na farmacocinética de antidepressivos, os polimorfismos mais estudados provêm dos genes do citocromo P450, do CYP2D6 e do CYP2C19 e do transportador da gp-P (ABCB1). Além disso, existem vários alvos farmacodinâmicos envolvidos na neurotransmissão serotonérgica (SLC6A4 e HTR2A), no metabolismo de catecolaminas (catecol-O-metiltransferase [COMT]), na neuroproteção e neuroplasticidade (fator neurotrófico derivado do cérebro [BDNF]), nas cascatas do segundo mensageiro (GNB3) e na sinalização de glicocorticoides (FKBP5), entre outros, que interferem na resposta ao tratamento antidepressivo.

EPIGENOMA

Epigenética refere-se a características fenotípicas hereditárias que ocorrem sem quaisquer alterações na sequência do DNA e inclui metilação do DNA, modificação pós-traducional de histonas e moléculas de ácido ribonucleico de cadeia única, não codificadoras, chamadas de microRNAs (ou miRNAs).[34] Os mecanismos epigenéticos, no contexto da resposta ao tratamento antidepressivo, envolvem dois aspectos diferentes: o primeiro é a interação entre os estímulos ambientais e nosso genoma, mediada por mecanismos epigenéticos. Sendo assim, modificações induzidas pelo ambiente que envolvem processos epigenéticos podem induzir alterações de longo prazo da expressão do gene metilado/não metilado. O segundo é o efeito direto ou indireto dos fármacos sobre o *status* epigenômico. Vários antidepressivos e estabilizadores do humor (p. ex., valproato, imipramina, amitriptilina, clomipramina, fluoxetina, escitalopram, fenelzina e tranilcipromina) mostraram exercer parte de sua ação terapêutica, tendo como alvo o DNA metiltransferase 1 (DNMT1), a histona desacetilase (HDAC) ou alterando os níveis de metilação, e podem, assim, afetar a expressão gênica.[35]

Metilação do DNA

A metilação do DNA, que representa o mecanismo epigenético mais investigado, refere-se à adição de grupos metila na quinta posição de uma citosina para formar 5-metilcitosina (5mC), uma reação que é catalisada por membros da família DNMT.[36] Do ponto de vista clínico, os biomarcadores associados à metilação do DNA têm sido implicados em vários transtornos mentais. Recentemente, vários estudos concentraram a atenção no possível papel da metilação do DNA nos mecanismos associados ao desenvolvimento de transtornos mentais relacionados ao estresse.

No entanto, apenas alguns estudos utilizaram marcadores epigenéticos como preditores de resposta ao tratamento e se basearam principalmente em abordagens direcionadas que examinaram poucos sítios epigenéticos em *loci* gênicos específicos.[35] Entre os genes mais estudados estão o transportador de serotonina (SLC6A4), o BDNF, a interleucina-11 (IL-11) e a monoaminoxidase A (MAO-A), os quais demonstraram interagir com fatores de risco ambientais como experiências estressantes e aumento da vulnerabilidade à depressão.[37] Além de aumentar o risco de doença, esses genes também podem moderar ou até mesmo mediar os efeitos terapêuticos dos antidepressivos.

Alguns estudos sugerem o uso clínico de biomarcadores baseados na metilação do DNA como preditores da resposta antidepressiva. Além disso, modificações epigenéticas também podem ser moduladores-chave da resposta individual ao tratamento antidepressivo: em particular, as modificações epigenéticas durante a vida fornecem um modelo para explicar por que muitas intervenções farmacológicas para depressão não estão funcionando em alguns pacientes.[35,38]

Modificações de histonas

As histonas são proteínas que empacotam e ordenam o DNA em unidades estruturais chamadas de nucleossomas. Eles são os principais componentes proteicos da cromatina, atuando como bobinas em torno das quais o DNA é enrolado, desempenhando um papel na regulação gênica. As histonas sofrem várias modificações pós-traducionais diferentes que alteram sua interação com o DNA e proteínas nucleares. A modificação química mais comum é a acetilação, que é catalisada pela histona acetiltranferase (HATs). Outras modificações incluem metilação, fosforilação, ubiquitinação, SUMOilação, citrulinação e ribosilação do difosfato de adenosina (ADP-ribosilação).[39]

Diversos estudos, usando modelos animais ou amostras *post mortem* humanas implicaram modificações de histonas nos mecanismos subjacentes às respostas ao estresse e ao desenvolvimento de fenótipos depressivos, com a possibilidade de que tais mudanças possam ser normalizadas após tratamento antidepressivo.[2]

MicroRNAs

Outro mecanismo epigenético alternativo que parece estar envolvido na patogênese dos transtornos mentais e nas respostas ao tratamento é representado pelos microRNAs (miRNAs). Trata-se de moléculas de RNA de cadeia única, não codificadoras, que pertencem a uma família de 18 a 25 nucleotídeos de comprimento – portanto, pequenos RNAs não codificantes. Sua biogênese em mamíferos é um processo com várias etapas que envolve diversas enzimas[40] e apresenta dois papéis fundamentais na regulação do RNA mensageiro (mRNA): induzir degradação ou silenciamento translacional do mRNA-alvo e, em certos casos, ativar a tradução ou até mesmo atuar no nível da transcrição por ligação a promotores de genes específicos.[41]

Os microRNAs desempenham papel importante em numerosos mecanismos cerebrais. Há evidências crescentes que sugerem seu papel fundamental na neurogênese,[42] na plasticidade neural e no alto funcionamento cerebral.[43] Portanto, são estruturas estudadas em transtornos mentais, tanto neurodegenerativos[44] como psiquiátricos.[45]

Estudos sugerem que a ação e a eficácia do tratamento com antidepressivos podem estar associadas a mudanças na expressão e na função do microRNA.[41] Por exemplo, Lopez e colaboradores[46] mediram os níveis sanguíneos de miR-1202 em controles saudáveis e também em diferentes coortes de pacientes deprimidos, classificados em respondedores e não respondedores, no início e após oito semanas de tratamento antidepressivo. Os respondedores apresentaram níveis de miR-1202 de linha de base mais baixos em comparação aos não respondedores, e os níveis de microRNA aumentaram após o tratamento, sugerindo que o miR-1202 pode representar um biomarcador periférico capaz de prever a resposta terapêutica.

EXPRESSÃO GÊNICA E MARCADORES SÉRICOS DE PROTEÍNAS COMO PREDITORES DA RESPOSTA AO TRATAMENTO

Transcriptômica e proteômica

Embora, por décadas, a hipótese da depressão mais aceita tenha sido baseada em alterações nos sistemas monoaminérgicos, essa hipótese falha ao explicar a latência ou a falta de resposta aos antidepressivos. As teorias emergentes enfocam a desregulação de vias inflamatórias e processos relacionados à neuroplasticidade e, por isso, direcionaram-se para a expressão gênica e para os níveis proteicos de moléculas relacionadas principalmente à sinalização de citocinas e à neurogênese/neuroplasticidade como possíveis biomarcadores capazes de aprimorar as estratégias atuais de intervenção farmacológica.

Biomarcadores inflamatórios

Um crescente corpo de evidências sugere que citocinas pró-inflamatórias como interleucinas, quimiocinas e moléculas da família interferon têm um papel importante na fisiopatologia da depressão, mas também – e mais importante –, os marcadores inflamatórios têm demonstrado potencial para prever desfechos nos tratamentos antidepressivos.[47] A esse respeito, os pesquisadores concentraram sua atenção nos SNPs dos genes inflamatórios, bem como na análise dos níveis de mRNAs e proteínas, a fim de identificar os biomarcadores possivelmente associados à eficácia dos antidepressivos.

Polimorfismos de genes inflamatórios

Estudos demonstraram que vários SNPs de genes de interleucinas, como as citocinas pró-inflamatórias IL-1beta, IL-6 e IL-11, podem influenciar a resposta dos antidepressivos. Descobriu-se que os polimorfismos da IL-1beta modulam a resposta a diferentes antidepressivos, como paroxetina e mirtazapina.[48] Além disso, achados semelhantes também foram descritos com relação a vários SNPs dos genes IL-6 e IL-11.[49] Esses estudos geralmente mostram como diferentes variantes genéticas podem ser correlacionadas com uma resposta positiva ou negativa à terapia farmacológica.

Níveis de mRNA

Vários estudos descrevem consistentemente uma associação entre níveis mais elevados de mRNA de genes inflamatórios e resposta antidepressiva fraca. Cattaneo e colaboradores[47] demostraram que níveis elevados de mRNA de IL-1beta, fator de inibição da migração de macrófagos (MIF) e fator de necrose tumoral alfa (TNF-alfa) no sangue podem prever a falta de resposta a diferentes fármacos, como escitalopram e nortriptilina. Além disso, uma redução nos níveis das citocinas pró-inflamatórias IL-6 e do gene FKBP5 foi observada em pacientes que obtiveram desfechos bem-sucedidos na terapia.[47] Em consonância a isso, Powell e colaboradores[50] confirmaram a presença de alto nível de TNF-alfa em associação com uma falha na resposta ao tratamento, bem como mostraram que os níveis reduzidos de mRNA IL-11 estavam associados a uma resposta bem-sucedida ao escitalopram.

Níveis de proteína

Outro biomarcador inflamatório importante relacionado à resposta antidepressiva é a proteína C-reativa (PCR), cujos níveis foram associados à resposta a diferentes antidepressivos por diversos estudos,[51,52] sugerindo que a concentração sanguínea periférica da PCR pode ser útil para prever a resposta terapêutica. De fato, foi demonstrado que o escitalopram é menos eficaz em indivíduos com altos níveis basais de PCR, enquanto a nortriptilina exerceu no início um efeito maior em condições inflamatórias moderadas a altas.[53] Com relação a isso, os ISRSs foram considerados possivelmente a escolha mais apropriada para pacientes deprimidos com baixos níveis de PCR (<1 mg/L), enquanto indivíduos com níveis mais altos (≥1 mg/L) podem apresentar melhores resultados clínicos após o tratamento com fármacos dopaminérgicos, como a bupropiona.[54]

GENES RELACIONADOS À NEUROPLASTICIDADE E RESPOSTA AO TRATAMENTO ANTIDEPRESSIVO

Entre as moléculas com características neurotróficas e com papel potencial na eficácia antidepressiva, o BDNF é a mais investigada. O BDNF está implicado no desenvolvimento e na manutenção de interconexões neurais, no crescimento sináptico e dendrítico, na diferenciação de novos neurônios e sinapses e em várias funções cerebrais, como, por exemplo, na memória.[55] Vários estudos apontam o envolvimento do BDNF em transtornos mentais, incluindo o TDM,[56] demonstrando que os níveis de mRNA do BDNF estão diminuídos tanto no sangue como no cérebro de pacientes deprimidos em comparação a indivíduos-controle.[57] Devido a seus diversos papéis, o BDNF tem sido sugerido como um candidato potencial para avaliar a resposta aos tratamentos antidepressivos.

METABOLÔMICA

A metabolômica visa a identificar e quantificar o conjunto de metabólicos – o metaboloma – produzidos por um organismo. O metaboloma, ou seja, o repertório de moléculas bioquímicas presentes em células, tecidos e fluidos corporais (i.e., produtos finais dos processos celulares),[58] pode fornecer informações sobre alterações nas vias metabólicas e bioquímicas, bem como trazer *insights* sobre os mecanismos complexos associados à depressão e à eficácia ou aos efeitos colaterais dos antidepressivos.[59] Metabólitos são os produtos finais das interações entre expressão gênica, função proteica e ambiente celular. Assim, um fenótipo metabólico específico é influenciado não apenas pelo genótipo, mas também por fatores ambientais, tais como estresse, estado nutricional, idade, gênero, doença e co ou pré-administração de outros fármacos.[60] Todos esses fatores contribuem para a complexidade da análise metabolômica.

Nos últimos anos, estudos metabolômicos investigaram uma ampla gama de metabólitos, como lipídeos, carboidratos, hormônios, aminoácidos e até mesmo neurotransmissores, com o objetivo de diferenciar pacientes deprimidos de não deprimidos. A esse respeito, uma recente revisão conduzida por Hashimoto[61] sugeriu o uso da metabolômica para permitir a análise de várias pequenas moléculas em diferentes fluidos biológicos e destacou a importância de desenvolver biomarcadores específicos para transtornos do humor no intuito de estabelecer o diagnóstico e o tratamento adequados.

CONSIDERAÇÕES FINAIS E DESAFIOS PARA O FUTURO

O teste farmacogenômico pode ser integrado às modernas práticas de saúde mental para ajudar a selecionar psicofármacos para indivíduos que tiverem falhado nas abordagens terapêuticas baseadas em tratamento de primeira linha. Essa evidência agora inclui não apenas diretrizes terapêuticas específicas para o diagnóstico e informações de pacientes "personalizadas", como o perfil específico de um indivíduo, a resposta anterior a medicamentos, os efeitos colaterais, o histórico familiar e a preferência do paciente, mas também "medicina de precisão" com base cada vez maior de evidências farmacogenômicas sobre como os próprios biomarcadores de um indivíduo alteram as chances de resposta ou intolerância ao tratamento.

A possibilidade de utilizar tecnologias de alto rendimento, abrangendo o genoma, o epigenoma, o proteoma e o metaboloma, agora disponível, permite a detecção de características múltiplas e combinadas para prever a resposta antidepressiva. Acredita-se que um conjunto combinado de biomarcadores, incluindo expressão gênica ou proteica, citocromos e metabólitos, apresenta um grande potencial para a previsão da resposta ao tratamento, o que, no futuro, representará um avanço significativo para a psiquiatria.

REFERÊNCIAS

1. Gadad BS, Jha MK, Czysz A, Furman JL, Mayes TL, Emslie MP, et al. Peripheral biomarkers of major depression and antidepressant treatment response: current knowledge and future outlooks. J Affect Disord. 2018;233:3-14.
2. Belzeaux R, Lin R, Ju C, Chay MA, Fiori LM, Lutz PE, et al. Transcriptomic and epigenomic biomarkers of antidepressant response. J Affect Disord. 2018;233:36-44.
3. Williams LM, Debattista C, Duchemin AM, Schatzberg AF, Nemeroff CB. Childhood trauma predicts antidepressant response in adults with major depression: data from the randomized international study to predict optimized treatment for depression. Transl Psychiatry. 2016;6:e799.
4. Patel JN. Cancer pharmacogenomics, challenges in implementation, and patient-focused perspectives. Pharmgenomics Pers Med. 2016;9:65-77.
5. Smith RM. Advancing psychiatric pharmacogenomics using drug development paradigms. Pharmacogenomics. 2017;18(15):1459-67.
6. Adams SM, Conley YP, Wagner AK, Jha RM, Clark RS, Poloyac SM, et al. The pharmacogenomics of severe traumatic brain injury. Pharmacogenomics. 2017;18(15):1413-25.
7. Cavallari LH, Weitzel K. Pharmacogenomics in cardiology – genetics and drug response: 10 years of progress. Future Cardiol. 2015;11(3):281-6.
8. Filipski KK, Pacanowski MA, Ramamoorthy A, Feero WG, Freedman AN. Dosing recommendations for pharmacogenetic interactions related to drug metabolism. Pharmacogenet Genomics. 2016;26(7):334-9.
9. Roadmap Epigenomics Consortium, Kundaje A, Meuleman W, Ernst J, Bilenky M, Yen A, et al. Integrative analysis of 111 reference human epigenomes. Nature. 2015;518(7539):317-30.
10. Higgins GA, Allyn-Feuer A, Handelman S, Sadee W, Athey BD. The epigenome, 4D nucleome and next-generation neuropsychiatric pharmacogenomics. Pharmacogenomics. 2015;16(14):1649-69.
11. Dinov ID. Methodological challenges and analytic opportunities for modeling and interpreting big healthcare data. Gigascience. 2016;5:12.
12. Kalinin AA, Palanimalai S, Dinov ID. SOCRAT platform design: a web architecture for interactive visual analytics applications. Proc 2nd Workshop Hum Loop Data Anal (2017). 2017;2017:8.
13. Li R, Kim D, Ritchie MD. Methods to analyze big data in pharmacogenomics research. Pharmacogenomics. 2017;18(8):807-20.
14. Kalinin AA, Higgins GA, Reamaroon N, Soroushmehr S, Allyn-Feuer A, Dinov ID, et al. Deep learning in pharmacogenomics: from gene regulation to patient stratification. Pharmacogenomics. 2018;19(7):629-50.
15. The Human Cytochrome P450 (CYP) Allele Nomenclature Committee. The human cytochrome P450 (CYP) allele nomenclature database [Internet]. PharmVar; c2018 [capturado em 1 maio 2018]. Disponível em: https://www.pharmvar.org/htdocs/archive/index_original.htm.
16. Porcelli S, Fabbri C, Spina E, Serretti A, De Ronchi D. Genetic polymorphisms of cytochrome P450 enzymes and antidepressant metabolism. Expert Opin Drug Metab Toxicol. 2011;7(9):1101-15.
17. Pérez V, Salavert A, Espadaler J, Tuson M, Saiz-Ruiz J, Sáez-Navarro C, et al. Efficacy of prospective pharmacogenetic testing in the treatment of major depressive disorder: results of a randomized, double-blind clinical trial. BMC Psychiatry. 2017;17(1):250.
18. Ingelman-Sundberg M. Genetic polymorphisms of cytochrome P450 2D6 (CYP2D6): clinical consequences, evolutionary aspects and functional diversity. Pharmacogenomics J. 2005;5(1):6-13.
19. Bradford LD. CYP2D6 allele frequency in European Caucasians, Asians, Africans and their descendants. Pharmacogenomics. 2002;3(2):229-43.
20. Sawamura K, Suzuki Y, Someya T. Effects of dosage and CYP2D6-mutated allele on plasma concentration of paroxetine. Eur J Clin Pharmacol. 2004;60(8):553-7.

21. Fukuda T, Yamamoto I, Nishida Y, Zhou Q, Ohno M, Takada K, et al. Effect of the CYP2D6*10 genotype on venlafaxine pharmacokinetics in healthy adult volunteers. Br J Clin Pharmacol. 1999;47(4):450-3.
22. Ververs FF, Voorbij HA, Zwarts P, Belitser SV, Egberts TC, Visser GH, et al. Effect of cytochrome P450 2D6 genotype on maternal paroxetine plasma concentrations during pregnancy. Clin Pharmacokinet. 2009;48(10):677-83.
23. Ng C, Sarris J, Singh A, Bousman C, Byron K, Peh LH, et al. Pharmacogenetic polymorphisms and response to escitalopram and venlafaxine over 8 weeks in major depression. Hum Psychopharmacol. 2013;28(5):516-22.
24. Desta Z, Zhao X, Shin JG, Flockhart DA. Clinical significance of the cytochrome P450 2C19 genetic polymorphism. Clin Pharmacokinet. 2002;41(12):913-58.
25. Fradette C, Yamaguchi N, Du Souich P. 5-Hydroxytryptamine is biotransformed by CYP2C9, 2C19 and 2B6 to hydroxylamine, which is converted into nitric oxide. Br J Pharmacol. 2004;141(3):407-14.
26. Sim SC, Risinger C, Dahl ML, Aklillu E, Christensen M, Bertilsson L, et al. A common novel CYP2C19 gene variant causes ultrarapid drug metabolism relevant for the drug response to proton pump inhibitors and antidepressants. Clin Pharmacol Ther. 2006;79(1):103-13.
27. Vos A, van der Weide J, Loovers HM. Association between CYP2C19*17 and metabolism of amitriptyline, citalopram and clomipramine in Dutch hospitalized patients. Pharmacogenomics J. 2011;11(5):359-67.
28. Gunes A, Dahl ML. Variation in CYP1A2 activity and its clinical implications: influence of environmental factors and genetic polymorphisms. Pharmacogenomics. 2008;9(5):625-37.
29. Mihara K, Kondo T, Suzuki A, Yasui-Furukori N, Ono S, Otani K, et al. Effects of genetic polymorphism of CYP1A2 inducibility on the steady-state plasma concentrations of trazodone and its active metabolite m-chlorophenylpiperazine in depressed Japanese patients. Pharmacol Toxicol. 2001;88(5):267-70.
30. Koonrungsesomboon N, Khatsri R, Wongchompoo P, Teekachunhatean S. The impact of genetic polymorphisms on CYP1A2 activity in humans: a systematic review and meta-analysis. Pharmacogenomics J. 2017.
31. Brückl TM, Uhr M. ABCB1 genotyping in the treatment of depression. Pharmacogenomics. 2016;17(18):2039-69.
32. Uhr M, Tontsch A, Namendorf C, Ripke S, Lucae S, Ising M, et al. Polymorphisms in the drug transporter gene ABCB1 predict antidepressant treatment response in depression. Neuron. 2008;57(2):203-9.
33. Sarginson JE, Lazzeroni LC, Ryan HS, Ershoff BD, Schatzberg AF, Murphy GM Jr. ABCB1 (MDR1) polymorphisms and antidepressant response in geriatric depression. Pharmacogenet Genomics. 2010;20(8):467-75.
34. Berger SL, Kouzarides T, Shiekhattar R, Shilatifard A. An operational definition of epigenetics. Genes Dev. 2009;23(7):781-3.
35. Lisoway AJ, Zai CC, Tiwari AK, Kennedy JL. DNA methylation and clinical response to antidepressant medication in major depressive disorder: a review and recommendations. Neurosci Lett. 2018;669:14-23.
36. Curradi M, Izzo A, Badaracco G, Landsberger N. Molecular mechanisms of gene silencing mediated by DNA methylation. Mol Cell Biol. 2002;22(9):3157-73.
37. Menke A, Binder EB. Epigenetic alterations in depression and antidepressant treatment. Dialogues Clin Neurosci. 2014;16(3):395-404.
38. Labermaier C, Masana M, Müller MB. Biomarkers predicting antidepressant treatment response: how can we advance the field? Dis Markers. 2013;35(1):23-31.
39. Strahl BD, Allis CD. The language of covalent histone modifications. Nature. 2000;403(6765):41-5.
40. Hu Y, Ehli EA, Boomsma DI. MicroRNAs as biomarkers for psychiatric disorders with a focus on autism spectrum disorder: current progress in genetic association studies, expression profiling, and translational research. Autism Res. 2017;10(7):1184-203.
41. Dwivedi Y. Pathogenetic and therapeutic applications of microRNAs in major depressive disorder. Prog Neuropsychopharmacol Biol Psychiatry. 2016;64:341-8.
42. Rajman M, Schratt G. MicroRNAs in neural development: from master regulators to fine-tuners. Development. 2017;144(13):2310-22.
43. Wei CW, Luo T, Zou SS, Wu AS. Research progress on the roles of microRNAs in governing synaptic plasticity, learning and memory. Life Sci. 2017;188:118-22.
44. Viswambharan V, Thanseem I, Vasu MM, Poovathinal SA, Anitha A. miRNAs as biomarkers of neurodegenerative disorders. Biomark Med. 2017;11(2):151-67.
45. Luoni A, Riva MA. MicroRNAs and psychiatric disorders: from aetiology to treatment. Pharmacol Ther. 2016;167:13-27.
46. Lopez JP, Lim R, Cruceanu C, Crapper L, Fasano C, Labonte B, et al. miR-1202 is a primate-specific and brain-enriched microRNA involved in major depression and antidepressant treatment. Nat Med. 2014;20(7):764-8.
47. Cattaneo A, Gennarelli M, Uher R, Breen G, Farmer A, Aitchison KJ, et al. Candidate genes expression profile associated with antidepres-

sants response in the GENDEP study: differentiating between baseline 'predictors' and longitudinal 'targets'. Neuropsychopharmacology. 2013;38(3):377-85.
48. Tadić A, Rujescu D, Müller MJ, Kohnen R, Stassen HH, Szegedi A, et al. Association analysis between variants of the interleukin-1beta and the interleukin-1 receptor antagonist gene and antidepressant treatment response in major depression. Neuropsychiatr Dis Treat. 2008;4(1):269-76.
49. Uher R, Perroud N, Ng MY, Hauser J, Henigsberg N, Maier W, et al. Genome-wide pharmacogenetics of antidepressant response in the GENDEP project. Am J Psychiatry. 2010;167(5):555-64.
50. Powell TR, Schalkwyk LC, Heffernan AL, Breen G, Lawrence T, Price T, et al. Tumor necrosis factor and its targets in the inflammatory cytokine pathway are identified as putative transcriptomic biomarkers for escitalopram response. Eur Neuropsychopharmacol. 2013;23(9):1105-14.
51. Howren MB, Lamkin DM, Suls J. Associations of depression with C-reactive protein, IL-1, and IL-6: a meta-analysis. Psychosom Med. 2009;71(2):171-86.
52. Raison CL, Rutherford RE, Woolwine BJ, Shuo C, Schettler P, Drake DF, et al. A randomized controlled trial of the tumor necrosis factor antagonist infliximab for treatment-resistant depression: the role of baseline inflammatory biomarkers. JAMA Psychiatry. 2013;70(1):31-41.
53. Uher R, Tansey KE, Dew T, Maier W, Mors O, Hauser J, et al. An inflammatory biomarker as a differential predictor of outcome of depression treatment with escitalopram and nortriptyline. Am J Psychiatry. 2014;171(12):1278-86.
54. Miller AH, Trivedi MH, Jha MK. Is C-reactive protein ready for prime time in the selection of antidepressant medications? Psychoneuroendocrinology. 2017;84:206.
55. Begni V, Riva MA, Cattaneo A. Cellular and molecular mechanisms of the brain-derived neurotrophic factor in physiological and pathological conditions. Clin Sci (Lond). 2017;131(2):123-38.
56. Hempstead BL. Brain-derived neurotrophic factor: three ligands, many actions. Trans Am Clin Climatol Assoc. 2015;126:9-19.
57. Hong W, Fan J, Yuan C, Zhang C, Hu Y, Peng D, et al. Significantly decreased mRNA levels of BDNF and MEK1 genes in treatment-resistant depression. Neuroreport. 2014;25(10):753-5.
58. Beger RD, Dunn W, Schmidt MA, Gross SS, Kirwan JA, Cascante M, et al. Metabolomics enables precision medicine: "A White Paper, Community Perspective". Metabolomics. 2016;12(10):149.
59. Kaddurah-Daouk R, Bogdanov MB, Wikoff WR, Zhu H, Boyle SH, Churchill E, et al. Pharmacometabolomic mapping of early biochemical changes induced by sertraline and placebo. Transl Psychiatry. 2013;3:e223.
60. Bilello JA. Seeking an objective diagnosis of depression. Biomark Med. 2016;10(8):861-75.
61. Hashimoto K. Metabolomics of major depressive disorder and bipolar disorder: overview and future perspective. Adv Clin Chem. 2018;84:81-99.

7

Psicoterapia cognitivo-comportamental e análise do comportamento na depressão

Érica Panzani Duran
Fabiana Saffi
Paulo Roberto Abreu
Francisco Lotufo Neto

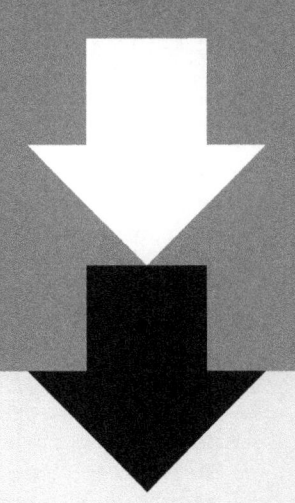

INTRODUÇÃO

A terapia cognitiva (TC) começou a ser desenvolvida no início de 1960. Sua forma mais conhecida foi criada por Aaron T. Beck, e diversas reformulações foram feitas depois.[1] A TC recebeu a contribuição da terapia comportamental e dialoga com as neurociências e outros ramos do conhecimento científico, sendo usada para tratar diversas patologias e problemas humanos.

MODELO COGNITIVO DA DEPRESSÃO

Na perspectiva de Beck,[1] os processos cognitivos influenciam as respostas afetivas, comportamentais e as reações fisiológicas. Nos transtornos mentais, a informação que o indivíduo recebe do meio é processada de forma distorcida, fruto de pensamentos automáticos distorcidos ou disfuncionais. Tais pensamentos não surgem ao acaso. Eles têm relação com a história de vida e aprendizagem de cada pessoa, que forma crenças em uma estrutura chamada *esquema cognitivo*. Os esquemas são padrões cognitivos estáveis que influenciam a avaliação e a categorização das situações, constituindo uma rede estruturada e inter-relacionada de crenças.

Os pensamentos automáticos negativos influenciam as interpretações de experiências atuais, previsões sobre eventos futuros ou lembranças de fatos passados, bem como afetam o comportamento. Estão associados a diminuição de interesse pelas atividades em geral, ansiedade, culpa, indecisão, dificuldade de concentração e perda de apetite e sono, que caracterizam, por exemplo, uma depressão. Conforme o comportamento disfuncional se desenvolve, os pensamentos automáticos tornam-se mais intensos e frequentes, predominando sobre os racionais. Forma-se, assim, um círculo vicioso: quanto mais comportamentos disfuncionais, maior a ocorrência de pensamentos negativos e mais forte a crença sobre sua veracidade; e quanto mais pensamentos negativos, maior a crença sobre sua realidade, e mais comportamentos disfuncionais se instalam.

A diferença entre os pensamentos automáticos e as crenças centrais é que estas ocorrem em nível mais profundo, são rígidas e generalizadas e formadas pela interação com o mundo e com outras pessoas, ou seja, decorrem da educação, dos modelos aprendidos e das experiências traumáticas.[2] Já os pensamentos automáticos são específicos a determinadas situações e fazem parte do nível mais superficial da cognição. As regras e crenças são sensíveis à ativação de fontes primárias, como o estresse, e com frequência levam a estratégias interpessoais ineficazes.[3]

Beck[1] identificou as distorções cognitivas mais comuns: a inferência arbitrária (conclusão antecipada e com poucas evidências), a abstração seletiva (tendência da pessoa a salientar apenas seu mau desempenho), a supergeneralização (tendência a considerar que um evento ou desempenho negativo ocorrerão outras vezes) e a personalização (atribuição pessoal, em geral de caráter negativo).

Em suma, no modelo cognitivo, as crenças centrais ou os esquemas compõem o sistema de valores e são necessários ao funcionamento normal, pois ajudam a previsão e dão sentido às experiências. Quando disfuncionais, são avaliações globais, absolutistas e generalizadas, cristalizadas e rígidas, apesar de imprecisas. O grande problema é que são aceitas sem questionamento.

Como desdobramento das crenças centrais, entre esses dois níveis (pensamentos automáticos e crenças centrais), estão as crenças intermediárias: pressupostos, regras e atitudes que interferem no modo como a pessoa vê uma situação, influenciando, portanto, seus sentimentos e comportamentos.[4] Alguns pressupostos tornam-se contraproducentes, operando como regras rígidas, extremadas e resistentes à mudança. Um pressuposto disfuncional em si não é suficiente para alterar o comportamento ou o humor de uma pessoa, mas pode se tornar um problema se, e quando, um evento crítico confirmar sua validade. Dessa forma, para alguém que acredita que "seu valor pessoal depende inteiramente de seu sucesso" ou que "ser amado é essencial para a felicidade", uma experiência que resulte em fracasso ou rejeição pode facilitar o aparecimento de emoções negativas, como o humor depressivo (Fig. 7.1).

Uma imagem interessante para entender a hierarquia dos conceitos do modelo cognitivo é a de uma árvore com uma grande copa. Ao olhá-la de longe, veem-se apenas as folhagens. Isso representa a emoção, o comportamento e as respostas fisiológicas – o que é aparente. Chegando mais perto, consegue-se visualizar o tronco com todas as suas ranhuras e marcas. Ele representa os pensamentos automáticos, que estão no nível mais básico da cognição, e só se tem acesso a ele ao se aproximar. Logo abaixo, estão as raízes. Elas são as crenças. Estão presentes, mas não aparentes. As mais superficiais são as intermediárias; e as mais profundas, as centrais. Para ver as raízes da árvore é preciso escavar a terra. Do mesmo modo, para acessar as crenças, deve-se ir além da superficialidade, daquilo que se mostra em um primeiro momento. Sem as raízes, a árvore não vive, e não existe uma pessoa sem crenças.

Esse modelo sugere que, como em outras situações clínicas, os esquemas referentes à depressão são estruturas estáveis que se tornam patentes em períodos sintomáticos. Podem permanecer inativos por um grande período, sendo ativados por estímulos consistentes com seu conteúdo.[5]

A predisposição para a depressão pode ser aumentada pela existência de esquemas negativos desenvolvidos precocemente

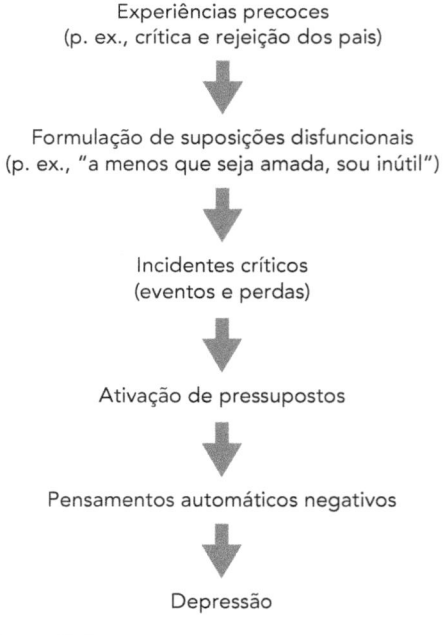

Experiências precoces
(p. ex., crítica e rejeição dos pais)
⬇
Formulação de suposições disfuncionais
(p. ex., "a menos que seja amada, sou inútil")
⬇
Incidentes críticos
(eventos e perdas)
⬇
Ativação de pressupostos
⬇
Pensamentos automáticos negativos
⬇
Depressão

Figura 7.1
Modelo da terapia cognitiva na depressão.

e mantidos até o momento na vida da pessoa. Segundo Beck e colaboradores,[6] a criança aprende a construir a realidade a partir de suas experiências precoces com o meio, sobretudo com as pessoas significativas. Às vezes, tais experiências a levam a aceitar atitudes e crenças que depois se mostrarão mal-adaptativas.

Esses esquemas desadaptativos têm origem em experiências que as crianças percebem como dolorosas e que geram dificuldades para enfrentar situações e problemas na vida adulta. Já os esquemas adaptativos surgem a partir das vivências saudáveis e positivas e contribuem para o desenvolvimento saudável.[7] Uma vez ativados, os esquemas mal-adaptativos dão origem a distorções cognitivas, influenciando o conteúdo dos pensamentos, que se torna pessimista, catastrófico, negativo e autorreferente. Quanto mais ativos os esquemas, mais surgem distorções cognitivas que generalizam para várias outras situações. Assim, fica mais difícil para o paciente superar suas dificuldades e resolver seus problemas.

Para explicar esse funcionamento psicológico na depressão, o modelo cognitivo pressupõe, além de esquemas e distorções cognitivas, um terceiro elemento básico: a tríade cognitiva.[1,2]

O conceito de tríade cognitiva é a formulação de ideias e crenças sobre: 1) si mesmo, em que a pessoa tende a ver-se como inadequada ou inapta; 2) suas experiências, visão negativa do mundo, incluindo relações interpessoais, trabalho e atividades; e 3) visão negativa do futuro, o que parece estar cognitivamente vinculado ao grau de desesperança, favorecendo o surgimento de sintomas depressivos. Esse padrão faz o paciente ter uma postura rígida, negativa e irrealista das situações. Essa tríade cognitiva de baixa autoestima, desesperança e desamparo forma a "vulnerabilidade cognitiva".[1,8]

A pessoa deprimida tende a ver o mundo por uma lente que a faz interpretar igualmente suas interações correntes de forma negativa, quer por ter a impressão de que o mundo faz solicitações excessivas ou coloca obstáculos insuperáveis para seus objetivos de vida, quer por interpretar suas interações com o meio como perdas ou fracassos. Assim, as pessoas com depressão acreditam e agem como se as coisas estivessem piores do que de fato estão. Na visão negativa do futuro, observam as projeções que fazem para a sua vida, antecipando dificuldades e insucessos que implicam sofrimentos e privações.

Tal forma de interpretar eventos e expectativas funciona como um tipo de propulsor de comportamentos depressivos, que, por sua vez, ratificam, após novas interpretações, os sentimentos pessoais de inadequação, baixa autoestima e desesperança.[3]

A depressão agrava o processamento da informação, e o indivíduo fica dependente dos esquemas idiossincráticos negativos. As autoverbalizações e os diálogos internos são dominados pela tristeza, e a pessoa passa a elaborar as experiências de forma negativa e a antecipar resultados desfavoráveis para seus problemas. A desesperança torna-os mais intensos, e a morte pode ser vista como alívio para a dor e o sofrimento ou como saída diante da percepção de que uma situação é insuportável – daí o risco aumentado de suicídio.[1,3]

Em suma, as contribuições importantes da terapia cognitivo-comportamental (TCC) vieram da atuação clínica, dos estudos e dos tratamentos de pacientes com diferentes transtornos mentais. Resultados positivos, verificados por estudos científicos conduzidos por pesquisadores da área, delinearam procedimentos que se mostravam mais eficazes no tratamento de alguns transtornos. Muitos transtornos mentais tiveram seus procedimentos de tratamento pela TCC sistematizados sob a forma de manuais, o que facilita a pesquisa e o treinamento dos terapeutas.[9,10]

Algumas estratégias comuns a todos os procedimentos usados na TCC de transtornos mentais são:

- Educação sobre o transtorno e a terapia
- Definição de problemas e objetivos
- Técnicas cognitivas e comportamentais

- Uso de tarefas de casa entre as consultas
- Uso de escalas e registros diários para monitorar comportamentos, pensamentos, sentimentos, atividades e sintomas
- Orientação da família a respeito do tratamento.

Além disso, a TCC foca os objetivos e tem duração determinada. A terapia, geralmente com frequência semanal, deve ser encerrada quando a maioria dos sintomas predominantes tiver sua intensidade significativamente reduzida e causar grau de interferência mínimo na rotina de vida do paciente. Nessa fase, o terapeuta faz a revisão das técnicas aprendidas e orienta o cliente para sua prática contínua, garantindo a manutenção da melhora clínica. É importante o alerta para recaídas, esclarecendo-se de forma realista os possíveis desencadeantes para cada paciente e destacando o novo aprendizado para lidar com uma eventual situação difícil. As consultas podem ser espaçadas ao longo de um período até a alta propriamente dita.

PROCESSO DA TERAPIA COGNITIVO-COMPORTAMENTAL

A TCC propõe uma avaliação biopsicossocial do paciente, empregando estratégias multifacetadas das seguintes categorias: estratégias comportamentais e cognitivas para alterar a forma como as pessoas agem e pensam em determinadas situações; e estratégias cognitivas projetadas para mudanças duradouras das crenças centrais, sempre com o objetivo de engajar o paciente à mudança.

A empatia é um dos pontos essenciais da abordagem terapêutica na TCC. O terapeuta deve olhar o mundo do paciente com os próprios olhos (i.e., ter um interesse genuíno pela vida e pelo sofrimento do indivíduo).

Na TCC, o processo terapêutico envolve os seguintes passos:

1. Realizar uma avaliação do caso para formular os problemas do paciente em termos cognitivos e identificar qual tratamento (ou técnica) é mais apropriado para estabelecer metas.
2. Identificar quais fatores da psicoterapia favorecem resultados positivos. A cada sessão, deve-se realizar uma avaliação do andamento da terapia.
3. Explicar ao paciente o modelo cognitivo, o que são pensamentos automáticos e como identificá-los. Quando o terapeuta identifica, com o cliente, pensamentos disfuncionais, deve ajudá-lo a modificá-los, o que resulta no alívio dos sintomas.
4. Conceituar as dificuldades em termos cognitivos, considerando: dados de infância, problemas atuais, crenças centrais, crenças e regras condicionais, estratégias compensatórias, situações vulneráveis, pensamentos automáticos, emoções e comportamentos (compartilhando, quando necessário, esses dados com o paciente).
5. Identificar com o indivíduo se seus pensamentos automáticos são funcionais (condizentes com a situação) ou disfuncionais (com conteúdo distorcido).
6. Ensinar um método de análise dos pensamentos disfuncionais para transformá-los em pensamentos realistas e úteis.
7. Após aliviar os sintomas, o foco principal do tratamento volta-se às crenças (intermediárias e centrais), sobretudo as disfuncionais. É importante ressaltar que a modificação profunda de crenças mais fundamentais torna os pacientes menos propensos à recaída no futuro.[1]

Terapia cognitivo-comportamental em grupo

A TCC em grupo (TCCG) normalmente ocorre em instituições em função da grande demanda de atendimentos *versus* a escassez de profissionais.[11] Em outras ocasiões, a TCCG é uma opção para pacientes com dificuldades nos relacionamentos interpessoais, pois, nessa abordagem, é possível trabalhar déficits gerados em tal contexto.

O atendimento grupal não consiste apenas em juntar pessoas com características semelhantes, mas sim em agrupar pessoas com objetivos comuns. O profissional que coordena o trabalho em grupo deve ter base teórica e conhecimentos específicos sobre o processo grupal, bem como um referencial teórico (discutido a seguir). As vantagens em se trabalhar com grupo são: maior possibilidade de observação das interações estabelecidas e dos comportamentos interpessoais; um espaço adequado para aprender a se relacionar; melhor relação custo-eficácia; permissão de que os participantes identifiquem problemas semelhantes em seus pares; prevenção sobre situações manifestadas por outros integrantes; maior possibilidade de dar e receber *feedback* sobre a forma de se relacionar; e o potencial de surgimento de mais soluções para os problemas apresentados. Outra vantagem é que o trabalho em grupo proporciona aos integrantes a possibilidade de fazer observações sobre os demais, que são aceitas com mais facilidade do que se fossem feitas pelo coordenador.[12]

No trabalho em grupo, deve-se primeiramente definir o contrato de trabalho (i.e., as regras, o tempo de duração e os objetivos) e integrar os componentes, por meio de técnicas específicas, para a formação do grupo. Os passos seguintes são os mesmos do modelo de atendimento já descrito, sempre com a adaptação para o trabalho grupal. Várias das técnicas apresentadas podem ser usadas em grupo, algumas com eficácia ainda maior, pois permitem o surgimento de ideias que, às vezes, apenas um paciente não seria capaz de vislumbrar sozinho.[11,13]

Terapia cognitivo-comportamental em instituições

A TCC pode ser usada em vários tipos de instituição. A seguir, é fornecido o exemplo de um trabalho desenvolvido com a população prisional. O trabalho terapêutico teve o objetivo de reduzir a reincidência prisional dos participantes.

No sistema prisional paulista, existe uma carência de intervenções específicas para as pessoas abrigadas em instituições carcerárias. A TCC para prevenção de reincidência penitenciária tem como base a proposta de Marlatt e Gordon[13] com dependentes de substâncias. Adaptada para a população prisional, o objetivo da proposta é: antecipar e prevenir a reincidência após o início de uma tentativa de mudança de hábito; ajudar o indivíduo a recuperar-se de um deslize ou de uma "caída" de uso de drogas antes de isso se transformar em uma recaída plena; entre outras ações. A partir dessa intervenção, os sentenciados podem identificar as distorções cognitivas, corrigi-las e, consequentemente, não se envolver mais em atos antissociais. O programa de prevenção à reincidência penitenciária inclui 10 encontros estruturados, nos quais pensamentos automáticos, crenças, situações de risco, soluções de problemas e cadeia comportamental são trabalhados.[14]

A TC para prevenção de reincidência penitenciária, ao ser implantada em duas unidades prisionais, diminuiu o escore na Escala de Medo de Avaliação Negativa nos participantes da pesquisa, e aqueles que reincidiram no prazo de 12 meses foram os sentenciados com escore maior nessa escala. Podemos dizer que a redução nesse escore está associada com um aumento da autoestima: os participantes passaram a se sentir mais seguros, mais confiantes e com menor receio em relação à opinião dos outros. No que tange à reincidência penitenciária, não houve diferença entre os que participaram do programa e os que não participaram. Os participantes do grupo de controle apresentaram diminuição na Escala de Estresse e Fuga Social, apesar de não terem sido submetidos à terapia, mas apenas às entrevistas inicial e final. Isso pode decorrer do fato de que, por estarem em ambiente hostil, mesmo não participando da TC, tiveram a oportunidade de serem ouvidos, de contar sua história para pessoas realmente interessadas. A TCC nessa população específica necessita de outros serviços para diminuir a reincidência e de maior duração da intervenção.[15]

OUTRAS PSICOTERAPIAS COM BASE NA TCC

Terapia construtivista

Na concepção construtivista, o sofrimento psicológico provém das interpretações cognitivas incompatíveis com a emoção vivenciada em determinada situação. São os esquemas emocionais, construídos desde a infância, que engendram essas interpretações. Outrossim, os pensamentos ou o entendimento desenvolvido a respeito da vivência emocional também se mostram equivocados. As disfunções e as perturbações emocionais surgem quando a pessoa não se sente autorizada a reconhecer, sentir ou até mesmo validar determinadas emoções.[16]

Dessa forma, não são as emoções em si a fonte do sofrimento, mas os pensamentos a respeito dessas mesmas emoções que se constituem a origem de grande parte dos transtornos psicológicos.[17] Portanto, o indivíduo torna-se desorientado quando a síntese dialética entre essas duas fontes de informação ("coração" mais "cabeça") apresenta-se de forma contraditória, incompatível ou inconsistente, já que as construções de significado não levam em consideração a experiência corporal imediata que está sendo vivida.[18] Nesse contexto, a crise psicológica é indicativo de um processo ainda inacabado, sendo, portanto, entendida como um aspecto positivo. O objetivo, na terapia construtivista, concentra-se na desorganização dos significados limitantes que fazem o processo de mudança manter-se estagnado. É daí que surge a velha máxima que afirma que os psicoterapeutas construtivistas são desorganizadores previamente orientados.[19]

Do mesmo modo que nos outros tipos de TC, o terapeuta construtivista também tem papel ativo. A diferença está na postura colaborativa, em que paciente e profissional são igualmente "especialistas" em sua exploração conjunta, com o primeiro tendo um maior conhecimento das disposições e limitações de seu sistema de significados, e o segundo oferecendo habilidades especiais na facilitação do processo de mudança humana. Como consequência, a terapia torna-se uma busca colaborativa e respeitosa de um sistema de significados pessoais, revisado e ampliado.[20]

O terapeuta construtivista deve construir uma ponte (emocional) dentro da experiência subjetiva do paciente na tentativa de procurar "experimentar" os significados frequentes e idiossincráticos que o indivíduo atribuiu aos eventos que constituem seu mundo pessoal.[20] Para tanto, as técnicas focalizam as narrativas que o paciente faz, permitindo que o terapeuta e ele construam juntos novos significados, agora não tão limitados pelos significados emocionais anteriores, mas favorecidos por significados mais amplos e atualizados.[18] Com esse papel, o terapeuta pode se tornar uma figura de apego ou de vinculação. Muitos pacientes esperam, nessa nova interação, uma relação que reproduza os aspectos similares das interações desenvolvidas anteriormente, com as dificuldades e peculiaridades tradicionais, e, por isso, o vínculo desenvolvido na relação terapêutica torna-se um instrumento de trabalho importante.

Observar o tipo de vínculo que se estabelece entre terapeuta e paciente permite o trabalho de ressignificação do modo pelo qual o indivíduo se relaciona e a interferência disso em seu quadro clínico. Torna-se óbvio, dessa forma, que o vínculo desenvolvido entre o profissional e o cliente é uma ferramenta essencial para o processo terapêutico. Por isso, quanto mais rápido esse vínculo for construído, mais rápido os sintomas diminuirão.[20]

Terapia cognitiva processual

A terapia cognitiva processual (TCP)[21-24] é uma nova forma de TCC desenvolvida recentemente para facilitar a mudança de crenças nucleares disfuncionais. Inspirada no romance de Franz Kafka, O processo, a principal técnica da TCP simula um processo judicial.

A base racional para a proposta da TCP é fazer os pacientes se tornarem conscientes das crenças sobre si mesmos (autoacusações) e, diferentemente do processo de Joseph K., personagem principal do referido livro, engajarem-se em um processo construtivo para desenvolver crenças mais positivas e funcionais. Na TCP, o terapeuta deve ajudar os pacientes, de forma construtiva, a reduzir a adesão às crenças nucleares negativas e emoções correspondentes.[22]

Formulada pelo psiquiatra e psicoterapeuta Irismar Reis de Oliveira, o Registro de Pensamento com Base no Processo, técnica conhecida como apenas "Processo", foi desenvolvido a partir de outra técnica que se baseia na reversão de sentença e que foi criada para lidar com pensamentos automáticos do tipo "sim, mas..." (o Registro de Pensamentos com Base na Reversão de Sentença [RPBRS]). Por exemplo, um paciente deprimido costuma empregar uma estrutura de frase para se desqualificar, como "Consegui sair de casa, mas ainda é muito difícil". A técnica de reversão de sentença busca fazer o paciente usar a mesma estrutura, porém em ordem inversa, como: "Ainda é muito difícil, mas consegui sair de casa". Assim, a técnica ajuda o paciente a flexibilizar sua forma de pensar, que ganha um sentido mais positivo.[25]

Outrossim, o paciente aprende a avaliar suas crenças disfuncionais por meio da combinação de reversão de sentença e atuação como promotor e advogado de defesa.[26] O julgamento é incorporado em um formato estruturado, e as técnicas usadas são da TC e de outras abordagens, como cadeira vazia, seta descendente,[27,28] exame das evidências,[29] advogado de defesa,[30,31] reversão de pensamento,[32] seta ascendente,[24,30] desenvolvimento de esquemas positivos[30] e diário de afirmações positivas.[2] Além disso, como tarefa de casa, o paciente prepara um recurso juntando elementos, durante a semana, que confirmem a crença positiva que foi encontrada na seta ascendente no final do julgamento[26].

Igualmente, Oliveira[22] formulou uma conceituação de caso, com os mesmos componentes da TCC convencional, para tornar o modelo cognitivo mais fácil de ser entendido pelos pacientes. Nesse modelo, as cognições podem ser avaliadas em três níveis. Em um nível mais superficial, o primeiro, encontram-se os pensamentos automáticos, as emoções e o comportamento. No segundo nível, estão presentes as regras, os pressupostos subjacentes, os comportamentos de segurança e as estratégias compensatórias. No terceiro nível, o mais profundo, residem as crenças centrais. Nesse diagrama, identificam-se mecanismos de perpetuação da crença central. Tal conceituação é realizada em parceria com o paciente para alterar a percepção sobre suas cognições, identificar como suas crenças centrais podem ser ativadas ou criar estratégias e crenças centrais mais positivas e reais.[22]

Segundo Oliveira,[22] o objetivo principal da TCP é identificar e mudar os pensamentos automáticos. Substituindo estes por avaliações alternativas funcionais, o paciente pode notar progressivamente alterações em outros níveis, como, por exemplo, na ativação da crença central positiva. Esse objetivo é considerado um passo importante para obter resultados mais duradouros na terapia. Sob tal contexto, para mensurar as cognições, Oliveira[22] criou o Questionário de Distorções Cognitivas (CD-Quest) para quantificar a frequência e a intensidade das distorções do paciente ao longo da semana.

Terapia focada em esquemas

Jeffrey Young, terapeuta cognitivo e aluno de Aaron Beck, colaborou, na década de 1990, para o desenvolvimento da terapia focada em esquemas, que compartilha os elementos que caracterizam a TC. A terapia focada em esquemas enfatiza a confrontação, a experiência afetiva, o uso do relacionamento terapêutico como um veículo de mudança e a discussões de experiências iniciais da vida. A abordagem explora em profundidade os processos inconscientes, com o objetivo de identificar e superar a evitação cognitiva, afetiva e comportamental.[33]

É uma abordagem terapêutica que amplia significativamente a tradicional TCC. Na terapia focada em esquemas, há a combinação de elementos da TCC, da teoria do apego, da Gestalt, da teoria das relações objetais, das teorias construtivistas e da psicanalítica em um modelo conceitual e de tratamento rico e unificador. Além disso, por meio da observação clínica, Young[33] identificou um subconjunto de esquemas que denominou de "esquemas iniciais desadaptativos (EIDs)". Há 18 EIDs, que são distribuídos em cinco domínios. Os EIDs são formados por memórias, emoções e sensações corporais, relacionados a si próprios ou aos relacionamentos com outras pessoas e geralmente seu conteúdo é amplo e difuso com nível significativo de disfuncionalidade (Tab. 7.1).[34]

Segundo a teoria dos EIDs, as crianças aprendem a construir a realidade por meio de experiências precoces com o ambiente, especialmente com outras pessoas significativas. Assim, os EIDs desenvolvem-se quando o ambiente não satisfaz as necessidades fundamentais para segurança, estabilidade ou previsibilidade, nutrição, amor e atenção, aceitação e elogio, empatia, limites realistas e validação de sentimentos e necessidades. Às vezes, essas primeiras experiências levam as crianças a aceitar atitudes e crenças que mais tarde se mostram como mal-adaptativas.[34,35]

Análise do comportamento e a terapia de ativação comportamental

A ciência do comportamento, embasada na filosofia do Behaviorismo Radical, de B. F. Skinner,[36,37] tem uma proposta de psicologia preocupada em avaliar e especificar contextualmente os comportamentos-problema ao longo de suas relações com o ambiente, em um histórico de influência mútua.[38-44] Sob uma proposta pragmática de controle e predição comportamental,[45] a análise do comportamento preocupou-se também em promover um entendimento sólido para os fenômenos clínicos visando a criação de intervenções eficazes.

TABELA 7.1
Esquemas iniciais desadaptativos de Young

Domínios	Esquemas iniciais desadaptativos
Desconexão e rejeição	1. Abandono/instabilidade 2. Desconfiança/abuso 3. Privação emocional 4. Defectividade/vergonha 5. Isolamento social/alienação
Autonomia e desempenho prejudicados	6. Dependência/incompetência 7. Vulnerabilidade 8. Emaranhamento/*self* subdesenvolvido 9. Fracasso
Limites prejudicados	10. Merecimento/grandiosidade 11. Autocontrole/autodisciplina insuficientes
Orientação para o outro	12. Subjugação 13. Autossacrifício 14. Busca de aprovação/reconhecimento
Supervigilância e inibição	15. Negativismo/pessimismo 16. Inibição emocional 17. Padrões inflexíveis/crítica exagerada 18. Caráter punitivo

Fonte: Young.[33]

Modelo para a depressão de Charles Ferster e suas implicações históricas

O modelo de Ferster[45-47] afirma que as características marcantes das pessoas deprimidas são as perdas de certos tipos de atividade associadas ao aumento de comportamentos como queixas, choro excessivo, irritabilidade e autocrítica. As variáveis que estariam influenciando determinado repertório comportamental seriam a baixa frequência de reforço positivo associada ao aumento da frequência do reforço negativo.[48] É notável que os estímulos que reforçam positivamente uma classe comportamental eliciam respostas corporais condizentes com os relatos verbais de sensações corporais percebidas como "agradáveis" ou "prazerosas". O fato é que o reforço positivo pode trazer como efeito, além do aumento da frequência dos comportamentos que foram seguidos pela apresentação de tal estimulação no passado, o lançamento reflexo de sensações corporais ditas "agradáveis" e que, por isso, teriam o efeito "antidepressivo" argumentado pelo autor.

Ferster centrou seu modelo, sobretudo, nos comportamentos de fuga e esquiva causados por condições aversivas que impedem a emissão dos comportamentos controlados por reforço positivo. As esquivas podem ser evidenciadas, por exemplo, em situações nas quais os indivíduos dormem excessivamente. O dormir excessivo permite ao indivíduo evitar o contato com eventos relacionados à resolução dos problemas, aos pensamentos ou assuntos aversivos, ou ainda, à realização de algum trabalho tedioso ou extremamente desafiador.[49]

Entre as outras hipóteses levantadas para os determinantes da baixa frequência dos reforços positivos, despontam-se a mudança repentina de ambiente e o custo de resposta exigido em contingências sob esquema de reforço em razões fixas altas, o que caracterizaria as pausas no responder entre a apresentação do reforço e o recomeço das respostas, efeito conhecido na literatura como abulia. Embora a análise funcional da depressão elaborada por Ferster tenha influenciado os conceitos de muitos pesquisadores e terapeutas, não houve pesquisas ou propostas de intervenções que validassem seus pressupostos teóricos.[50]

As lacunas empíricas seriam preenchidas pelas pesquisas conduzidas por outro grande cientista do comportamento: Peter Lewinsohn. Lewinsohn adotou em grande parte o modelo de Ferster e acresceu achados significativos com suas pesquisas ulteriores.[51,52]

Modelo para a depressão de Peter Lewinsohn e suas implicações históricas

Similarmente ao de Ferster, o modelo de Lewinsohn preconizava que os sentimentos de disforia da pessoa com depressão seriam resultado da redução na taxa de respostas contingentes ao reforço positivo.[52] Segundo Lewinsohn, haveria três modos pelos quais as baixas taxas de respostas contingentes ao reforço positivo poderiam ocorrer:[52] primeiramente, poderia estar ocorrendo uma perda na efetividade reforçadora dos eventos que outrora serviam como reforçadores positivos; segundo, poderia ter ocorrido uma mudança no ambiente do indivíduo, de modo que os antigos reforçadores não estariam mais disponíveis (aqui novamente nota-se uma similaridade de raciocínio com Ferster); por último, os reforçadores continuariam disponíveis no ambiente, porém o indivíduo não teria em seu repertório habilidades suficientes para conseguir acessar os reforçadores ou até mesmo não as teria.

Lewinsohn avançou mais ao propor um tratamento estruturado para a depressão. O tratamento teria como objetivo restaurar a taxa de respostas contingentes ao reforço positivo a um nível adequado. Para tanto, teria que alterar a frequência, qualidade e quantidade das atividades e interações sociais do indivíduo.

As principais técnicas de avaliação e intervenção criadas para esse fim foram o uso de escalas para caracterização e medição dos sintomas, a observação *in loco* do padrão comportamental interpessoal na residência do indivíduo, o treinamento de habilidades sociais e o uso da agenda diária com propostas de atividades prazerosas. Talvez sua principal contribuição tenha sido de fato a criação da "Agenda dos Eventos Prazerosos".[53,54] Nela, o indivíduo deveria escolher 160 opções de eventos prazerosos entre uma lista de 320 eventos. A opção pela lista foi motivada pelo fato de os depressivos normalmente apresentarem listas muito breves de atividades prazerosas. Depois de efetuadas, as escolhas deveriam ser graduadas em uma escala de três pontos. Os indivíduos também relatariam diariamente as atividades contempladas em uma *checklist*, em que designariam adjetivos para o estado de humor correspondente ao período do registro.[38] Após a finalização de 30 dias de atividades registradas, as 10 atividades com efeito significativamente correlacionado com as mudanças no humor seriam então escolhidas para exploração posterior. Essas atividades constituiriam o alvo para a promoção do reforço positivo e seus efeitos "antidepressivos".

Ao longo de sua trajetória, o autor deu ênfase também ao desenvolvimento de pesquisas sobre habilidades sociais em depressivos, pensando na possibilidade da falta de repertório para a obtenção de reforço social.[39,40] Os estudos correntes culminariam na criação de um programa de terapia de grupo para o desenvolvimento de habilidades sociais.[55] Com o uso da técnica de *role-play*, os desempenhos eram diferencialmente reforçados por meio da modelagem e modelados pela demonstração de exemplos de conduta mais efetivos.

Como consequência do grande número de pesquisas realizadas com os componentes da intervenção proposta, a terapia de Lewinsohn virou sinônimo de tratamento comportamental para depressão.[56]

A ativação comportamental é um tratamento breve estruturado para a depressão que visa ativar os comportamentos dos pacientes de maneiras específicas, a fim de aumentar experiências gratificantes em suas vidas. Todas as técnicas de ativação comportamental são usadas a fim de aumentar a ativação e o engajamento no mundo. Para esse fim, a ativação comportamental também se concentra em processos que inibem a ativação, como fuga e comportamentos de esquiva. É fundamentada na premissa de que o problema na vida de indivíduos vulneráveis é a redução de sua capacidade de experimentar recompensa positiva de seus ambientes, levando aos sintomas e comportamentos que classificamos como depressão. Visando ao alívio dessa condição, a ativação comportamental assume que os pacientes devem ser guiados a ter comportamentos que permitirão encontrar ou produzir prazer, melhorando a qualidade de vida, de forma a obter recompensas mais satisfatórias.[57]

Grande parte do trabalho na terapia acontece fora do consultório. A cada semana, terapeutas e pacientes trabalham em conjunto para desenvolver tarefas de ativação que serão concluídas entre as sessões e que visam solucionar todos os entraves à ativação que possam surgir.

Terapia de aceitação e compromisso

Desenvolvida por Hayes e colaboradores,[57-59] a terapia de aceitação e compromisso (ACT) enfatiza a importância dos pacientes em quebrar padrões de esquiva e fazer um compromisso de ação para o alcance de seus valores e metas.

É uma intervenção psicológica com base empírica, usa a aceitação do sofrimento e estratégias de meditação com compromisso e mudanças comportamentais para desenvolver flexibilidade psicológica. Essa modalidade de terapia é baseada na orientação filosófica denominada contextualismo funcional e na teoria de quadros relacionais (teoria sobre linguagem e cognições baseada na análise do comportamento). A ACT ensina a pessoa a não tentar controlar seus pensamentos e sentimentos, mas apenas observá-los e aceitá-los. Procura ajudar a pessoa a ter claros os seus valores e agir para conseguir atingi-los, dando sentido e vitalidade a sua vida. Encara os processos psicológicos da mente humana como prejudiciais, uma vez que resultam em esquiva, fusão cognitiva e rigidez psicológica, mantendo o sofrimento e impedindo uma solução. A ACT tem sido usada com sucesso no tratamento da depressão.

Terapia comportamental dialética

A terapia comportamental dialética (TCD ou, do inglês, DBT) foi desenvolvida para o tratamento de pacientes altamente suicidas com diagnóstico de transtorno da personalidade *borderline* (TPB).[60] A terapia consiste em uma série de habilidades que são ensinadas aos pacientes para ajudá-los na regulação de seu humor. Uma das habilidades fundamentais é referida como "ação contrária". Nesta, os pacientes são ensinados a agir de maneiras opostas à ação referente às emoções que querem mudar. Por exemplo, alguém que sente raiva de um atendente de uma loja pode agir de forma oposta, sorrindo e dizendo em tom caloroso e amigável, "Obrigado, tenha um ótimo dia". Assim, a TCD é "ação contrária" para a depressão, pois o impulso na depressão muitas vezes não é para agir, escapar ou evitar, a ativação vai contra essa vontade.[57]

Entretanto, entender o termo "dialética" é importante, uma vez que abarca muitos significados na filosofia, na história, na política, na literatura e na psicoterapia, onde duas ideias opostas podem ser verdadeiras ao mesmo tempo e, quando consideradas em conjunto, podem criar uma nova forma de ver a situação. Ou seja, bem e mal, bom ou ruim, certo e errado são ideias que coexistem. Para os fins psicoterapêuticos, a visão de mundo dialética se refere sobretudo a um conjunto de intervenções com fundamento na aceitação, para promover aliança terapêutica e manter o paciente em tratamento e em mudanças, com técnicas da terapia comportamental-padrão como importantes estratégias de tratamento.[58]

Mindfulness baseada na terapia cognitiva

Esse programa terapêutico (MBTC) tem como base a integração da TCC e as práticas de *mindfulness*, que visam à consciência no presente. A MBCT foi desenvolvida com o objetivo de reduzir recaídas e recorrências para aqueles que são vulneráveis a episódios de depressão.

Na MBCT, a aceitação é um pré-requisito para a atenção. Seria difícil para um paciente, por exemplo, ser consciente de suas sensações de depressão sem aceitar que elas estão presentes. Para isso, é importante a pessoa estar consciente e desperta para a experiência do momento presente. Sob essa perspectiva, a aceitação pode ser considerada um subconjunto de intervenções de atenção plena, em que a atenção estimula o paciente sem julgamento a aceitar ou permitir que a experiência atual se desenvolva.[61]

Nessa abordagem, não são os pensamentos disfuncionais que causam a recaída na depressão, mas a forma como a pessoa os processa. Com a prática de exercícios de MBCT, o paciente aprende a perceber os primeiros sinais de alteração emocional e, ao mesmo tempo, mantém uma perspectiva adequada sobre os pensamentos depressogênicos que emergem.[62]

Terapia focada na compaixão

Desenvolvida por Gilbert,[63,64] a terapia focada na compaixão mostra-se eficaz sobretudo quando a TCC não tem bons resultados. O paciente aprendeu a usar as técnicas terapêuticas, mas não sente diferença. Em geral, estão envolvidos esquemas cognitivos muito rígidos, perfeccionistas, de autoacusação e de vergonha. Essa forma de terapia ajuda o paciente a desenvolver atitudes compassivas em relação ao próximo, mas especialmente em relação a si mesmo. A eficácia da terapia focada na compaixão foi evidenciada em muitos estudos.[65]

CONSIDERAÇÕES FINAIS

A TCC é uma abordagem focal que trabalha com a psicoeducação, tem objetivos bem delimitados e conta com procedimentos que podem ser aplicados em várias doenças psiquiátricas. A intervenção visa a mudança de comportamento pelo reconhecimento e modificação de pensamentos disfuncionais e crenças centrais. A TCC tem embasamento empírico e eficácia no tratamento dos transtornos depressivos. Com o intuito de prevenir recaídas, ela vem agregando novas estratégias ao longo dos últimos anos. Como resultado, muitas formas contemporâneas de TCC incluem intervenções que ajudam os pacientes a aceitar diversos aspectos de si mesmos, suas experiências, o mundo e outras pessoas. Neste capítulo, elencamos algumas terapias com base na TCC.

REFERÊNCIAS

1. Beck AT. Cognitive therapy and the emotional disorders. Oxford: International Universities; 1976.
2. Beck JS. Terapia cognitiva: teoria e prática. Porto Alegre: Artes Médicas; 1997.
3. Powell VB, Abreu N, Oliveira IR, Sudak D. Terapia cognitivo-comportamental da depressão. Rev Bras Psiquiatr. 2008;30(Suppl 2):s73-s80.
4. Beck AT, Wright FD, Newman CF, Liese BS. Cognitive therapy of substance abuse. New York: The Guilford; 1993.
5. Riso LP, Toit PL, Stein DJ, Young JE. Cognitive schemas and core beliefs in psychological problems: a scientist-practitioner guide. Washington: American Psychological Association; 2007.
6. Beck AT, Rush AJ, Shaw BF, Emery G. Terapia cognitiva da depressão. Porto Alegre: Artmed; 1997.
7. Scribel MC, Sana MR, Di Benedetto AM. Os esquemas na estruturação do vínculo conjugal. Rev Bras Ter Cogn. 2007;3(2).
8. Moore RG, Garland A. Cognitive theory for chronic and persistent depression. West Sussex: John Wiley & Sons; 2003.
9. Knapp P, Beck AT, Almeida AM, Palmini A, Cordioli AV, Rangé B, et al. Terapia cognitivo-comportamental na prática psiquiátrica. Porto Alegre: Artmed; 2004.
10. Cordioli AV. Psicoterapias: abordagens atuais. 3. ed. Porto Alegre: Artmed; 2008.
11. Delitti M, Derdyk P. Terapia analítico-comportamental em grupo. Santo André: ESETec; 2008.
12. Cade NV. Terapia de grupo para pacientes com hipertensão arterial. Rev Psiquiatr Clín. 2001;28(6):300-4.
13. Marlatt GA, Gordon JR. Relapse prevention: maintenance strategies in the treatment of addictive behaviors. New York: Guilford; 1985.
14. Lowenkamp CT, Latessa EJ, Holsinger AM. The risk principle in action: what have we learned from 13,676 offenders and 97 correctional programs? Crime Delinq. 2006;52(1):77-93.
15. Greenberg L. Emociones: una guía interna. Bilbao: Desclée de Brouwer; 2000.
16. Greenberg LS, Rice LN, Elliott R. Facilitando el cambio emocional: el proceso terapéutico punto por punto. Barcelona: Paidós; 1996.
17. Abreu CN, Roso M. Cognitivismo e construtivismo. In: Abreu CN, Roso M. Psicoterapias cognitiva e construtivista: novas fronteiras da prática clínica. Porto Alegre: Artmed; 2003. p. 35-50.
18. Guidano VF. El sí-mismo en proceso: hacia una terapia cognitiva posracionalista. Barcelona: Paidós; 1994.
19. Abreu CN. The therapist as an influent agent in the therapeutic process. Constructivism Hum Sci. 1999;4(1):37-52.
20. Oliveira IR. Use of the trial-based thought record to change negative core beliefs. In: Oliveira IR. Standard and innovative strategies in cognitive behavior therapy [Internet]. London: IntechOpen; 2012 [capturado em 19 jun. 2018]. Disponível em: http://www.intechopen.com/books/standard-and-innovative-strategies-in-cognitive-behavior-therapy/use-of-the-trial-based-thought-record-to-change-dysfunctional-core-beliefs.
21. Oliveira IR. Assessing and restructuring dysfunctional cognitions. In: Oliveira IR. Standard and innovative strategies in cognitive behavior therapy [Internet]. London: IntechOpen; 2012 [capturado em 19 jun. 2018]. Disponível em: http://www.intechopen.com/books/standard-and-innovative-strategies-in-cognitive-behavior-therapy/assessing-and-restructuring-dysfunctional-cognitions.
22. Oliveira IR. Sentence-reversion-based thought record (SRBTR): a new strategy to deal with "yes, but" dysfunctional thoughts in cognitive therapy. Eur Rev Appl Psychol. 2007;57:17-22.
23. Young JE, Klosko JS, Weishaar ME. Terapia do esquema: guia de técnicas cognitivo-comportamentais inovadoras. Porto Alegre: Artmed; 2008.
24. Oliveira IR. Trial-based cognitive therapy: distinctive features. London: Routledge; 2016.
25. Oliveira IR. Uso do "processo" para modificar crenças nucleares disfuncionais. In: Rangé B. Psicoterapias cognitivo-comportamentais: um

diálogo com a psiquiatria. 2. ed. Porto Alegre: Artmed; 2011. cap. 15.
26. Oliveira IR, Hemmany C, Powell VB, Cesnik JA. Trial-based psychotherapy and the efficacy of trial-based thought record in changing unhelpful core beliefs and reducing self-criticism. CNS Spectr. 2012;17(1):16-23.
27. Beck A, Rush J, Shaw B, Emery G. Cognitive therapy of depression. New York: Guilford; 1979.
28. Burns DD. Feeling good: the new mood therapy. New York: Signet; 1980.
29. Padesky CA, Greenberger D. A mente vencendo o humor. Porto Alegre: Artmed; 1999.
30. Leahy RL. Psychology and the economic mind: cognitive process and conceptualization. New York: Springer; 2003.
31. Leahy R, Tirch D, Napolitano LA. Emotion regulation in psychotherapy: a practitioner's guide. New York: Guilford; 2011.
32. Freeman A, DeWolf R. The 10 dumbest mistakes smart people make and how to avoid them. New York: HarperCollins; 1992.
33. Young JE. Terapia cognitiva para transtornos da personalidade: uma abordagem focada em esquemas. 3. ed. Porto Alegre: Artmed; 2003.
34. Martell CR, Dimidjian S, Herman-Dunn R. Behavioral activation for depression: a clinician's guide. New York: Guilford; 2010.
35. Linehan MM. Terapia cognitivo-comportamental para transtorno de personalidade borderline. Porto Alegre: Artmed; 2010.
36. Skinner BF. Ciência e comportamento humano. Brasília: UnB; 1953.
37. Skinner BF. Sobre o behaviorismo. São Paulo: Cultrix; 1974.
38. Lewinsohn PM, Weinstein MS, Alper T. A behavioral approach to the group treatment of depressed persons: a methodological contribution. J Clin Psychol. 1970;26(4):525-32.
39. Libet JM, Lewinsohn PM. Concept of social skill with special reference to the behavior of depressed persons. J Consult Clin Psychol. 1973;40(2):304-12.
40. MacPhillamy DJ, Lewinsohn PM. The pleasant events schedules: studies on reliability, validity, and scale intercorrelation. J Cons Clin Psychol. 1982;50:363-80.
41. Lubin B. Adjective checklists for measurement of depression. Arch Gen Psychiatry. 1965;12: 57-62.
42. Skinner BF. Science and human behavior. New York: Free; 1965.
43. Tourinho EZ. Sobre o surgimento do behaviorismo radical de Skinner. Psicologia. 1987;13(3):1-11.
44. O'Donnell JM. The origins of behaviorism: American Psychology, 1870-1920. New York: New York University; 1985.
45. Ferster CB. A functional analysis of depression. Am Psychol. 1973;28(10):857-70.
46. Ferster CB. Transition from animal laboratory to clinic. Psychol Rec. 1967;17:145-50.
47. Ferster CB, Culbertson S, Boren MCP. Princípios do comportamento. 2. ed. São Paulo: HUCITEC; 1982.
48. Kanter JW, Callaghan GM, Landes SJ, Bush AM, Brown KR. Behavior analytic conceptualization and the treatment of depression: traditional models and recent advances. Behav Anal Tod. 2004;5(3):255-74.
49. Skinner BF. About behaviorism. New York: Vintage; 1976.
50. Abreu PR, Santos CE. Behavioral models of depression: a critique of the emphasis on positive reinforcement. Int J Behav Consult Ther. 2008;4(2):130-45.
51. Oliveira IR. Terapia cognitiva processual: manual para clínicos. Porto Alegre: Artmed; 2016.
52. Gilbert P, Procter S. Compassionate mind training for people with high shame and self-criticism: overview and pilot study of a group therapy approach. Clin Psychology Psychother. 2006;13(6):353-79.
53. Lewinsohn PM, Biglan A, Zeiss AS. Behavioral treatment of depression. In: Davidson PO. The behavioral management of anxiety, depression and pain. New York: Brunner/Mazel; 1976. p. 91-146.
54. Lewinsohn PM, Libet J. Pleasant events, activity schedules and depression. J Abnorm Psychol. 1972;79:291-5.
55. Vogel K, Matsumoto LS. O que é terapia focada na compaixão. In: Lucena-Santos P, Pinto-Gouveia J, Oliveira MS. Terapias comportamentais de terceira geração: guia para profissionais. Novo Hamburgo: Sinopsys; 2015. cap. 13.
56. Shaw BF. Comparison of cognitive therapy and behavior therapy in the treatment of depression. J Cons Clin Psychol. 1977;45(4):543-51.
57. Hayes SC, Luoma JB, Bond FW, Masuda A, Lillis J. Acceptance and commitment therapy: model, processes and outcomes. Behav Res Ther. 2006;44(1):1-25.
58. Dimidjian SA, Hollon SD, Dobson KS, Schmaling KB, Kohlenberg RJ, Rizvi S, et al. Methods and acute-phase outcomes. In: Hollon SD. Behavioral activation, cognitive therapy, and antidepressant medication in the treatment of major depression. New York: APA; 2017.
59. Dougher MJ, Hackbert L. Uma explicação analítico-comportamental da depressão e o relato de um caso utilizando procedimentos baseados na aceitação. Rev Bras Ter Comport e Cogn. 2003;5(2):167-84.
60. Vandenberghe L, Sousa ACA. Mindfulness nas terapias cognitivas e comportamentais. Rev Bras Ter Cogn. 2006;2(1):35-44.
61. Saban MT. Introdução à terapia de aceitação e compromisso. Santo André: ESETec; 2011.

62. Elkin, I. The NINH treatment of depression collaborative research program: where we began and where we are. In: Garfield S, Bergin A. Handbook of psychotherapy and behavior change. New York: Wiley; 1994. p. 114-39.
63. Gilbert P. Compassion: conceptualisations, research and use in psychotherapy. London: Routledge; 2005.
64. Gilbert P. Compassion focused therapy: a special section. Int J Cogn Ther. 2010;3(2):95-96.
65. Sommers-Spijkerman MPJ, Trompetter HR, Schreurs KMG, Bohlmeijer ET. Compassion-focused therapy as guided self-help for enhancing public mental health: a randomized controlled trial. J Consult Clin Psychol. 2018;86(2):101-15.

8
Psicoterapia interpessoal no manejo da depressão

Lívia Hartmann de Souza
Neusa Sica da Rocha
Marcelo Pio de Almeida Fleck

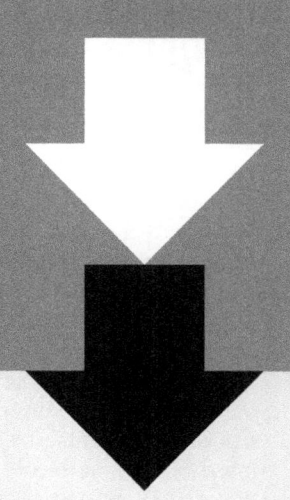

INTRODUÇÃO

A psicoterapia interpessoal (TIP) é uma forma de psicoterapia breve que busca aliviar o sofrimento do paciente e melhorar seu funcionamento interpessoal. Foca especificamente as relações interpessoais como forma de promover mudança interpessoal e alívio de sintomas.[1] Entre os objetivos, está ajudar o paciente a aprender formas mais adaptativas e saudáveis de conseguir o suporte emocional e social de que necessita para melhor manejar suas questões interpessoais.[2]

Diferentemente de outras psicoterapias, que partiram da experiência clínica ou de teorias psicopatológicas, a TIP foi criada em um cenário de pesquisa para ser um dos segmentos de tratamento de um ensaio clínico de transtorno depressivo maior (TDM). Seus criadores, Gerald Klerman e Myrna Weissman, publicaram seu primeiro manual em 1984.[3] Sua eficácia foi demonstrada em TDM por meio de vários ensaios clínicos randomizados. Com a terapia cognitivo-comportamental (TCC), a TIP representa uma das duas abordagens com eficácia baseada em evidências indicadas para depressão. Posteriormente, foi adaptada para outros transtornos e populações específicas, como transtorno bipolar,[4] depressão em pacientes com vírus da imunodeficiência humana (HIV),[5] transtornos alimentares, fobia social, transtorno de estresse pós-traumático (TEPT) e transtorno de pânico. Desde sua criação, a TIP teve seu uso estendido para tratar não só pacientes com transtornos mentais bem definidos pelos guias diagnósticos, mas também pessoas com uma variedade de problemas interpessoais e sofrimento psicológico no sentido amplo da definição,[2] como as adaptações para adolescentes[6] e idosos.[7]

A TIP está consolidada como ferramenta terapêutica, sendo representada por uma associação internacional: The International Society for Interpersonal Psychotherapy (ISIPT; www.interpersonalpsychotherapy.org).

O objetivo deste capítulo é apresentar a base teórica e a técnica da TIP para tratamento do TDM, bem como alguns dos achados de eficácia para esse transtorno.

BASE TEÓRICA

A TIP é baseada em duas teorias principais, a do apego, que forma a base para o entendimento das dificuldades de relacionamento, e a interpessoal, que descreve como as formas mal-adaptativas de comunicação geram problemas interpessoais. A comunicação é apenas uma das manifestações do estilo de apego, mas é particularmente importante na

TIP, uma vez que é o ponto de intervenção de muitas de suas técnicas. Ainda que em papel secundário, a teoria social também se faz presente para entender o impacto do suporte social no contexto na TIP.[2]

O estilo de apego pode ser mais ou menos adaptativo e funciona como fator de risco ou de proteção aos transtornos mentais. Um estilo de apego disfuncional leva a relações interpessoais também disfuncionais que, por sua vez, são caracterizadas por comunicação interpessoal igualmente disfuncional. O objetivo da TIP não é modificar o estilo de apego, assim como não é alterar mecanismos de defesa, estruturas internas ou funcionamento do ego, mas melhorar o padrão de comunicação das necessidades emocionais, construindo uma rede de apoio mais eficaz em atender às necessidades do paciente. É difícil que um indivíduo que se comunica de maneira predominantemente hostil, por exemplo, tenha resposta satisfatória daqueles que o cercam.

Sob o prisma da análise e da melhora da comunicação, o terapeuta de TIP tem quatro tarefas: 1) identificar o estilo de comunicação mal-adaptativa do paciente e a forma como esta gera rejeição ou respostas negativas das outras pessoas; 2) auxiliar o indivíduo a reconhecer esse estilo de comunicação não efetiva, utilizando a análise de comunicação; 3) ajudar o paciente a construir formas mais efetivas de se comunicar; e 4) auxiliar o paciente a aplicar essas novas formas em suas relações.[2]

A TIP parte da premissa de que os transtornos mentais resultam de uma combinação de fatores biológicos, psicológicos, sociais, culturais, espirituais e interpessoais. Nessa base, estão o temperamento, os traços de personalidade e as experiências infantis, dos quais decorre, fundamentalmente, o estilo de apego. Tais fatores podem ser de risco ou de proteção. Assim, quanto maior a vulnerabilidade prévia do indivíduo, maior a chance de que desenvolva sintomas ante um evento estressor, denominado crise interpessoal pela TIP. Nas sessões iniciais, entre outras tarefas, o terapeuta vai identificar qual a crise interpessoal associada ao quadro depressivo atual, a qual se enquadrará em uma de quatro áreas de problema da TIP e será o foco do tratamento: transição de papéis, disputa interpessoal, luto ou déficit interpessoal.

A TIP é uma forma pragmática e plural de abordar o paciente deprimido. Sendo assim, não assume que haja uma relação unidirecional de causa e efeito entre depressão e aspectos interpessoais ("problemas interpessoais levam à depressão"), mas uma relação pelo menos bidirecional ("problemas interpessoais podem levar à depressão, assim como a depressão pode gerar problemas interpessoais") (Fig. 8.1).

Embora a TIP reconheça a importância de fatores inconscientes, suas intervenções são dirigidas a fenômenos conscientes e pré-conscientes; dessa forma, seu objetivo, diferentemente de outras psicoterapias de orientação analítica, não é trazer à tona conteúdo inconsciente, tampouco tratar os fenômenos transferenciais da relação paciente-terapeuta.[2] Todavia, ainda que o binômio transferência/contratransferência não seja diretamente abordado na TIP, ele traz ao terapeuta infor-

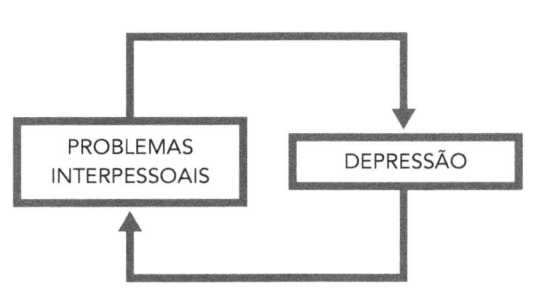

Figura 8.1

Esquema do modelo teórico da TIP: relação entre depressão e problemas interpessoais.

mações valiosas sobre o funcionamento interpessoal e o estilo de apego do paciente, as quais podem ser usadas para o entendimento do caso e a elaboração das intervenções.

A formulação original da TIP, de três décadas atrás, foi baseada no modelo biológico de doença. À época, a psiquiatria estava lutando para ser reconhecida como disciplina médica, e muito dessa ênfase biológica era tentativa de estabelecer um contraste com a psiquiatria psicanalítica, dominante até então. Dessa formulação vinha a recomendação de atribuir ao paciente o "papel de doente" assim que ele começasse a terapia.[1] Isso significava explicar ao indivíduo que ele era portador de uma doença, o que o desobrigava de suas responsabilidades temporariamente. O que se observou, entretanto, era que essa atribuição autorizava o paciente a adotar uma atitude passiva diante da patologia, em vez de assumir a responsabilidade por seu tratamento e pela mudança de seu meio social e de suas relações interpessoais.

No modelo inicial, procurava-se usar o tempo limitado da TIP como forte estímulo para que os pacientes expusessem seus sentimentos e buscassem a mudança por meio da ação no sentido de resolver a área-problema foco do tratamento. O número de sessões era predefinido, e a terapia encerrava-se quando esse número era atingido. Teóricos da TIP têm, mais modernamente, apontado, no entanto, que não há benefício de terminar a terapia após um número predeterminado e não negociável de sessões.[2] Essa recomendação faz mais sentido em um cenário de pesquisa, para o qual a TIP foi a princípio desenvolvida, mas pode ser demasiadamente rígida e de pouca valia na prática clínica. Como há evidência de benefício da TIP em pacientes que receberam de 4 a 20 sessões nos tratamentos agudos, hoje recomenda-se individualizar a indicação do número de sessões a partir do julgamento clínico. Pacientes mais crônicos, mais graves e com suporte social mais frágil precisam de mais sessões quando comparados àqueles com quadros mais leves. Além disso, as sessões não devem mais ser abruptamente interrompidas, mas ter sua frequência reduzida de modo gradual. Outra recomendação recente é de indicar para a maioria dos pacientes a terapia de manutenção assim que a fase aguda do tratamento, na qual os conflitos interpessoais são tratados, tiver sido concluída.[2]

Apesar dessas novas considerações, a TIP segue sendo uma psicoterapia breve e limitada. Seus objetivos são melhorar os estilos de comunicação e, consequentemente, ampliar a rede social do paciente. O terapeuta é um suporte importante no início, mas não deve assumir esse papel em definitivo. Assim, tratamentos mais curtos vão ao encontro desse objetivo e estimulam o paciente a reforçar sua rede externa de apoio. Além disso, tratamentos mais longos e intensos estimulam a relação transferencial, que não é objeto de trabalho da TIP.

FASES DO TRATAMENTO

A TIP está estruturada em três fases: inicial, intermediária e final.

Fase inicial

Esta fase compreende, em geral, 1 a 3 sessões e tem como um de seus objetivos estabelecer o diagnóstico de TDM por meio do exame detalhado do paciente, com eventual aplicação de escalas de depressão para quantificar a intensidade dos sintomas. Além disso, nessa etapa, é colhida uma história minuciosa do indivíduo, com ênfase no chamado inventário interpessoal. Esse inventário consiste em uma revisão detalhada das relações interpessoais passadas e atuais, procurando elucidar seu padrão e expectativas mútuas e o impacto no funcionamento social. Tal revisão permite a estruturação do contexto social e interpessoal associado aos sintomas depressivos e define o foco de tratamento. Para auxiliar na construção do inventário interpessoal, o terapeuta pode lançar mão de um recurso gráfico, o círculo interpessoal (Fig. 8.2), uma representação gráfica de círculos concêntricos desenhados em um papel. No círculo mais interno, o paciente deve escrever o nome das pessoas com quem tem relação mais íntima; no do meio, o nome daquelas de quem é próximo, mas não tão íntimo; e, por último, no mais externo, o nome das pessoas que lhe são mais distantes.[2] A ferramenta deve ser usada de forma criativa, flexível e cooperativa. Ela ajuda o terapeuta a visualizar melhor como são as relações do paciente e dá, ao indivíduo, oportunidade de refletir sobre essas relações. Além disso, o terapeuta pode pedir ao paciente que faça o círculo como espera que ele seja depois de tratadas suas dificuldades em terapia.

Na fase inicial, também é avaliada a indicação de medicação antidepressiva e a presença eventual de comorbidades clínicas. Após o diagnóstico, o terapeuta fornece ao paciente material psicoeducativo a respeito do que é depressão, quais as alternativas de tratamento e de que forma uma psicoterapia poderia ajudá-lo a aliviar seus sintomas. Em seguida, apresenta a formulação interpessoal em que a depressão do paciente é contextualizada em quatro grandes áreas de problema, conforme mencionado: 1) luto; 2) disputa de papéis; 3) transição de papéis; e 4) déficit interpessoal, que se refere à falta de habilidades sociais para iniciar e manter relações interpessoais, levando a isolamento social crônico.[1]

Os autores do manual mais recente de TIP,[2] ligados à ISIPT, propuseram a retirada da quarta área-problema, pois esse conceito trata de um estilo de apego duradouro, e não de uma crise interpessoal aguda, como são as outras áreas. O déficit interpessoal passou a ser entendido como mais um fator psicológico, como os outros estilos de apego, que influenciam a forma como o paciente reage a um estressor interpessoal agudo, mas que não são o alvo de tratamento da TIP.

O luto, na formulação atual da TIP,[2] refere-se à experiência que o paciente vivencia como perda, mesmo que não haja a morte propriamente dita (condição exigida para essa área-problema na formulação original da TIP), como pode ocorrer em um divórcio, por exemplo. Portanto, o luto é definido pela vivência do paciente, e não pelo terapeuta. Por sua vez, a disputa de papéis consiste em qual-

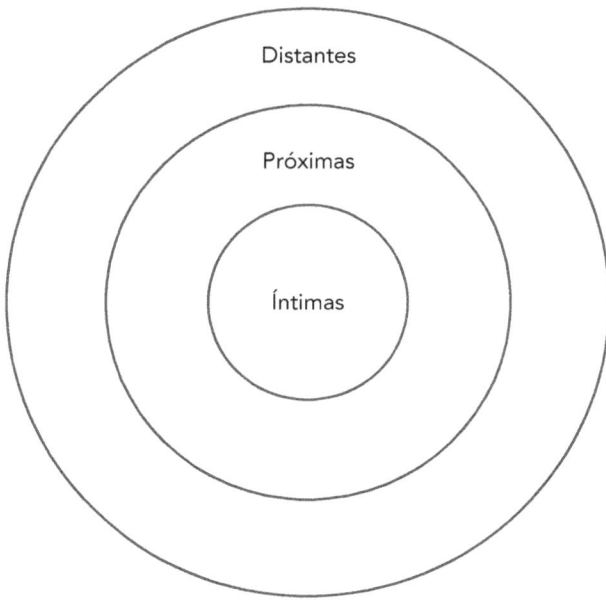

Figura 8.2
O círculo interpessoal.
Fonte: Adaptada de Stuart e Robertson.[2]

quer espécie de conflito significativo do paciente com pessoas importantes em sua vida e pode decorrer de expectativas não realistas ou de problemas de comunicação. Já a transição de papéis inclui qualquer mudança no papel social desempenhado pelo indivíduo que tanto pode incluir o que habitualmente é considerado algo positivo (p. ex., uma promoção) como algo negativo (p. ex., uma demissão). Nessa área básica, a pessoa se defronta com demandas internas e externas para assumir o novo papel. Os novos papéis sociais incluem desde os inerentes ao ciclo vital (como tornar-se adulto, tornar-se profissional, ser pai) até os acidentais (como tornar-se um doente crônico).

Fase intermediária

Esta fase inclui as 10 a 12 sessões seguintes e busca aplicar as estratégias específicas para atingir objetivos definidos para cada uma das áreas problemáticas. Embora alguns pacientes possam ter mais que uma área-problema, em geral é escolhida como foco do tratamento aquela que tem mais relevância para a pessoa naquele momento.

As sessões têm foco nos eventos atuais relacionados com a área-problema, e o terapeuta procura conectá-los ao humor atual do paciente. Para os indivíduos que centram seu discurso na descrição das áreas problemáticas, é papel do terapeuta perguntar sobre os sintomas de humor e outros sintomas depressivos associados. Em contrapartida, no caso dos que enfatizam seus sintomas depressivos, o terapeuta busca relacioná-los com a área-problema escolhida.

Fase final

Esta fase envolve as últimas 2 ou 3 sessões e tem como objetivo consolidar os ganhos terapêuticos e desenvolver formas de identificar e lidar com os sintomas depressivos que possam surgir no futuro.

A estruturação da TIP é resumida no Quadro 8.1.

QUADRO 8.1 Esquema geral do planejamento da psicoterapia interpessoal no transtorno depressivo maior

I. SESSÕES INICIAIS

A. Manejar a depressão
1. Revisar os sintomas depressivos
2. Nomear a síndrome
3. Explicar depressão como doença e seu tratamento – psicoeducação
4. Avaliar a necessidade de medicação

B. Relacionar a depressão ao contexto interpessoal
Revisar as relações interpessoais ("inventário interpessoal") e como elas se ligam aos sintomas depressivos atuais
1. Natureza da interação com pessoas significativas
2. Expectativas mútuas entre o paciente e as outras pessoas significativas e se elas foram preenchidas
3. Aspectos satisfatórios e insatisfatórios dos relacionamentos
4. Mudanças que o paciente gostaria que ocorressem nas relações interpessoais

C. Identificar das principais áreas de problema
1. Determinar a área-problema relacionada ao episódio depressivo atual e estabelecer as metas do tratamento
2. Determinar qual relação (ou aspecto da relação) está relacionada à depressão e o que deve mudar nela

(continua)

QUADRO 8.1 Esquema geral do planejamento da psicoterapia interpessoal no transtorno depressivo maior

D. Explicar os conceitos e contrato da TIP
1. Esboçar o entendimento do problema
2. Estabelecer um acordo quanto às metas do tratamento (qual área-problema será o foco)
3. Descrever os procedimentos da TIP: foco no "aqui e agora", necessidade do paciente de discutir preocupações relevantes; revisão dos relacionamentos atuais, discussão de aspectos práticos do tratamento – duração, frequência, horários, honorários

II. SESSÕES INTERMEDIÁRIAS: AS ÁREAS-PROBLEMA

A. LUTO
Metas
1. Facilitar o processo de luto
2. Ajudar o paciente a restabelecer interesses e a encontrar relações substitutas para o que foi perdido

Estratégias
1. Revisar os sintomas depressivos
2. Relacionar o início dos sintomas com a morte de alguém significativo
3. Reconstruir as relações do paciente com a pessoa falecida
4. Descrever a sequência e consequências dos eventos prévios, durante e após a morte
5. Explorar os sentimentos associados (negativos e positivos)
6. Considerar formas possíveis de se envolver com os outros

B. DISPUTAS INTERPESSOAIS
Metas
1. Identificar a disputa
2. Escolher um plano de ação
3. Modificar as expectativas ou comunicações falhas objetivando uma resolução satisfatória

Estratégias
1. Revisar os sintomas depressivos
2. Relacionar o início dos sintomas com disputa aberta ou velada com uma pessoa significativa
3. Determinar o estágio da disputa:
    i) Renegociação (ajudar na tranquilização para facilitar a resolução)
    ii) Impasse (aumentar a desarmonia para reabrir a negociação)
    iii) Dissolução (acompanhar o luto)
4. Entender como expectativas não recíprocas se relacionam com a disputa:
    i) Quais os temas da disputa?
    ii) Quais as diferenças em expectativas e valores?
    iii) Quais as opções?
    iv) Qual a chance de encontrar alternativas?
    v) Quais recursos estão disponíveis para modificar a relação?
5. Investigar a existência de paralelos em outras relações:
    i) Qual o ganho do paciente?
    ii) Quais as comunicações não verbais por trás do comportamento?
6. Investigar como a disputa é perpetuada

C. TRANSIÇÃO DE PAPÉIS
Metas
1. Elaborar e aceitar a perda do papel antigo
2. Ajudar o paciente a olhar o novo papel como mais positivo
3. Recuperar a autoestima por meio do desenvolvimento de um senso de capacidade em relação às demandas do novo papel

Estratégias
1. Revisar os sintomas depressivos
2. Relacionar os sintomas depressivos com a dificuldade em lidar com alguma mudança de vida
3. Revisar os aspectos positivos e negativos do novo e do velho papel
4. Explorar os sentimentos acerca do que foi perdido

(continua)

QUADRO 8.1 Esquema geral do planejamento da psicoterapia interpessoal no transtorno depressivo maior

5. Explorar sentimentos acerca da mudança em si
6. Explorar oportunidades no novo papel
7. Avaliar realistamente o que foi perdido
8. Encorajar a manifestação apropriada de afeto
9. Encorajar o desenvolvimento de um sistema de suporte social e de novas habilidades exigidas pelo novo papel
III. CONCLUSÃO DO TRATAMENTO AGUDO
1. Revisar o progresso do paciente
2. Antecipar problemas futuros
3. Auxiliar o paciente a reconhecer sua competência e independência
4. Reforçar positivamente os ganhos obtidos
5. Planejar tratamento de continuação e manutenção
IV. TRATAMENTO DE MANUTENÇÃO
1. Manter o foco na área problemática
2. Monitorar o progresso

Fonte: Com base em Weissman e colaboradores,[1] Stuart e Robertson,[2] Klerman e colaboradores.[3]

TÉCNICAS

As técnicas usadas na TIP são familiares a psicoterapeutas de diferentes orientações e, portanto, não são propriamente específicas. O fator específico da TIP reside em suas estratégias, isto é, a forma como as técnicas são empregadas a fim de atingir os objetivos. A seguir, são listadas as principais técnicas da TIP, especialmente com a finalidade de definir a abrangência e a forma como elas são manejadas nesse modelo de psicoterapia (Quadro 8.2).

Técnicas exploratórias

Exploração não diretiva

A exploração não diretiva tem como finalidade estimular o paciente a falar livremente por meio do uso de perguntas gerais abertas. Es-

QUADRO 8.2 Técnicas utilizadas na TIP

1. Técnicas exploratórias
    1.1 Exploratória não diretiva
    1.2 Busca direta de material

2. Encorajamento da expressão do afeto
    2.1 Aceitação de afetos dolorosos
    2.2 Uso dos afetos nas relações interpessoais
    2.3 Ajudando o paciente a acessar afetos suprimidos

3. Clarificação
4. Análise da comunicação
5. Uso da relação terapêutica

6. Técnicas de mudança de comportamento
    6.1 Técnicas diretas
    6.2 Análise de tomada de decisão
    6.3 *Role-play*

Fonte: Com base em Weissman e colaboradores,[1] Klerman e colaboradores.[3]

sas perguntas são muito usadas no início das sessões (p. ex., "Como você passou desde nossa última sessão?") ou quando a discussão está produtiva e a intenção é justamente auxiliar o paciente a continuar falando por meio de expressões receptivas (p. ex., "Ahã", "Sim, eu entendo") ou mesmo de silêncio receptivo.

O uso ideal da exploração não diretiva se dá com pacientes com boa capacidade verbal, boa compreensão de suas dificuldades e que espontaneamente buscam as áreas cruciais de seus problemas.

Busca direta de material

Esta técnica usa a busca intencional por parte do terapeuta de novos tópicos em determinada área. Uma revisão sistemática dos sintomas depressivos para avaliar a intensidade da depressão é um exemplo de uso dessa técnica na TIP. Outro exemplo poderia ser estimular o paciente a falar de uma pessoa significativa (p. ex., "Gostaria que me falasse mais sobre sua esposa").

Encorajamento da expressão do afeto

É um conjunto de técnicas que visam ajudar o paciente a expressar, entender e manejar o afeto. Dependendo do tipo e da natureza do afeto, três técnicas podem ser usadas, como veremos a seguir.

Aceitação de afetos dolorosos

Muitos pacientes apresentam uma culpa excessiva por sentir raiva intensa ou atração sexual por pessoas significativas. Nessas circunstâncias, o papel do terapeuta é encorajar a clara expressão desses sentimentos não reconhecidos ou suprimidos. Uma forma de auxiliar nesse processo é usar expressões de validação, como "A maioria das pessoas sentiria raiva em uma situação como esta" ou "Você deve ter sentido muita raiva". Outra técnica importante é mostrar ao paciente que sentir não é o mesmo que agir e que não necessariamente um é consequência do outro.

Uso dos afetos nas relações interpessoais

Diferentemente de outras técnicas psicoterápicas, a TIP considera de grande valor a expressão de afetos intensos nas sessões, mas, fora dela, este não deve ser necessariamente um objetivo. Uma vez que a TIP se propõe a melhorar o padrão de relações interpessoais, isso pode se dar tanto por meio da expressão de afetos como, em certas circunstâncias, pela sua supressão.

Ajudando o paciente a acessar afetos suprimidos

Alguns pacientes são constritos e não expressam afetos em situações nas quais estes normalmente deveriam estar presentes. Podem não sentir raiva em situações em que seus direitos estão sendo desrespeitados, por exemplo. É importante que o terapeuta possa dizer-lhes que estão sendo abusados ou desrespeitados.

Clarificação

O objetivo central da clarificação é reestruturar o material trazido pelo paciente a fim de deixá-lo mais explícito ou "mais claro", tornando-o mais consciente do que está comunicando de fato. É uma técnica particularmente usada quando o terapeuta tem uma hipótese em mente e o paciente está falando sobre um tema próximo, sendo necessário ter certeza de que este compreendeu o que está sendo examinado.

A clarificação pode ser realizada de várias formas, como pedindo que o paciente repita ou refraseie o que (o terapeuta) disse; refraseando (o terapeuta) o que o cliente disse; o profissional pode chamar atenção das consequências lógicas daquilo que o paciente disse ou, ainda, pode chamar atenção para os contrastes e contradições do seu discurso.

Análise da comunicação

É uma das técnicas centrais da TIP, usada para examinar e identificar as possíveis falhas de comunicação do paciente, sobretudo com as pessoas significativas. O terapeuta investiga em detalhes com o paciente como ele se comunica com as pessoas, verbal e não verbalmente. Procura observar também como ele muitas vezes deixa de comunicar afetos e pensamentos ou os comunica de forma incompleta, exagerada ou fora do momento adequado. Para tanto, o terapeuta propõe uma reconstrução minuciosa da interação, em que são expostas as palavras do paciente e as de seu interlocutor, bem como as expressões faciais, o tom de voz e os gestos. Uma comunicação inadequada pode ser responsável por disputas interpessoais mesmo entre pessoas que se apoiam ou que têm expectativas realistas em relação ao outro, além de poder levar a conflitos insolúveis em relacionamentos nos quais predominam expectativas mútuas não realistas.

Alguns problemas comuns de comunicação incluem: 1) comunicação indireta não verbal substituindo confronto aberto; 2) pressuposto incorreto de comunicação já realizada; 3) pressuposto incorreto de que o outro já entendeu; 4) comunicação verbal indireta; e 5) silêncio: encerramento de uma disputa mostrando o descontentamento sem palavras.

Uso da relação terapêutica

Nessa técnica, o centro da discussão recai sobre os sentimentos do paciente em relação ao terapeuta ou à terapia. A partir do pressuposto de que existe um "padrão de relacionamento interpessoal", o exame desse padrão com o terapeuta permite que o paciente aprenda sobre suas outras relações interpessoais. Diferentemente de outras terapias de orientação psicodinâmica, na TIP, a relação paciente-terapeuta não é o foco primário do tratamento e o uso de sua análise é apenas esporádico. Isso é feito quando os sentimentos em relação ao terapeuta são intensos e parecem interferir (negativamente) no andamento do tratamento.

Técnicas de mudança de comportamento

A TIP tem como objetivo modificar formas de comportamento fora do tratamento. Para tanto, são usadas técnicas como: 1) técnicas diretas; 2) análise de tomada de decisão; e 3) *role-play*.

Técnicas diretas

Incluem intervenções, como educação, alerta ou ajuda direta para o paciente resolver problemas práticos simples. Uma vez que um dos objetivos do tratamento é ajudar o cliente a agir de forma independente, essas técnicas devem ser limitadas. Muitas vezes, elas são de grande valia no início do tratamento, fase em que a aliança terapêutica está sendo estabelecida e o paciente deprimido está mais sintomático, necessitando de algumas intervenções práticas e objetivas, que, ao longo do tempo, com a melhora clínica, tornam-se naturalmente dispensáveis.

Análise de tomada de decisão

Essa técnica consiste em ajudar o paciente no levantamento e na avaliação das alternativas possíveis e de suas consequências na solução de um problema. Muitos indivíduos deprimidos têm uma história de opções equivocadas, por, em parte, não considerarem as diferentes alternativas possíveis. Perguntas que podem orientar a tomada de decisão incluem, inicialmente, a definição dos objetivos a serem atingidos (p. ex., "O que você gostaria que acontecesse?" ou "Que tipo de solução o deixaria mais satisfeito?"), seguidas de perguntas genéricas que avaliem as diferentes alternativas (p. ex., "Que alternativas você tem?" ou "Por que você não considera todas as opções possíveis?").

A técnica de análise de tomada de decisão em geral é usada após o terapeuta já conhecer o paciente e seu contexto interpessoal para poder ajudá-lo a ponderar as alternativas de forma realista.

Role-play

A técnica de *role-play* consiste em o terapeuta assumir o papel de uma pessoa significativa, encenando um diálogo durante a sessão. Ela permite o exame dos sentimentos e do estilo de comunicação do paciente, bem como ajuda o indivíduo a desenvolver formas de comportamento e de comunicação alternativas em seus relacionamentos interpessoais.

TIP DE MANUTENÇÃO

A depressão é uma doença crônica que tende a ser recorrente. Logo, o tratamento de manutenção, que visa evitar a recorrência, tem sido considerado cada vez mais importante.

A TIP de manutenção (TIP-M) é uma forma de tratamento que parte da ideia de que o paciente deprimido, além de vulnerabilidades biológicas e de personalidade, tem um contexto psicossocial e interpessoal que predispõe à recorrência. A TIP-M foi desenvolvida para manter a recuperação e reduzir a vulnerabilidade a episódios futuros, focando o contexto interpessoal da depressão. Diferentemente da TIP, que, por ser um tratamento da fase aguda, enfoca o contexto interpessoal associado com o episódio, a TIP-M reforça o contexto psicossocial do estado de remissão, buscando atuar com os pressupostos da "medicina preventiva", para ajudar o paciente a trabalhar os problemas interpessoais que persistem após a recuperação ou, muitas vezes, resolver aqueles que surgiram com a recuperação. Assim, o terapeuta que realiza a TIP-M deve estar atento aos sinais de problemas interpessoais similares àqueles identificados como contribuintes para outros episódios depressivos.

A TIP-M tem sido aplicada com frequência mensal, embora a frequência ideal para uma psicoterapia de manutenção ainda não esteja completamente definida. As áreas-problema definidas para a TIP são as mesmas utilizadas pela TIP-M.

TIP EM GRUPO

O formato em grupo é bastante coerente com a TIP, uma vez que reduz o isolamento social e proporciona um ambiente em que os conflitos interpessoais podem aparecer e ser trabalhados. Além disso, a TIP em grupo é uma alternativa custo-efetiva, considerando que vários pacientes podem ser tratados ao mesmo tempo, o que é de grande interesse em termos de saúde pública. Todavia, o paciente pode receber menos atenção do terapeuta em comparação à terapia individual. Outrossim, o tratamento pode ficar confuso quando os pacientes apresentam áreas-problema diferentes.[1]

A primeira adaptação da TIP para formato em grupo ocorreu em 1989, quando foi desenvolvido um protocolo de pesquisa para comparar TCC com TIP no tratamento da bulimia não purgativa. Atualmente, a TIP em grupo está sendo bastante usada, sobretudo no tratamento de depressão.

A TIP em grupo funciona de modo semelhante à individual. Persiste a estrutura geral das sessões em iniciais, intermediárias e finais. O foco segue sendo a conexão entre os sentimentos e as situações de vida, os pacientes identificam os temas comuns e trabalham em conjunto para ajudar um ao outro a resolver seus conflitos interpessoais.[1]

A primeira adaptação da TIP em formato de grupo para depressão deu-se em um estudo conduzido em Uganda. Essa experiência foi muito importante, pois, além da adaptação para o formato em grupo, houve a necessidade de adaptação cultural da técnica. Havia uma alta prevalência de depressão naquela comunidade, assolada pela epidemia de HIV. A escassez de médicos e recursos, dificultando a prescrição de antidepressivos, tornou necessário o uso de líderes locais como terapeutas. Os autores consideraram que a TIP foi ideal para aquela cultura, na qual as relações de grupo e familiares eram muito significativas. A terapia foi simplificada, e as áreas-problema foram nomeadas respeitando-se a linguagem local.[8] A adaptação da TIP se mostrou altamente eficaz como monoterapia no tratamento de depressão em comparação à intervenção-controle nessa população, em um ensaio clínico randomizado que incluiu 224 pacientes.[9]

Em 2016, a Organização Mundial da Saúde (OMS) publicou um manual de TIP em grupo para depressão, desenhado para profissionais não especialistas.[10] A OMS sugere que a TIP em grupo seja aplicada por uma ampla variedade de pessoas treinadas e supervisionadas (como enfermeiros, assistentes sociais, etc.), mesmo sem formação específica em saúde mental. Esse manual foi desenvolvido sobretudo para população de baixa e média renda de países em desenvolvimento, devido ao fato de haver um problema de saúde pública com número reduzido de profissionais habilitados para o tratamento da depressão.[10] A TIP em grupo proposta pelo manual da OMS geralmente inclui 6 a 10 membros, com sessões semanais de 90 minutos cada. No caso de haver mais de 10 pessoas, as sessões podem ser mais longas (duas horas). Algumas vezes, pode ser necessário separar o grupo de acordo com o sexo, a faixa etária e a etnia. O manual propõe uma sessão inicial individual, em que o facilitador (terapeuta) faz uma entrevista com cada membro do grupo para avaliar os sintomas depressivos, conhecer seus problemas de vida e como estes podem estar relacionados com a depressão e, posteriormente, informar sobre como o grupo pode ajudar o paciente explicando sobre o funcionamento. Após, são realizadas oito sessões abordando as áreas da TIP.

APLICAÇÃO DA TIP NA DEPRESSÃO: RESULTADOS DOS PRINCIPAIS ESTUDOS

Existem inúmeros estudos avaliando a eficácia da TIP no tratamento do TDM. O primeiro deles foi publicado por DiMascio e colaboradores em 1979.[11] Nesse estudo, foram comparados, ao longo de 16 semanas, a combinação de TIP e amitriptilina, ambos em monoterapia e um tratamento-controle em 81 pacientes em episódio agudo de depressão. O estudo mostrou que tanto a TIP como a amitriptilina isoladamente foram superiores à condição-controle, mas que a combinação foi superior às monoterapias. O medicamento atuou mais precocemente sobre os sintomas neurovegetativos, e a psicoterapia atuou mais tardiamente no humor, na capacidade para trabalho e na ideação suicida. Após um ano de seguimento, a maioria dos pacientes sustentou a melhora sintomática e aqueles que receberam TIP demonstraram melhor funcionamento social.[12]

Em 1989, Elkin e colaboradores[13] publicaram um estudo conduzido pelo National Institute of Mental Health (NIMH), o Depression Collaborative Research Program. Tratava-se de um ensaio clínico randomizado com 250 pacientes com diagnóstico de episódio depressivo maior, os quais foram divididos em quatro grupos de tratamento: TIP, TCC, imipramina associada a manejo clínico e placebo associado a manejo clínico. Como resultado, os autores encontraram que os tratamentos – inclusive placebo associado a manejo clínico – foram igualmente efetivos. Quando os pacientes foram estratificados por gravidade, houve, nos mais graves, diferença de ganho entre os tratamentos, com a imipramina associada a manejo clínico mostrando-se mais eficaz, seguida pela TIP e pela TCC (que não demonstrou diferença estatisticamente significativa quando comparada a placebo associado a manejo clínico).

Após esses estudos iniciais, inúmeros outros comprovaram a eficácia da TIP no tratamento agudo e de manutenção da depressão. Em 2007, Luty e colaboradores[14] conduziram um ensaio clínico randomizado que comparou TIP e TCC em 177 pacientes com depressão. As duas abordagens foram igualmente efetivas no tratamento da depressão, alcançando em média 55% de melhora nos sintomas depressivos. Ao avaliar o subgrupo de pacientes mais graves, os autores encontraram superioridade da TCC em um dos desfechos secundários (porcentagem de melhora pela HAM-D), mas nos demais desfechos não houve diferença.

Um estudo publicado em 2010 por Murray e colaboradores[15] mostrou que, em pacientes com depressão resistente, a combinação de medicamento, TIP em grupo e terapia ocupacional foi superior ao tratamento típico apenas com medicamento, demonstrando a importância de estratégias mais complexas no manejo da depressão de difícil tratamento, bem como o papel da TIP na intervenção terapêutica adjuvante.

Quanto a dados brasileiros, em 2001, de Mello e colaboradores[16] conduziram um ensaio clínico randomizado que comparou duas estratégias de tratamento em 30 pacientes deprimidos: TIP associada à moclobemida e moclobemida associada a manejo clínico. Ambas as estratégias foram igualmente eficazes, com tendência de superioridade da estratégia que incluía TIP. Os autores ressaltaram que o número limitado da amostra pode ter contribuído para a não detecção de diferença de eficácia entre os grupos. Em outro estudo brasileiro, Souza e colaboradores,[17] usando uma amostra de pacientes com depressão resistente, não encontraram diferença entre TIP como tratamento adjuvante à intervenção-padrão (antidepressivos mais manejo clínico) em comparação ao tratamento-padrão isolado.

Em pacientes distímicos, a TIP foi testada em um ensaio clínico randomizado que comparou TIP, sertralina e a combinação de ambos os tratamentos. Os pacientes tinham diagnóstico de distimia com ou sem depressão atual. A TIP sozinha teve pior desempenho, e a TIP em combinação à sertralina foi igual à monoterapia com sertralina. No entanto, em seguimento de dois anos, o tratamento combinado mostrou-se mais custo-efetivo, visto que os pacientes desse grupo tiveram menos gastos em serviços de saúde.[18]

Outro ensaio clínico comparou TIP *versus* sertralina *versus* a combinação de ambas *versus* psicoterapia breve de apoio em pacientes distímicos sem depressão atual. Os grupos que receberam sertralina foram superiores aos demais, não havendo diferença entre a combinação de TIP e sertralina *versus* sertralina em monoterapia.[19] Esses dados sugerem não haver benefício da TIP em pacientes com distimia em relação ao uso de um antidepressivo.

Em 2011, Cuijpers e colaboradores[20] publicaram metanálise avaliando os estudos de TIP como tratamento de depressão. Os autores partiram de 10.487 estudos e chegaram em 38 que foram incluídos na revisão, totalizando 4.356 pacientes. Os critérios de inclusão foram: ensaios clínicos randomizados controlados com pacientes adultos ou adolescentes com depressão unipolar ou nível elevado de sintoma depressivo. Os estudos foram divididos em quatro grupos: comparação com tratamento-padrão ou nenhum tratamento, comparação com outras psicoterapias, comparação com farmacoterapia e comparação de tratamento combinado (TIP associada a medicamento *versus* apenas medicamento). Quando comparada a nenhum tratamento ou tratamento-padrão, a TIP foi superior, demonstrando um tamanho de efeito (d de Cohen) de 0,63 (tamanho de efeito moderado a grande). A comparação entre a TIP e outras psicoterapias não mostrou diferença estatisticamente significativa. Quando comparada à farmacoterapia, a TIP mostrou resultado inferior. A análise dos estudos que compararam farmacoterapia com tratamento combinado (farmacoterapia associada à TIP) não evidenciou diferença estatisticamente significativa, embora tenha havido tendência à superioridade da combinação, com tamanho de efeito (d de Cohen) de 0,16 (tamanho de efeito pequeno). Como tratamento de manutenção, a combinação de TIP e farmacoterapia foi superior à farmacoterapia isolada na prevenção de recaídas.

Em 2016, foi publicada uma metanálise[21] que avaliou a TIP nos transtornos mentais de um modo geral, incluindo depressão, depressão em grupos específicos (p. ex., portadores de câncer), transtornos alimentares, abuso de substâncias, transtornos de ansiedade e transtorno da personalidade *borderline* (TPB). Foram incluídos 90 estudos com 11.434 participantes. A TIP apresentou tamanho de efeito moderado a grande para tratamento de fase aguda de depressão quando comparada a condições de controle. Não houve diferença significativa quando comparada a outras psicoterapias ou à farmacoterapia. O tratamento combinado foi mais eficaz do que a TIP em monoterapia. A TIP de manutenção reduziu significativamente o risco de recaída. A TIP foi eficaz também em evitar o desenvolvimento de episódios depressivos em pacientes com depressão subsindrômica.[21]

CONSIDERAÇÕES FINAIS

Hoje, a TIP é importante alternativa para o tratamento de episódios agudos de TDM e provavelmente uma estratégia útil na manutenção da eutimia em seu formato de manutenção (TIP-M). Seu uso vem crescendo na literatura e na prática clínica, e adaptações estão sendo desenvolvidas para aplicação em outros transtornos mentais. Atualmente, a TIP figura como tratamento de primeira linha para depressão na maioria das diretrizes internacionais.[22]

Como afirmaram seus idealizadores, ela não se propõe a ser a melhor forma de tratamento para a depressão,[3] mas a ser mais um recurso eficaz que está disponível para os clínicos em sua tentativa de aliviar o sofrimento de pessoas com depressão.

A TIP, com um formato de intervenções simples, uma base teórica sólida e um modelo explicativo aberto ao desenvolvimento da pesquisa multidisciplinar, é um excelente modelo para ser utilizado em pacientes deprimidos. Como Myrna Weissman, em comunicação pessoal com Horwath, no ano 2000, falou: é a "[...] forma com que um psicoterapeuta de orientação dinâmica de bom senso trataria um paciente deprimido". Na mesma linha, em função da universalidade das questões interpessoais nos transtornos mentais e no sofrimento psíquico de modo geral, a TIP vem se mostrando um modelo de psicoterapia bastante eficaz, não estando mais restrita apenas à depressão.

REFERÊNCIAS

1. Weissman MM, Markowitz JC, Klerman G. Comprehensive guide to interpersonal psychotherapy. New York: Basic; 2000.
2. Stuart S, Robertson M. Interpersonal psychotherapy: a clinician's guide. Boca Raton: CRC; 2012.
3. Klerman G, Weissman MM, Rounsaville BJ, Chevron ES. Interpersonal psychotherapy of depression. New York: Basic; 1984.
4. Frank E, Hlastala S, Ritenour A, Houck P, Tu XM, Monk TH, et al. Inducing lifestyle regularity in recovering bipolar disorder patients: results from the maintenance therapies in bipolar disorder protocol. Biol Psychiatry. 1997;41(12):1165-73.
5. Markowitz JC, Klerman GL, Perry SW. Interpersonal psychotherapy of depressed HIV-positive outpatients. Hosp Community Psychiatry. 1992;43(9):885-90.
6. Mufson L, Moreau D, Weissman MM, Wickramaratne P, Martin J, Samoilov A. Modification of interpersonal psychotherapy with depressed adolescents (IPT-A): phase I and II studies. J Am Acad Child Adolesc Psychiatry. 1994;33(5):695-705.
7. Reynolds CF 3rd, Frank E, Perel JM, Imber SD, Cornes C, Miller MD, et al. Nortriptyline and interpersonal psychotherapy as maintenance therapies for recurrent major depression: a randomized controlled trial in patients older than 59 years. JAMA. 1999;281(1):39-45.
8. Verdeli H, Clougherty K, Bolton P, Speelman L, Lincoln N, Bass J, et al. Adapting group interpersonal psychotherapy for a developing country: experience in rural Uganda. World Psychiatry. 2003;2(2):114-20.
9. Bolton P, Bass J, Neugebauer R, Verdeli H, Clougherty KF, Wickramaratne P, et al. Group interpersonal psychotherapy for depression in rural Uganda: a randomized controlled trial. JAMA. 2003;289(23):3117-24.
10. World Health Organization, Columbia University. Group Interpersonal Therapy (IPT) for depression. Geneva: WHO; 2016.
11. DiMascio A, Weissman MM, Prusoff BA, Neu C, Zwilling M, Klerman GL. Differential symptom reduction by drugs and psychotherapy in acute depression. Arch Gen Psychiatry. 1979;36(13):1450-6.
12. Weissman MM, Klerman GL, Prusoff BA, Sholomskas D, Padian N. Depressed outpatients:

results one year after treatment with drugs and/or interpersonal psychotherapy. Arch Gen Psychiatry. 1981;38(1):51-5.
13. Elkin I, Shea MT, Watkins JT, Imber SD, Sotsky SM, Collins JF, et al. National Institute of Mental Health Treatment of Depression Collaborative Research Program. General effectiveness of treatments. Arch Gen Psychiatry. 1989;46(11):971-82.
14. Luty SE, Carter JD, Mckenzie JM, Rae AM, Frampton CM, Mulder RT, et al. Randomised controlled trial of interpersonal psychotherapy and cognitive-behavioural therapy for depression. Br J Psychiatry. 2007;190:496-502.
15. Murray G, Michalak EE, Axler A, Yaxley D, Hayashi B, Westrin A, et al. Relief of chronic or resistant depression (Re-ChORD): a pragmatic, randomized, open-treatment trial of an integrative program intervention for chronic depression. J Affect Disord. 2010;123(1-3):243-8.
16. Mello MF, Myczcowisk LM, Menezes PR. A randomized controlled trial comparing moclobemide and moclobemide plus interpersonal psychotherapy in the treatment of dysthymic disorder. J Psychother Pract Res. 2001;10(2):117-23.
17. Souza LH, Salum GA, Mosqueiro BP, Caldieraro MA, Guerra TA, Fleck MP. Interpersonal psychotherapy as add-on for treatment-resistant depression: a pragmatic randomized controlled trial. J Affect Disord. 2016;193:373-80.
18. Browne G, Steiner M, Roberts J, Gafni A, Byrne C, Dunn E, et al. Sertraline and/or interpersonal psychotherapy for patients with dysthymic disorder in primary care: 6-month comparison with longitudinal 2-year follow-up of effectiveness and costs. J Affect Disord. 2002;68(2-3):317-30.
19. Markowitz JC, Kocsis JH, Bleiberg KL, Christos PJ, Sacks M. A comparative trial of psychotherapy and pharmacotherapy for "pure" dysthymic patients. J Affect Disord. 2005;89(1-3):167-75.
20. Cuijpers P, Geraedts AS, van Oppen P, Andersson G, Markowitz JC, van Straten A. Interpersonal psychotherapy for depression: a meta-analysis. Am J Psychiatry. 2011;168(6):581-92.
21. Cuijpers P, Donker T, Weissman MM, Ravitz P, Cristea IA. Interpersonal psychotherapy for mental health problems: a comprehensive meta-analysis. Am J Psychiatry. 2016;173(7):680-7.
22. Patten SB. Updated CANMAT guidelines for treatment of major depressive disorder. Can J Psychiatry. 2016;61(9):504-5.

9
Psicoeducação e tratamento da depressão

Fernando Portela Câmara
Antônio Geraldo da Silva

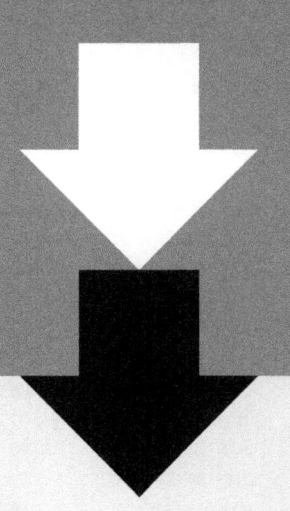

PSICOEDUCAÇÃO E PRÁTICA MÉDICA

A medicina atual se alicerça na relação médico-paciente, uma relação interpessoal entre duas ou mais pessoas (no caso de participação de familiares ou responsáveis), em que o valor do indivíduo, o respeito, a confiança e a qualidade de vida são os focos essenciais. A tarefa do médico não se restringe apenas ao diagnóstico, ao tratamento e à profilaxia; ela deve fundamentar-se na ética social, na cultura e nas características pessoais do paciente. A atitude do profissional, outrora impositiva e autoritária, é hoje colaborativa e educativa, procurando obter a cooperação do paciente e de pessoas próximas a ele, bem como garantir seus direitos humanos.

De nada vale a prática médica se o paciente não confia em seu médico ou não aceita as diretrizes do tratamento. O profissional precisa fazer o indivíduo confiar nos procedimentos, por meio do esclarecimento, comunicando-se na linguagem dele e levando em consideração sua cultura. O médico inicia informando o que o paciente tem, a razão de seus sintomas, o que pode acontecer se ele não realizar o tratamento adequado; em seguida, propõe o manejo e faz as observações necessárias para tornar a terapia eficaz. Com isso, está procurando obter a cooperação do paciente e de seus familiares ou responsáveis, se for o caso. A ação médica é infrutífera se o paciente não está convencido de sua eficácia. Os médicos antigos costumavam dizer que "um terço da cura depende do médico, um terço, do remédio, e o outro terço, do paciente". Contudo, se o indivíduo confia em seu médico, em uma conversa franca e aberta, ele vai confessar segredos que podem ser esclarecedores para a compreensão de certos aspectos de sua doença, tais como cronicidade, agravamento, desesperança, etc.

O papel do médico no sucesso do tratamento não é apenas uma questão técnica. Pierrejean-Georges Cabanis (1757 a 1808), o filósofo e fisiologista que muito influenciou Schopenhauer e Freud, considerava o cérebro o lugar onde a "[...] alma e o corpo se unem"[1] e ilustrou, em um de seus livros, algumas anedotas sobre como médicos estimulavam a cura de seus pacientes intervindo em suas psiques (que, então, era frequentemente referida como "imaginação"). Esse assunto, aliás, já era conhecido desde Hipócrates e foi a principal razão pela qual as "curas" pelo magnetismo animal foram consideradas intervenções sugestivas sobre a imaginação dos doentes.[2] Platão ensinava que o papel da psique no tratamento de qualquer doença completava o tratamento médico, uma tradição que continua até os dias de hoje. Por exemplo, Salcedo e Vaz Leal[3] definem a atitude psicoterapêutica do médico, quando ele consegue ir além do biológico para entrar em contato com o paciente, como um medicamento poderoso, que permite uma vivência com menos dor e temor.

A psiquiatria lida com transtornos para os quais a simples psicoterapia, na maioria das vezes, não é suficiente. Hoje, sabe-se que muitos transtornos têm uma base biológica e só respondem de maneira eficaz à farmacoterapia. Entretanto, não raro um paciente nega sua doença mental ou teme usar medicamentos considerados "perigosos" pela imaginação popular. Aqui, compreende-se a delicada e persuasiva tarefa do psiquiatra em educar seu paciente sobre os benefícios do tratamento, as ações esperadas dos medicamentos e os possíveis efeitos colaterais, na maioria das vezes passageiros e não perigosos, para, com isso, obter sua confiança e adesão. No caso da depressão, é crucial eliminar as crenças errôneas, por exemplo, de que o transtorno decorre de uma fraqueza da vontade ou de um defeito moral.[4]

A relação médico-paciente é, portanto, essencial para a boa resolubilidade do tratamento. Isso se torna mais premente nos dias atuais, com a complexidade da farmacoterapia, que exige do psiquiatra conhecimentos especializados em psicofarmacologia e interações medicamentosas. Além disso, os custos da atividade médica requerem, cada vez mais, menor tempo para mostrar eficácia. A psicoeducação do paciente e de seus familiares torna-se, portanto, um instrumento valioso na relação entre o médico e seu paciente. O indivíduo precisa adquirir consciência sobre a realidade de sua doença e assumir a responsabilidade de seu tratamento. Uma terapia não deve ser iniciada até que os objetivos e a necessidade de adesão sejam entendidos e aceitos pelo paciente, exceto em situações emergenciais. Isso é tarefa não apenas do médico, mas também da equipe assistente.

ADESÃO AO TRATAMENTO

A adesão ao tratamento deve ser vista como uma "aliança terapêutica" entre médico e paciente. Se o profissional for bem-sucedido na abordagem de seu paciente, este levará seu tratamento adiante. O paciente é a parte ativa no tratamento, e a ele cabe essa decisão – exceto em casos emergenciais, como nos surtos psicóticos, tentativas de suicídio, etc. Também cabe a ele a decisão de procurar uma segunda opinião, caso ainda se sinta inseguro, e o próprio médico deve oferecer-lhe essa possibilidade.

A adesão ao tratamento é um dos grandes desafios da clínica psiquiátrica. Por exemplo, Blackwell[5] e Van Putten[6] encontraram que 12 a 25% dos pacientes hospitalizados não apresentavam boa adesão terapêutica, e essa porcentagem subia para 50% nos ambulatórios. Kelly e colaboradores[7] verificaram que 35 a 65% dos pacientes ambulatoriais com esquizofrenia ou outras psicoses crônicas não seguiam as prescrições médicas. As estatísticas sobre o abandono do tratamento de forma geral, incluindo o diagnóstico de depressão,[8-12] são alarmantes, e esse fenômeno, na década de 1990, somou um prejuízo de US$ 100 milhões nos Estados Unidos.[12] Simon e colaboradores[13] mostraram que aproximadamente um terço dos pacientes deprimidos interrompia o uso do medicamento no primeiro mês de tratamento e que apenas dois quintos seguiam de forma correta a farmacoterapia prescrita (incluindo dosagem e tempo de tratamento).

Sabe-se que a depressão afeta a adesão terapêutica relacionada a outras patologias e, em função da alta comorbidade desse transtorno com outros quadros clínicos, pode-se inferir as consequências da gravidade de um tratamento antidepressivo inadequado ou interrompido no curso de uma condição grave. Portanto, a não adesão afeta o rendimento terapêutico dos pacientes tanto pela piora do quadro psiquiátrico em si quanto pelo não cumprimento de tratamentos específicos, como nas neuropatias, cardiopatias, endocrinopatias, nefropatias e outras condições crônicas em geral.

Para estimular a adesão ao tratamento da depressão, é importante:[4]

1. Enfatizar para o paciente e seus familiares o tempo durante o qual o medicamento deve ser usado e quantas vezes por dia deve ser administrado.
2. Informar ao paciente que deve esperar 2 a 4 semanas antes de os efeitos benéficos serem notados.
3. Ressaltar ao paciente a necessidade de continuar o uso do medicamento mesmo que se sinta melhor e com disposição.
4. Minimizar os custos e a quantidade de medicamentos, particularmente em pacientes idosos.

O transtorno depressivo é uma condição crônica que requer a participação ativa do paciente no tratamento, seguindo o plano terapêutico que, em regra, decorre por longo período. A principal causa de não adesão deve ser imputada à própria doença, pois o transtorno depressivo maior (TDM) inclui, em sua manifestação, baixa motivação, pessimismo em relação à eficácia do tratamento, diminuição da cognição (atenção ou memória), desleixo em relação ao autocuidado e possíveis danos emocionais autoinfligidos.[4] Além disso, o tratamento requer tolerância a possíveis efeitos colaterais, o que exige do paciente uma boa dose de motivação e compreensão.[4]

Há outros fatores que concorrem para a não adesão. Em um estudo, Demyttenaere e colaboradores[14] encontraram as seguintes causas de abandono de tratamento, em ordem decrescente:

- Por se sentir melhor (55%)
- Por efeitos adversos (23%)
- Por temer dependência (10%)
- Por sensação de desconforto (10%)
- Por não melhorar (10%)
- Por fatores culturais (p. ex., "Tenho que me curar sozinho") ou religiosos (9%)

Outras causas podem ser dificuldade de acesso a serviços de atendimento, longo tempo entre a marcação da consulta e o atendimento, não participação da família, excesso de medicamentos e preço elevado dos fármacos, falta de suporte social, etc. De modo geral, quando existem problemas na comunicação, a adesão diminui. Por isso, deve haver comunicação aberta entre o paciente e seu médico, com uma supervisão atenta do paciente e um sentimento de satisfação no que tange às expectativas do médico.

A maioria dos pacientes com depressão necessita de um tratamento antidepressivo de longo prazo ou até durante a vida toda. Esclarecer o indivíduo sobre essa necessidade e otimizar a eficácia da terapia, procurando, ao mesmo tempo, minimizar os efeitos colaterais, é essencial em qualquer fase do tratamento. Efeitos colaterais, como insônia ou sonolência, ganho de peso, astenia e disfunção sexual, frequentemente diminuem a adesão do paciente ao tratamento. Identificar e gerenciar esses efeitos colaterais, educando o indivíduo acerca de seu tratamento e da importância da manutenção para a remissão dos sintomas, auxilia na adesão e reduz o potencial de abandono precoce do antidepressivo.[15]

Por fim, é sempre bom ter em mente as consequências graves das recaídas da depressão, uma doença que, por seu curso e duração, tem características de cronicidade. As principais dificuldades ocasionadas pelas recaídas são:

1. Dificuldade para recuperar o nível anterior de funcionamento
2. Perda da autoestima, prejuízo social e vocacional
3. Maior dispêndio de recursos financeiros
4. Maior ônus para familiares e cuidadores
5. Recuperação mais lenta e incompleta
6. Internações mais frequentes
7. Possibilidade de a doença tornar-se mais resistente ao tratamento
8. Risco aumentado de danos autoinfligidos e abandono do lar
9. Alto risco de tentativas de suicídio

10. Impacto negativo nas relações familiares e sociais
11. Impacto negativo no desempenho profissional
12. Aumento da utilização dos sistemas de saúde

A aliança terapêutica entre paciente e psiquiatra é, assim, o ponto crítico do tratamento. É preciso que o médico esteja atento às preocupações do paciente e de seus familiares, bem como às suas expectativas e desejos de cura.

OBSERVAÇÕES ÚTEIS PARA A BOA PRÁTICA

A boa prática médica fundamenta-se em algumas rotinas simples que são intuitivamente seguidas por muitos médicos e que o profissional novato pode sistematizar de modo fácil em sua clínica. Seguem algumas recomendações que podem ser úteis:

- Ver o paciente com mais frequência nas primeiras semanas de tratamento.
- Oferecer ao paciente um canal de contato para caso de dúvidas importantes e situações emergenciais.
- Conhecer o paciente, estabelecer uma relação de confiança e empregar métodos educativos de acordo com seu perfil (vídeo, literatura, etc.).
- Envolver pelo menos um membro da família no tratamento.
- Esclarecer o paciente o máximo possível sobre o transtorno e seu tratamento no nível de entendimento do indivíduo.
- Orientar sobre efeitos adversos que podem ocorrer com os antidepressivos e corrigi-los sempre que possível.
- Orientar sobre o tempo de resposta ao tratamento.
- Encorajar o paciente a escrever suas dúvidas antes de cada visita médica.
- Conversar com o paciente sobre suas preocupações e opiniões a respeito da doença.

- Sempre que possível, prescrever o tratamento de acordo com as preferências do paciente, jamais ser impositivo a menos que o indivíduo esteja em risco.
- Explicar o propósito, a dosagem, os efeitos colaterais comuns, o tempo e como a eficácia do tratamento deve ser avaliada.
- Sempre verificar se o paciente compreendeu as explicações.
- Antecipar os riscos de má adesão e explicar de maneira convincente o tratamento.
- Fornecer orientação dietética, sempre que possível, por exemplo, em relação ao uso e abuso de álcool, nicotina, cafeína, medicamentos sem prescrição, etc.
- Orientar sobre possíveis interações medicamentosas.
- Monitorar com o paciente e familiar(es) as dificuldades ao longo do tratamento.

DIFICULDADES NO TRATAMENTO

Sempre que um tratamento apresenta dificuldades, é natural que o paciente e/ou sua família fiquem ansiosos pelo resultado e pressionem o médico com perguntas, dúvidas e prazos. Em todos os casos, é importante analisar a situação do doente como um todo, levando em consideração sua história clínica, suas características de personalidade, as relações com a família, o ambiente em que vive, sua cultura, as peculiaridades biológicas e a história pregressa de tratamentos e doenças, para, então, formular uma estratégia de abordagem. Outros aspectos importantes devem ser considerados pelo psiquiatra, pois são causas frequentes de abandono ou de não adesão ao tratamento.

Tratamentos anteriores que não tiveram sucesso podem prejudicar o manejo terapêutico atual. É importante obter informação sobre medicamentos que já tenham sido usados, tempo de uso e de resposta e efeitos colaterais. O médico deve esclarecer o paciente e os familiares sobre o que devem esperar do fármaco, estimar o tempo em que o medicamento deve começar a agir e alertar para possíveis efeitos indesejados, sendo que, para tanto, o profissional deve colocar-se à disposição para atender às queixas e dúvidas. É essencial também evitar condicionar o tratamento a exames desnecessários ou que não sejam urgentes para o momento, principalmente quando o paciente sinaliza desconforto ou constrangimentos diante dessa possibilidade.

As crenças negativas são de extrema relevância e devem ser investigadas durante a entrevista, pois são um fator considerável de não adesão. Motivação é essencial ao tratamento, e, mesmo que o paciente se mostre apático, é importante motivá-lo, mostrando como a doença pode prejudicar sua vida profissional, seus relacionamentos e seus planos futuros. Essa etapa, que é crítica na adesão, pode encontrar obstáculo no niilismo da pessoa deprimida, mas, se ela sente que o médico está genuinamente interessado em seu bem-estar, pode reagir de forma positiva. Outros fatores também integram o sistema de crenças do paciente, por exemplo, opiniões colhidas em fóruns e listas na internet, ponto de vista de amigos e colegas sobre medicamentos, etc., e o médico deve estar atento a isso.

Ainda em relação às crenças do paciente, um aspecto se destaca: o medo de tomar medicamentos, acreditando que isso possa acarretar dependência química. Hoje, essa é uma crença que se dissemina amplamente em fóruns da internet, e não é raro que o paciente questione seu médico sobre tal possibilidade. Isso desencoraja o paciente a iniciar e manter o tratamento, portanto é importante que o profissional explique a ação do medicamento e tranquilize o paciente.

O tempo de latência dos antidepressivos é um fator que traz ansiedade ao paciente e a sua família, e pode levar ao abandono precoce do tratamento. Os pacientes quase sempre pensam que vão melhorar no dia seguinte ao início do tratamento, por isso é importante alertá-los para o fato de que os efeitos virão a seu tempo, estimando um prazo entre 2 e 4 semanas para os efeitos serem percebidos. Isso frequentemente tem bons resultados e muda a ansiedade do indivíduo para uma expectativa positiva.

Assim, prescrições posológicas complexas devem ser evitadas, pois quanto mais complicada a prescrição, menor a disposição do paciente em seguir as determinações do médico. Estudos mostraram que a prescrição de um medicamento quatro vezes ao dia, por 10 dias, é seguida por apenas 10 a 20% dos pacientes.[16] Também foi demonstrado que 30 a 50% dos medicamentos recém-adquiridos são descartados.[16]

Outros fatores influem na estruturação de conflitos em relação ao tratamento, embora em menor proporção. Por exemplo, na realidade brasileira, o medicamento prescrito pode estar fora das possibilidades financeiras do paciente, e o médico deve levar isso em conta, especialmente em quadros depressivos, já que o indivíduo fará uso da medicação por muitos anos, talvez por toda a vida. Outro fator é a ausência de convívio familiar ou, se o doente vive com a família, a não participação dela. É importante mobilizar familiares e amigos como "parceiros" no tratamento e orientá-los sempre que possível.

Enfim, dificuldades sempre existem, e é importante que o médico explique aos pacientes que eles não devem desistir do tratamento, bem como esteja aberto e disposto para discutir qualquer dúvida e detalhes sobre isso. É essencial ter em mente que, ao mesmo tempo em que diagnostica e trata o indivíduo, o profissional também o está educando em relação à doença, aos fatores que o fizeram adoecer e que podem mantê-lo nesse estado, bem como à forma como ele deve se tratar e procurar uma existência saudável e tranquila.

PSIQUIATRIA E FARMACOGENÉTICA

A depressão resistente é um paradigma no tratamento psiquiátrico. Várias teorias e condutas foram codificadas para lidar com esse eventual problema. Entretanto, a recente entrada da farmacogenômica no instrumental psiquiátrico mudou essa perspectiva. Segundo a genômica, é possível prever quais medicamentos serão mais eficazes no tratamento da depressão por meio do perfil dos genes que controlam o metabolismo dos fármacos.[17] Da mesma forma, é possível esclarecer mais precocemente a origem de determinada "depressão resistente".

Essa nova ferramenta científica está sendo rapidamente disseminada na cultura dos pacientes e entre os psiquiatras, e vem se tornando mais frequente uma vez que a demanda está reduzindo seu custo. É cada vez mais comum o próprio indivíduo exigir o teste antes mesmo de iniciar o tratamento. Contudo, o psiquiatra tem que considerar essa nova variável em sua relação com o paciente e ponderar com ele a necessidade real desse exame, uma vez que, na maioria dos casos, o primeiro tratamento e os ajustes posteriores fornecem bons resultados. Além disso, a pressão midiática sobre a farmacogenômica psiquiátrica influencia o julgamento do paciente e de seus familiares, e, em alguns casos, será necessário o psiquiatra considerar também essa questão na entrevista, *cum grano salis*.

CONSIDERAÇÕES FINAIS

A experiência e a epidemiologia clínicas ensinam que educar o paciente com depressão é fundamental para o tratamento bem-sucedido. Quanto mais o indivíduo é envolvido no tratamento, de forma que se sinta seguro e adquira entendimento sobre seu transtorno, mais satisfatórios são a adesão e o desfecho terapêuticos.

O paciente deve alcançar consciência de sua doença e compreender a razão de seu tratamento. Uma conversa franca e honesta com ele e seus familiares contribui positivamente para uma relação de confiança com o psiquiatra. O indivíduo sente-se seguro ao discutir abertamente suas preocupações sobre a doença, o tratamento e suas consequências, bem como ao ter suas demandas acolhidas. A ideia é estabelecer um compromisso do paciente com seu tratamento, a aliança terapêutica.

Não há dúvida de que o suporte psicoeducacional é essencial para a adesão ao tratamento e para a minimização das recorrências. Além disso, é primordial ressaltar que somente uma boa adesão fornece um caminho permanente para a remissão do quadro clínico, mesmo aqueles mais graves.

REFERÊNCIAS

1. Besançon S. La philosophie de cabanis: une réforme de la psychiatrie. Paris: Synthelabo; 1997.
2. Deleuze JPF. Histoire critique du magnétisme animal. 2e ed. Paris: Chez Belin-Leprieur; 1819.
3. Salcedo MSS, Vaz Leal FJ. Factores psicosociales y observancia de las prescripciones farmacológicas en pacientes deprimidos: una contribución clínica. Rev Clín Esp. 1993;192:393-9.
4. American Psychiatric Association. Recomendações de tratamento para pacientes com transtorno depressivo maior. In: American Psychiatric Association. Diretrizes para o tratamento de transtornos psiquiátricos: compêndio 2006. Porto Alegre: Artmed; 2007. p. 513-33.
5. Blackwell B. Treatment adherence. Br J Psychiatry. 1976;129:513-31.
6. Van Putten T. Why do patients with manic-depressive illness stop their lithium? Compr Psychiatry. 1975;16(2):179-83.
7. Kelly GR, Scott JE, Mamon J. Medication compliance and health education among outpatients with chronic mental disorders. Med Care. 1990;28(12):1181-97.
8. Johnson DA. Depression: treatment compliance in general practice. Acta Psychiatr Scand Suppl. 1981;290:447-53.
9. Montgomery SA. Anxiety and depression. Petersfield: Wrightson Biomedical; 1990.
10. Katon W, Schulberg H. Epidemiology of depression in primary care. Gen Hosp Psychiatry. 1992;14(4):237-47.
11. Delgado PL. Approaches to the enhancement of patient adherence to antidepressant medication treatment. J Clin Psychiatry. 2000;61 Suppl 2: 6-9.
12. Feldman JA, De Tullio P. Medication noncompliance: an issue to consider in the drug selection process. Hosp Formul. 1994;29(3):204-11.
13. Simon GE, VonKorff M, Wagner EH, Barlow W. Patterns of antidepressant use in community practice. Gen Hosp Psychiatry. 1993;15(6): 399-408.

14. Demyttenaere K, Enzlin P, Dewé W, Boulanger B, De Bie J, De Troyer W, et al. Compliance with antidepressants in primary care setting, 1: beyond lack of efficacy and adverse events. J Clin Psychiatry. 2001;62 Suppl 22:30-3.
15. Zajecka JM. Clinical issues in long-term treatment with antidepressants. J Clin Psychiatry. 2000;61 Suppl 2:20-5.
16. Costa D, Vilela JEM. Desfazendo os mitos sobre as doenças mentais. Belo Horizonte: Foglio; 2001.
17. Stahl SM. Psychiatric pharmacogenomics: how to integrate into clinical practice. CNS Spectrums. 2017;22(1):1-4.

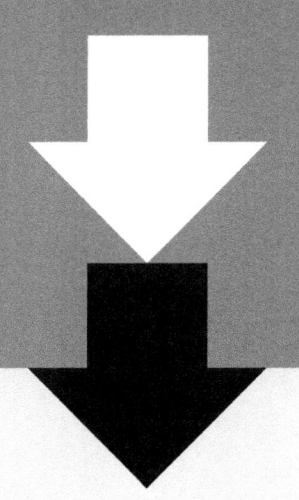

10
Distimia

Ana Paula Jesus-Nunes
Flávia Vieira
Lucas de Castro Quarantini

INTRODUÇÃO

O termo distimia originou-se na Grécia Antiga para descrever indivíduos letárgicos, melancólicos e inseguros, sendo também conhecido como "mau humor".[1] Enquanto diagnóstico, a distimia foi incluída na terceira edição do *Manual diagnóstico e estatístico de transtornos mentais* (DSM-III), na década de 1980, sendo mantida até a quarta edição, texto revisado, da publicação (DSM-IV-TR),[2] que descreve o referido transtorno como uma condição depressiva crônica, de baixo grau, marcada por sintomas de longa duração e ausência de episódio depressivo maior durante os dois primeiros anos da perturbação.

Em 2013, na quinta edição do DSM (DSM-5),[3] introduziu-se uma nova categoria diagnóstica, denominada transtorno depressivo persistente (TDP), representando a combinação do transtorno distímico e do transtorno depressivo maior (TDM) crônico. Essa mudança de classificação ocorreu em resposta a dificuldades em diferenciar as várias formas de depressão crônica, além do fato de estarem, com frequência, presentes simultaneamente.[4] Ademais, a referida mudança promove a distinção entre condições depressivas crônica e episódica, conceitualizando a primeira como uma categoria única com diferentes níveis de gravidade de sintomas.[5,6]

O TDP, apresentado na sessão "Transtornos Depressivos", no DSM-5, consiste em uma condição crônica caracterizada por um curso prolongado e sintomas persistentes, com início precoce e insidioso.[3,7] Entre outros aspectos, difere do TDM pela cronicidade dos sintomas, impactando a qualidade de vida do indivíduo, bem como ocasionando comprometimento funcional considerável.[1]

CRITÉRIOS DIAGNÓSTICOS

O TDP refere-se a uma forma crônica da depressão, caracterizada por humor deprimido durante a maior parte do dia, na maioria dos dias, com duração mínima de dois anos. Em crianças e adolescentes, o humor pode apresentar-se sob a forma de irritabilidade, com período exigido de, pelo menos, um ano (critério A). Para que sejam satisfeitos os critérios para um episódio depressivo persistente, também devem estar presentes duas ou mais das seguintes características ou sintomas adicionais (critério B):

a) Redução ou aumento do apetite
b) Alteração nos hábitos de sono (insônia ou hipersonia)
c) Redução da energia ou fadiga
d) Baixa autoestima

e) Dificuldade de concentração ou prejuízo na capacidade de tomada de decisões
f) Sentimentos de desesperança.

Considerando que esses sintomas estão presentes com frequência nas experiências da vida diária do indivíduo (p. ex., "Sempre fui assim" ou "Nasci assim"), sobretudo nos casos de início precoce, eles podem não ser tão facilmente relatados, a menos que sejam investigados de forma direta pelo entrevistador.

Além disso, durante o período de dois anos, o indivíduo: a) não vivenciou intervalos assintomáticos maiores que dois meses (critério C); e b) pode apresentar concomitantemente critérios diagnósticos congruentes com um TDM (critério D). Diferentemente do DSM-IV-TR,[2] no qual não poderia haver qualquer episódio depressivo maior nos dois primeiros anos de sintomas distímicos, o DSM-5[3] propõe uma alteração no critério D, afirmando que episódios depressivos maiores podem ocorrer durante o TDP. Caso tenham sido satisfeitos todos os critérios para um episódio depressivo maior em algum momento durante o período de dois anos, este deve ser codificado como um especificador do TDP (Quadro 10.1).

QUADRO 10.1 Especificadores para transtorno depressivo persistente (distimia), de acordo com o DSM-5

Características	Com sintomas ansiosos Com características mistas Com características melancólicas Com características atípicas Com características psicóticas congruentes com o humor Com características psicóticas incongruentes com o humor Com início no periparto
Remissão	**Em remissão parcial:** presença de sintomas do episódio depressivo maior imediatamente anterior, mas não são satisfeitos todos os critérios; ou período menor que dois meses sem sintomas significativos de um episódio depressivo maior após o término desse episódio. **Em remissão completa:** durante os últimos dois meses, ausência de qualquer sinal ou sintoma significativo.
Idade de início	**Início precoce:** quando o início dos sintomas ocorre antes dos 21 anos de idade. **Início tardio:** quando o início dos sintomas ocorre a partir dos 21 anos de idade.
Presença ou ausência de episódio depressivo maior concomitante	**Com síndrome distímica pura:** não houve um episódio depressivo maior pelo menos nos últimos dois anos. **Com episódio depressivo maior persistente:** foram satisfeitos todos os critérios para um episódio depressivo maior durante os últimos dois anos e este continua presente. **Com episódios depressivos maiores intermitentes, com episódio atual:** atualmente, são satisfeitos todos os critérios para um episódio depressivo maior, porém houve períodos de, no mínimo, oito semanas pelo menos nos dois anos precedentes com sintomas abaixo do limiar para um episódio depressivo maior completo. **Com episódios depressivos maiores intermitentes, sem episódio atual:** atualmente, não são satisfeitos todos os critérios para um episódio depressivo maior, porém houve um ou mais episódios depressivos maiores pelo menos nos dois últimos anos de sintomas depressivos persistentes.
Gravidade atual	Leve Moderada Grave

Fonte: American Psychiatric Association.[3]

Além disso, jamais deve ter havido um episódio maníaco ou hipomaníaco, assim como não podem ter sido preenchidos critérios para transtorno ciclotímico (critério E). A alteração do humor não pode ser mais bem explicada por transtorno esquizoafetivo persistente, esquizofrenia, transtorno delirante, outro transtorno do espectro da esquizofrenia ou outro transtorno psicótico, especificado ou não especificado (critério F); bem como não pode ser devida aos efeitos fisiológicos de uma substância ou a outra condição médica (critério G). Por fim, os sintomas característicos devem ocasionar sofrimento clinicamente significativo ou prejuízo no funcionamento do indivíduo em importantes áreas da sua vida (critério H).

Os especificadores relativos ao TDP (distimia) estão apresentados no Quadro 10.1, sendo categorizados conforme os sintomas característicos, remissão, idade de início, presença ou ausência de episódio depressivo maior concomitante e gravidade atual.

EPIDEMIOLOGIA

Uma série de estudos epidemiológicos fundamentados nos critérios diagnósticos do DSM-III, de sua versão revisada (DSM-III-R) e do DSM-IV estimou a prevalência da distimia ao longo da vida, com taxas que variaram entre 2,5 e 6,4%, sendo considerado um transtorno relativamente frequente na população geral.[8-12] Até o momento, não foram encontrados achados consistentes de prevalência para TDP, pautados na classificação diagnóstica do DSM-5.[3]

Em um estudo com uma amostra de 3.720 indivíduos residentes na Suíça, a prevalência ao longo da vida encontrada para o TDP com episódio depressivo maior persistente foi de 15,2%; para TDP com episódio depressivo maior intermitente, de 0,5%; e para TDP com distimia pura, de 3,3%. Enquanto a estimativa de prevalência ao longo da vida para TDP com distimia pura foi compatível com estudos prévios, a prevalência para TDP com episódio depressivo maior persistente pode estar aumentada, o que também explica, segundo os autores, a baixa prevalência para TDP com episódio depressivo maior intermitente.[13]

Dados de um estudo conduzido nos Estados Unidos pela National Epidemiologic Survey on Alcohol and Related Conditions (NESARC), com uma ampla amostra populacional de 43.094 adultos, apontaram prevalência de 12 meses de 0,5% para transtorno distímico e de 1,5% para TDM crônico.[14] Porém, o referido estudo encontrou menor prevalência de 12 meses de TDM crônico e transtorno distímico em comparação com estudos anteriores com base no DSM-III-R e DSM-IV, que indicaram prevalência de 12 meses para distimia de 2,5% e 1,5%, respectivamente.[9,15] As diferenças nas estimativas de prevalência para TDP entre os diversos estudos podem ser decorrentes, entre outros fatores, de mudanças em sua operacionalização entre as edições do DSM.[13]

As mulheres apresentam maior risco de desenvolvimento de TDP em comparação aos homens.[7,10,14] Essa condição é mais comum em pessoas solteiras,[5,10,16] e há evidências de que indivíduos com transtorno distímico e TDM crônico apresentam comorbidade elevada com transtornos do Eixo I e Eixo II.[14] A comorbidade com TDM, transtornos de ansiedade e abuso de substâncias é particularmente comum, com mais de 75% dos pacientes com distimia satisfazendo os critérios para algum dos transtornos recém-citados.[7,10] Em metanálise de 122 artigos publicados entre 1988 e 2010, verificou-se que o risco global de indivíduos com transtornos do humor (TDM, transtorno bipolar e distimia) apresentarem pelo menos um transtorno da personalidade comórbido foi alto para as três patologias, com destaque para a distimia.[17]

Estudos apontam que indivíduos com distimia utilizam mais frequentemente serviços de saúde e substâncias psicotrópicas.[18] Em pesquisa sobre a prevalência do uso de serviços de saúde mental, a distimia foi um dos diagnósticos psiquiátricos que provavelmente mais levaram os indivíduos a buscar ajuda especializada e ocupou o primeiro lugar quando comparada aos demais transtornos do humor avaliados em ambos os estudos.[19,20]

Ademais, a condição está associada a incapacidade e comprometimento físico e psicossocial significativo mais elevados, além de maior suicidalidade e mais hospitalizações.[18,21,22] Em comparação a controles não deprimidos, pacientes com distimia apresentaram histórico de trabalho significativamente pior, com menor estabilidade, além de maior perda de produtividade, desempenho prejudicado e frequência de problemas no contexto laboral.[23] A carga cumulativa de sintomas depressivos persistentes repercute negativamente no funcionamento global do indivíduo e pode ser tão grande ou mesmo maior do que a do TDM.[7]

Além disso, alterações somáticas e cognitivas que comprometem a vida do indivíduo estão presentes. Vários fatores psicossociais podem contribuir no desenvolvimento do transtorno distímico, como, por exemplo, estresse ao longo da vida, situações relacionadas à falta de apoio social, isolamento e outras circunstâncias sociais desfavoráveis.[24]

Sansone e Sansone[24] apontam como fatores que podem contribuir para a dificuldade na detecção e no diagnóstico da distimia os sintomas brandos da condição em sua forma pura; a comorbidade somática e com outros transtornos mentais; a dificuldade do paciente em distinguir o "eu" e os sintomas distímicos, levando-o a concluir erroneamente que estes últimos são características de sua personalidade; e o erro diagnóstico.

TRATAMENTO

Tratamento farmacológico

Estudos têm apresentado diversas opções de intervenções farmacológicas para o tratamento da distimia, fornecendo evidências substanciais para a eficácia de antidepressivos no manejo dessa condição. Uma revisão sistemática e metanálise examinou a eficácia e aceitabilidade de inibidores seletivos da recaptação de serotonina (ISRSs) e antidepressivos tricíclicos (ADTs) no tratamento agudo da depressão crônica, com destaque para a distimia. Os ISRSs e ADTs apresentaram taxas de resposta e remissão significativamente maiores quando comparados ao placebo, não tendo sido identificadas diferenças em termos de eficácia entre as classes de antidepressivos. Quanto à aceitabilidade, os resultados demonstraram superioridade dos ISRSs.[25]

Outra revisão sistemática e metanálise pretendeu investigar a eficácia e aceitabilidade de tratamentos para o TDP, sendo incluídos 45 ensaios clínicos randomizados e envolvendo 28 fármacos.[26] Entre os medicamentos investigados, a fluoxetina, a paroxetina, a sertralina, a moclobemida, a imipramina e a amissulprida foram consideradas eficazes e aceitáveis para o TDP. A moclobemida e a amissulprida demonstraram eficácia superior à fluoxetina, enquanto a imipramina foi menos aceitável quando comparada a sertralina e amissulprida. Nesse estudo, no entanto, outros medicamentos não puderam ser analisados, visto que não preencheram os critérios de inclusão previamente estabelecidos. Exceto resposta e abandono, outros desfechos clinicamente relevantes também não foram investigados.

O resultado encontrado para a amissulprida no referido estudo foi semelhante ao de outra revisão sistemática, cujo objetivo foi avaliar os efeitos de antipsicóticos de segunda geração em indivíduos com TDM ou distimia.[27] Com base nos dados de cinco ensaios clínicos randomizados (N = 1.313), verificou-se que indivíduos com distimia podem se beneficiar do tratamento com amissulprida no que tange à redução de sintomas depressivos. Os efeitos colaterais mais proeminentes relacionados ao uso desse medicamento foram o aumento da prolactina (em comparação ao placebo) e o ganho de peso (em comparação a antidepressivos).

Por fim, uma revisão sistemática de ensaios clínicos randomizados que compararam fármacos e placebo para o tratamento da distimia constatou que os ADTs, ISRSs, inibidores da monoaminoxidase (IMAOs) e outros (sulpirida, aminaptina e ritanserina) são eficazes no manejo terapêutico da distimia, sem grandes diferenças entre as classes de medicamentos ou dentro delas. Entre os fármacos investigados, os ADTs mostraram-se mais propensos a eventos adversos e abandono do tratamento. Dada a eficácia semelhante entre os fármacos citados anteriormente, as diferenças entre eles em relação aos efeitos colaterais/adversos específicos podem ser úteis na prescrição de antidepressivos.[28] Lima e Hotopf[29] endossam essa afirmação, concluindo que a escolha do fármaco deve ser feita com base nas propriedades do efeito colateral específico dele.

Diante do exposto, a farmacoterapia parece um tratamento eficaz para o TDP, não tendo sido encontradas diferenças entre os antidepressivos até o momento. Desse modo, conforme já dito, a escolha do fármaco deve ser feita com base nas propriedades do seu efeito colateral específico; logo, em geral o antidepressivo mais tolerado deve ser prescrito.

Neuroestimulação

Apesar de existirem diversas evidências na literatura referentes à eficácia de métodos neuroestimulatórios – em especial a estimulação magnética transcraniana (EMT), a eletroconvulsoterapia (ECT) e a estimulação do nervo vago (ENV) –, elas são derivadas quase exclusivamente de amostras de sujeitos com depressão refratária e não distímicos.

Uma revisão sistemática verificou a eficácia e a aceitabilidade das técnicas de estimulação cerebral em paciente com depressão unipolar e bipolar, como opção adicional de tratamento. O uso da EMT é justificado pelos prejuízos funcionais nas regiões pré-frontal corticais e límbica decorrentes dos transtornos depressivos.[30]

A ECT, a mais antiga terapia de neuroestimulação, é mais eficaz que o uso de medicamentos antidepressivos administrados isoladamente, quando empregada na depressão grave e recorrente. Mesmo após a remissão dos sintomas, a ECT é substituída pela ECT de manutenção para evitar recaídas.[31]

A ENV apresenta resultados promissores quando utilizada para depressão maior e, principalmente, depressão resistente ao tratamento, na qual apresenta maiores evidências científicas em comparação a outras técnicas. Há evidências de que a atividade no tálamo e no córtex em pacientes deprimidos sofreu alteração após intervenção com ENV. No entanto, há demora no efeito, o que ocorre entre o 3º e o 12º mês de tratamento.[31] Atualmente, a combinação de estratégias de terapias de estimulação tem sido promissora, mas seus dados de efeitos ainda são incipientes. Portanto, pesquisas futuras são necessárias para avaliar de forma mais acurada o tamanho de efeito da combinação dessas técnicas.[31]

Psicoterapia

Está bem estabelecido que a psicoterapia exerce um importante papel no tratamento de transtornos depressivos. Porém, o suporte empírico em relação à eficácia da psicoterapia para formas crônicas de depressão, especialmente o transtorno distímico, é menor quando comparado ao do TDM.[32,33] Em revisão sistemática e metanálise, foram encontradas evidências sobre a eficácia de diferentes tratamentos psicológicos em pacientes deprimidos de cuidados primários, em comparação a cuidados habituais ou placebo. Nesse estudo, as diferenças entre os efeitos das intervenções psicológicas não foram estatisticamente significantes.[34]

Em uma metanálise de 16 ensaios clínicos randomizados, buscou-se examinar os efeitos da psicoterapia na depressão crônica e na distimia, tendo sido incluídos uma variedade de tratamentos psicológicos. As evidências na literatura indicam que a psicoterapia tem um efeito significativo sobre a depressão crônica e a distimia. Além disso, o tratamento combinado foi mais eficaz que a psicoterapia e a farmacoterapia isoladas. O referido estudo verificou, ainda, que o tamanho de efeito aumentava a cada sessão de psicoterapia, indicando que pelo menos 18 sessões de psicoterapia são necessárias para que seja alcançado um efeito de tratamento benéfico o suficiente em pacientes cronicamente deprimidos. Esses dados indicam que o tratamento deve ser mantido sem interrupção e que não existe um número de sessões fixas ou predeterminadas, uma vez que a análise de cada caso clínico é única, devendo ser consideradas as características e a história de desenvolvimento de cada paciente. Não foram encontradas diferenças estatisticamente significativas entre os tipos de psicoterapia.[33]

Uma série de opções de psicoterapias potencialmente promissoras tem sido descrita na literatura, como o sistema de psicoterapia de análise cognitivo-comportamental (CBASP),[35] a terapia cognitiva baseada em *mindfulness* (MBCT),[36] a psicoterapia interpessoal (TIP),[37] a terapia cognitivo-comportamental (TCC)[33] e a terapia de aceitação e compromisso (ACT).[38,39]

O CBASP foi desenvolvido como um tratamento específico para indivíduos adultos cronicamente deprimidos.[35] McCullough[35] afirma que os pacientes com depressão crônica apresentam estrutura de pensamento, padrões de linguagem e comportamentos primitivos, funcionando, na área social-interpessoal, com a mentalidade estrutural de uma criança pré-operatória de 4 a 6 anos de idade (de acordo com os estágios de desenvolvimento humano de Piaget). Esses indivíduos encontram-se perceptivelmente desconectados do ambiente, sendo, portanto, incapazes de reconhecer as consequências de seus comportamentos (disfuncionalidade percebida). Nesse sentido, o CBASP consiste em um programa de treinamento de contingência, fundamentado predominantemente na administração de reforços negativos. São utilizadas três técnicas para promover mudanças em psicoterapia, a saber: análise situacional, exercício de discriminação interpessoal e ensaio/treinamento de habilidades comportamentais.[35] Em revisão sistemática e metanálise sobre a referida abordagem, foram encontradas evidências de eficácia do CBASP no tratamento de pacientes cronicamente deprimidos. Nessa metanálise, foram incluídos um total de seis ensaios clínicos randomizados e controlados, nos quais o CBASP foi comparado a diferentes condições de tratamento.[40]

A MBCT é um programa que incorpora aspectos da TCC com práticas de meditação de atenção plena (redução de estresse baseado em *mindfulness* [MBSR]), sendo utilizada no tratamento de condições psiquiátricas, como os transtornos do humor.[36] Em um ensaio clínico, cujo objetivo foi avaliar o efeito da MBCT na regulação emocional e na depressão em pacientes com distimia, foram incluídos 50 pacientes com diagnóstico de distimia pura ou depressão dupla, selecionados por amostragem de conveniência e designados aleatoriamente para os grupos de intervenção ou controle. Os participantes alocados para o grupo de intervenção ingressaram em um programa de MBCT, bem como receberam medicamento, ao passo que o grupo-controle recebeu somente o medicamento. Os resultados desse estudo indicaram que os pacientes distímicos do grupo de intervenção apresentaram melhora significativa na gravidade dos sintomas depressivos, bem como aumento da capacidade de regulação emocional, quando comparados ao grupo-controle.[41]

A ACT, uma psicoterapia comportamental, foi criada por Steven Hayes e tem como objetivo principal proporcionar uma flexibilidade psicológica, aceitar os eventos privados e direcionar ações nos próprios valores do paciente. A depressão, de acordo com a ACT, está relacionada a eventos passados que incluem pensamentos e sentimentos que impedem o paciente de lidar com eventos estressores na vida.[38,39]

Os estudos aqui referidos embasam a importância da psicoterapia como tratamento combinado para um prognóstico mais satisfatório do paciente.

ADESÃO AO TRATAMENTO

Mesmo nos dias atuais, a adesão ao tratamento medicamentoso ainda é um desafio na prática clínica. A má adesão reduz a eficácia terapêutica dos fármacos e, consequentemente, leva a um pior prognóstico, dificultando o manejo da doença. A boa adesão ao tratamento e o conhecimento dos possíveis desfechos devem integrar o planejamento terapêutico do indivíduo.[42]

Frequentemente, os pacientes abandonam o tratamento, e a baixa adesão ao medicamento antidepressivo tem sido associada a custo elevado, estigma e falta de orientação. Contudo, alguns fatores podem aumentar a adesão, como a confiança no médico, a decisão compartilhada sobre a escolha do tratamento, principalmente em relação ao medicamento, e a crença na eficácia. A pergunta: "Você já foi descuidado em tomar este medicamento?" pode ser adicionada ao contexto clínico para que o terapeuta identifique a não adesão ao tratamento por parte do paciente.[43]

Avaliar a adesão terapêutica a cada consulta é imprescindível, assim como fornecer informações sobre benefícios, efeitos colaterais e quaisquer outros dados que a favoreçam.

CONSIDERAÇÕES FINAIS

Apesar de transcorridas quase quatro décadas do surgimento da classificação diagnóstica da distimia, ainda há a necessidade de ampla discussão e desenvolvimento de pesquisas relacionadas a esse transtorno, sobretudo após sua reclassificação no DSM-5. Verifica-se, na literatura, uma escassez de estudos relativos ao TDP, quando comparado ao TDM, no qual se concentra boa parte das pesquisas na área da depressão, em especial no que diz respeito às modalidades de tratamento disponíveis atualmente. Por sua natureza crônica, o tratamento combinado entre a farmacoterapia e a psicoterapia deve ser recomendado ao paciente, em vez de apenas uma abordagem isolada. O desafio dos clínicos encontra-se em reconhecer o TDP precocemente para propor um tratamento adequado.

REFERÊNCIAS

1. Akiskal HS. Dysthymia and cyclothymia in psychiatric practice a century after Kraepelin. J Affect Disord. 2001;62(1-2):17-31.
2. American Psychiatric Association. Diagnostic and statistical manual of mental disorders: DSM-IV-TR. 4th rev. ed. Washington: APA; 2000.
3. American Psychiatric Association. Diagnostic and statistical manual of mental disorders: DSM-5. 5th ed. Washington: APA; 2013.
4. Lam RW, McIntosh D, Wang J, Enns MW, Kolivakis T, Michalak EE, et al. Canadian Network for Mood and Anxiety Treatments (CANMAT) 2016 clinical guidelines for the management of adults with major depressive disorder: section 1. Disease burden and principles of care. Can J Psychiatry. 2016;61(9):510-23.
5. Klein DN, Shankman SA, Rose S. Ten-year prospective follow-up study of the naturalistic course of dysthymic disorder and double depression. Am J Psychiatry. 2006;163(5):872-80.
6. Rhebergen D, Graham R. The re-labelling of dysthymic disorder to persistent depressive disorder in DSM-5: old wine in new bottles? Curr Opin Psychiatry. 2014;27(1):27-31.
7. Klein DN, Santiago NJ. Dysthymia and chronic depression: introduction, classification, risk factors, and course. J Clin Psychol. 2003;59(8):807-16.
8. Murphy JA, Byrne GJ. Prevalence and correlates of the proposed DSM-5 diagnosis of chronic depressive disorder. J Affect Disord. 2012;139(2):172-80.
9. Kessler RC, McGonagle KA, Zhao S, Nelson CB, Hughes M, Eshleman S, et al. Lifetime and 12-month prevalence of DSM-III-R psychiatric disorders in the United States. Results from the National Comorbidity Survey. Arch Gen Psychiatry. 1994;51(1):8-19.
10. Weissman MM, Leaf PJ, Bruce ML, Florio L. The epidemiology of dysthymia in five communities: rates, risks, comorbidity, and treatment. Am J Psychiatry. 1988;145(7):815-9.
11. Waraich P, Goldner EM, Somers JM, Hsu L. Prevalence and incidence studies of mood disorders: a systematic review of the literature. Can J Psychiatry. 2004;49(2):124-38.
12. Kessler RC, Berglund P, Demler O, Jin R, Merikangas KR, Walters EE. Lifetime prevalence and age-of-onset distributions of DSM-IV disorders in the National Comorbidity Survey Replication. Arch Gen Psychiatry. 2005;62(6):593-602.
13. Vandeleur CL, Fassassi S, Castelao E, Glaus J, Strippoli MF, Lasserre AM, et al. Prevalence and correlates of DSM-5 major depressive and related disorders in the community. Psychiatry Res. 2017;250:50-8.

14. Blanco C, Okuda M, Markowitz JC, Liu SM, Grant BF, Hasin DS. The epidemiology of chronic major depressive disorder and dysthymic disorder: results from the National Epidemiologic Survey on Alcohol and Related Conditions. J Clin Psychiatry. 2010;71(12):1645-56.
15. Kessler RC, Chiu WT, Demler O, Merikangas KR, Walters EE. Prevalence, severity, and comorbidity of 12-month DSM-IV disorders in the National Comorbidity Survey Replication. Arch Gen Psychiatry. 2005;62(6):617-27.
16. Hayden EP, Klein DN. Outcome of dysthymic disorder at 5-year follow-up: the effect of familial psychopathology, early adversity, personality, comorbidity, and chronic stress. Am J Psychiatry. 2001;158(11):1864-70.
17. Friborg O, Martinsen EW, Martinussen M, Kaiser S, Overgård KT, Rosenvinge JH. Comorbidity of personality disorders in mood disorders: a meta-analytic review of 122 studies from 1988 to 2010. J Affect Disord. 2014;152-154:1-11.
18. Satyanarayana S, Enns MW, Cox BJ, Sareen J. Prevalence and correlates of chronic depression in the canadian community health survey: mental health and well-being. Can J Psychiatry. 2009;54(6):389-98.
19. Mackenzie CS, Reynolds K, Cairney J, Streiner DL, Sareen J. Disorder-specific mental health service use for mood and anxiety disorders: associations with age, sex, and psychiatric comorbidity. Depress Anxiety. 2012;29(3):234-42.
20. Wang PS, Lane M, Olfson M, Pincus HA, Wells KB, Kessler RC. Twelve-month use of mental health services in the United States: results from the National Comorbidity Survey Replication. Arch Gen Psychiatry. 2005;62(6):629-40.
21. Hellerstein DJ, Agosti V, Bosi M, Black SR. Impairment in psychosocial functioning associated with dysthymic disorder in the NESARC study. J Affect Disord. 2010;127(1-3):84-8.
22. Klein DN. Chronic depression: diagnosis and classification. Curr Dir Psychol Sci. 2010;19(2):96-100.
23. Adler DA, Irish J, McLaughlin TJ, Perissinotto C, Chang H, Hood M, et al. The work impact of dysthymia in a primary care population. Gen Hosp Psychiatry. 2004;26(4):269-76.
24. Sansone RA, Sansone LA. Dysthymic disorder: forlorn and overlooked? Psychiatry (Edgmont). 2009;6(5):46-51.
25. von Wolff A, Hölzel LP, Westphal A, Härter M, Kriston L. Selective serotonin reuptake inhibitors and tricyclic antidepressants in the acute treatment of chronic depression and dysthymia: a systematic review and meta-analysis. J Affect Disord. 2013;144(1-2):7-15.
26. Kriston L, von Wolff A, Westphal A, Hölzel LP, Härter M. Efficacy and acceptability of acute treatments for persistent depressive disorder: a network meta-analysis. Depress Anxiety. 2014;31(8):621-30.
27. Komossa K, Depping AM, Gaudchau A, Kissling W, Leucht S. Second-generation antipsychotics for major depressive disorder and dysthymia. Cochrane Database Syst Rev. 2010(12):CD008121.
28. Lima MS, Moncrieff J. Drugs versus placebo for dysthymia. Cochrane Database Syst Rev. 2000;(4):CD001130.
29. Lima MS, Hotopf M. Pharmacotherapy for dysthymia. Cochrane Database Syst Rev. 2003;(3):CD004047.
30. Mutz J, Edgcumbe DR, Brunoni AR, Fu CHY. Efficacy and acceptability of non-invasive brain stimulation for the treatment of adult unipolar and bipolar depression: a systematic review and meta-analysis of randomised sham-controlled trials. Neurosci Biobehav Rev. 2018;S0149-7634(17).
31. Müller HHO, Moeller S, Lücke C, Lam AP, Braun N, Philipsen A. Vagus Nerve Stimulation (VNS) and Other Augmentation Strategies for Therapy-Resistant Depression (TRD): review of the evidence and clinical advice for use. Front Neurosci. 2018;12:239.
32. Picardi A, Gaetano P. Psychotherapy of mood disorders. Clin Pract Epidemiol Ment Health. 2014;10:140-58.
33. Cuijpers P, van Straten A, Schuurmans J, van Oppen P, Hollon SD, Andersson G. Psychotherapy for chronic major depression and dysthymia: a meta-analysis. Clin Psychol Rev. 2010;30(1):51-62.
34. Linde K, Sigterman K, Kriston L, Rücker G, Jamil S, Meissner K, et al. Effectiveness of psychological treatments for depressive disorders in primary care: systematic review and meta-analysis. Ann Fam Med. 2015;13(1):56-68.
35. McCullough JP Jr. Treatment for chronic depression using Cognitive Behavioral Analysis System of Psychotherapy (CBASP). J Clin Psychol. 2003;59(8):833-46.
36. Sipe WE, Eisendrath SJ. Mindfulness-based cognitive therapy: theory and practice. Can J Psychiatry. 2012;57(2):63-9.
37. Markowitz JC. Interpersonal psychotherapy for chronic depression. J Clin Psychol. 2003;59(8):847-58.
38. Hayes SC, Luoma JB, Bond FW, Masuda A, Lillis J. Acceptance and commitment therapy: model, processes and outcomes. Behav Res Ther. 2006;44(1):1-25.
39. Heydari M, Masafi S, Jafari M, Saadat SH, Shahyad S. Effectiveness of acceptance and commitment therapy on anxiety and depression of Razi Psychiatric Center staff. Open Access Maced J Med Sci. 2018;6(2):410-5.
40. Negt P, Brakemeier EL, Michalak J, Winter L, Bleich S, Kahl KG. The treatment of chronic de-

pression with cognitive behavioral analysis system of psychotherapy: a systematic review and meta-analysis of randomized-controlled clinical trials. Brain Behav. 2016;6(8):e00486.
41. Hamidian S, Omidi A, Mousavinasab SM, Naziri G. The effect of combining mindfulness-based cognitive therapy with pharmacotherapy on depression and emotion regulation of patients with dysthymia: a clinical study. Iran J Psychiatry. 2016;11(3):166-72.
42. Yeh MY, Sung SC, Yorker BC, Sun CC, Kuo YL. Predictors of adherence to an antidepressant medication regimen among patients diagnosed with depression in Taiwan. Issues Ment Health Nurs. 2008;29(7):701-17.
43. Tamburrino MB, Nagel RW, Chahal MK, Lynch DJ. Antidepressant medication adherence: a study of primary care patients. Prim Care Companion J Clin Psychiatry. 2009;11(5):205-11.

11
Suicídio

Caroline Dallalana
André C. Caribé
Ângela Miranda-Scippa

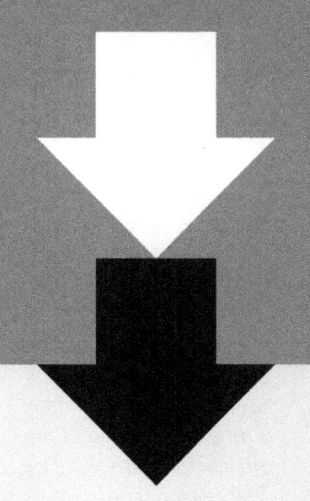

INTRODUÇÃO

O suicídio ainda é um importante problema de saúde pública, sendo responsável por aproximadamente 800.000 mortes por ano no mundo. Segundo a Organização Mundial da Saúde (OMS), um indivíduo morre a cada 40 segundos em decorrência do suicídio. Apesar da complexidade dessa questão e dos diversos fatores envolvidos no suicídio, a presença de doença mental é um aspecto de extrema relevância para tal desfecho. Assim, na prática dos profissionais da saúde, o reconhecimento precoce de indivíduos com risco de cometer suicídio é fundamental para reduzir sua incidência.[1-3]

CONCEITO

A origem da palavra "suicídio" se encontra na obra *Religio Medici*, de Thomas Browne, publicada em meados do século XVII. Até então, o ato do ser humano provocar a própria morte era chamado, em latim, idioma universal da época, como *felo de se* (i.e., "criminoso de si mesmo"). Etimologicamente, a palavra "suicídio" deriva do latim (*sui* = si mesmo e *caedes* = ação de matar).[4]

O suicídio é compreendido dentro de um conceito amplo, o comportamento suicida (CS), que envolve ações que podem ser graduadas: a ideação de morte (desejo de estar morto), a ideação suicida (pensamentos sobre fazer algo com vistas à própria morte), os planos de suicídio (planejamento sobre maneiras de praticar autolesões que podem resultar em morte), as tentativas de suicídio (TSs) – que se definem como qualquer comportamento autoinfligido com intenção de provocar a própria morte – e, por fim, o suicídio, delineado como todo caso de morte que resulta, direta ou indiretamente, de um ato positivo (p. ex., enforcamento) ou negativo (p. ex., greve de fome) realizado pela própria vítima, ciente de que tal ato provoca a morte.[5]

O CS é tão complexo que, na versão mais atual do *Manual diagnóstico e estatístico de transtornos mentais* (DSM-5), na sessão "Condições para Estudos Posteriores", foram propostas duas novas entidades diagnósticas distintas: o "transtorno do comportamento suicida" e a "autolesão não suicida".[5]

Têm-se como critérios para o transtorno do comportamento suicida: ter apresentado pelo menos uma TS nos últimos 24 meses; excluir autolesão não suicida, ou seja, a que configura comportamentos repetidos de automutilação direcionada à superfície do corpo, com o intuito de produzir alívio de um estado cognitivo/sentimento negativo ou para alcançar um estado de humor positivo; o ato não ter sido iniciado durante um estado de *delirium* ou confusão; e não ser cometido unicamente por um objetivo político ou religioso. O CS é visto no contexto de uma variedade de transtornos mentais, tais como o transtorno bipolar (TB), o transtorno depressivo recorrente (TDR), a esquizofrenia, o transtorno esquizoafetivo, entre outros. Marcadores de risco incluem alto grau de planejamento, agitação e ansiedade no momento da ação, alta recente de uma hospitalização e descontinuação recente de psicotrópicos. Os fatores desencadeantes mais encontrados são diagnóstico médico de doença potencialmente fatal (p. ex., câncer), perda recente de entes queridos, demissão, entre outros.[5]

No diagnóstico de autolesão não suicida, o indivíduo deve ter cometido, no último ano, por cinco ou mais dias, um dano intencional autoinfligido à superfície do corpo, gerando sangramento, contusão ou dor, com o objetivo de provocar dano físico leve ou moderado, sem intenção de morte. Em geral, a intenção é obter alívio de um sentimento negativo, resolver uma dificuldade interpessoal ou induzir um estado de sentimento positivo. Normalmente, os indivíduos relatam uma sensação de alívio logo após a lesão e não procuram atendimento clínico.[5]

EPIDEMIOLOGIA

O suicídio é a segunda principal causa de morte entre jovens de 15 a 29 anos. Sua taxa mundial aumentou aproximadamente 22% entre os anos de 2005 a 2015, com um valor estimado global de 10,7 suicídios/100 mil habitantes. Entre eles, 78% ocorrem em países de renda média e baixa, compreendendo 1,4% de todas as mortes no mundo e ocupando a 17ª posição no *ranking* das causas de morte, segundo os últimos dados da OMS de 2015.[1] Os métodos mais empregados são ingestão de pesticidas, enforcamento e uso de armas de fogo. Atualmente, para cada suicídio consumado ocorrem 10 a 20 tentativas; 15 a 25% das pessoas que tentam suicídio farão nova tentativa no ano seguinte; e 10 a 15% daquelas que tentam o suicídio efetivam o intento. Por infelicidade, apesar desses dados preocupantes, estima-se que, em 2020, aproximadamente 1,53 milhão de pessoas morrerá por suicídio.[1]

A distribuição das taxas de suicídio varia entre os continentes, porém as maiores são descritas na Europa, sobretudo no Leste Europeu, sendo a Lituânia o país com maior índice (32,7 suicídios/100 mil habitantes). Já no continente americano, a Guiana Francesa apresenta a maior taxa, com cerca de 29 suicídios/100 mil habitantes. Nos últimos anos, houve um aumento significativo nas taxas de mortalidade por suicídio entre jovens na Argentina, no Chile, no Equador, no México e no Suriname, bem como reduções consideráveis nas taxas de mortalidade no Canadá, na Colômbia, em Cuba, em El Salvador e na Venezuela.[1,6]

As taxas mais baixas são encontradas nos países em que a maior parte da população possui alguma afiliação religiosa. Esses dados podem evidenciar o papel protetor da religião no CS. A religiosidade é associada a saúde mental e sensação subjetiva de bem-estar, sobretudo em grupos com envolvimento religioso mais contundente. Contudo, não se pode afastar a possibilidade de que condições econômicas e socioculturais e padrões genéticos diversos também exerçam algum papel.[7-9]

No Brasil, cerca de 11 mil pessoas cometem suicídio a cada ano em todos os grupos etários, com valor estimado de 6,3 suicídios/100 mil habitantes. E os homens, como na maioria dos países, têm as taxas maiores do que as mulheres. Neles, a forma mais frequente é o enforcamento (62% dos casos). A prevalência do suicídio também não é homogênia entre os Estados brasileiros, sendo os maiores índices registrados na Região Sul do País. Em relação à TS, as mulheres apresentam maiores taxas. Além disso, segundo dados epidemiológicos de 2011 a 2016 no Brasil, evidencia-se um aumento da mortalidade por suicídio na população idosa.[10]

Em contrapartida, dados recentes da American Academy of Child and Adolescent

Psychiatry (AACAP) mostram aumento do CS entre jovens e referem que o TDR é responsável por cerca de 500 mil TSs por ano nessa população. De fato, a AACAP alerta que o CS pode se dar em decorrência da própria depressão, contudo o aumento do risco de suicídio também pode estar relacionado ao uso de antidepressivo nessa faixa etária, por motivos ainda não elucidados por completo.[11,12]

No Brasil, entre 1998 e 2014, aproximadamente 50% das TSs que necessitaram de mais de 24 horas de internação hospitalar nos serviços públicos foram realizadas por adultos jovens e adolescentes, de 15 a 34 anos de idade. A taxa de mortalidade por TS aumentou com a idade, e a intoxicação por ingestão de substâncias é o método mais comum. Contudo, homens usam métodos mais letais, como armas de fogo ou objetos perfurocontundentes, em comparação às mulheres. Nesse estudo, foi observada uma diminuição das internações hospitalares por TS em ambos os sexos, o que pode ser explicado pela ampliação dos serviços públicos de atenção primária ou pelo crescimento de centros especializados em saúde mental. Vale ressaltar que as TSs de menor gravidade não são registradas por mais de 24 horas, por isso esses dados não são computados em tal análise (ver Quadro 11.1).[13]

Além das diferenças entre os sexos, os grupos étnicos se distinguem nos riscos. Os indígenas, em diferentes regiões do planeta, são os que apresentam taxas de suicídio mais elevadas.[14] Essa tendência também é observada no Brasil, sendo que aproximadamente 45% dos suicídios na população indígena são cometidos por adolescentes (10 a 19 anos), valor oito vezes maior que o evidenciado entre brancos e negros nessa mesma faixa etária (ver Quadro 11.1).[10]

FATORES DE RISCO

Na década de 1960, surgiram debates em relação às causas do suicídio. Questionava-se se esse desfecho era resultado de experiências negativas, tais como separações, perda de emprego, entre outras, ou se haviam causas biológicas que explicassem o ato. As dúvidas persistem, e ainda não se sabe ao certo o que leva um indivíduo a cometer o ato. Contudo, pesquisas no mundo descrevem que aspectos genéticos, psicológicos, sociais e ambientais se agrupam de tal forma que podem levar ao risco de CS.[2] Em relação a esses aspectos, vários fatores de risco são descritos e abordados a seguir.

QUADRO 11.1 Perfil sociodemográfico dos pacientes com risco de suicídio no Brasil

- Idosos
- Sexo masculino
- Indígenas
- Viúvos, divorciados, solteiros
- Agropecuários
- Residentes no Sul do País

Fonte: Brasil.[10]

Fatores genéticos

A herdabilidade ligada ao CS sempre foi um assunto polêmico e controverso na medicina. Em 1790, Moore, em seu livro *A full inquiry into the subject of suicide*,[15] identificou o suicídio em sucessivas gerações de uma mesma família. Posteriormente, estudos amplos com famílias, gêmeos e indivíduos adotados forneceram evidências consistentes da predisposição genética ao suicídio. Cerca de 200 genes foram associados ao CS, e a análise genômica se tornou um alvo de interesse na última década. As pesquisas que usaram as tentativas e ideações suicidas como fenótipos localizaram mutações nos genes ACP1, AB13BP e PAPLN, todos ligados às atividades do colágeno na matriz celular. Em outros estudos genéticos, foram encontradas alterações na decodificação de neurotrofinas, sinalizadores celulares, receptores de serotonina, proteínas G, proteinoquinases A e C (PKA e PKC), entre outras. A PKC ativa um fator de transcrição

(CREB) que regula a expressão de genes relacionados à plasticidade neuronal.[16]

Tentativas prévias

A tentativa prévia de suicídio foi considerada pela OMS, em 2014, o maior preditor de suicídio futuro. Esse risco é maior nos primeiros anos após uma tentativa. Entretanto, vale ressaltar que aproximadamente 56% dos indivíduos morrem na primeira tentativa, em especial os homens.[17]

Automutilação

A automutilação é definida como lesão autoinfligida sem intenção de morte. Estudos recentes mostram que a automutilação antes dos 18 anos é considerada um fator de risco para a TS na vida adulta e, quando iniciada em idade muito precoce, aumenta a chance de persistência e gravidade das TSs. Segundo a teoria do CS de Joiner, Brown e Wingate, de 2005, devido à persistência das automutilações e da criação de tolerância à dor e ao sofrimento causados por esses atos, os indivíduos automutiladores se expõem gradativamente a métodos mais graves e letais .[18]

Cerca de 40 a 60% das pessoas que cometeram suicídio apresentaram automutilação ao longo da vida. Indivíduos com história prévia de automutilação apresentam risco duas vezes maior de TS no futuro e 1,5 vez maior de suicídio quando comparados àqueles sem história prévia de automutilação. Esse fator de risco, sobretudo em adolescentes, parece não depender de doença mental prévia ou de fatores ambientais.[19]

Desesperança

A desesperança é um sintoma frequente nos estados depressivos e tem sido considerada um importante aspecto na efetivação do ato suicida.[20] Nela, podem vir associados alto grau de neuroticismo e baixa autoestima.[21]

Impulsividade e agressividade

O suicídio é fortemente associado à desregulação no controle inibitório e na capacidade de planejar ações a partir de estímulos adversos do ambiente, os quais estão intimamente ligados a impulsividade e agressividade. Os escores que aferem a agressividade e a impulsividade são maiores nos pacientes com CS. De fato, pessoas com alto nível de impulsividade apresentam maior risco de TS. Nesse sentido, impedir o acesso aos métodos que podem levar à morte no período de exacerbação da depressão pode evitar o CS.[21]

Apesar de inúmeros estudos mostrarem relação diretamente proporcional entre impulsividade e suicídio, alguns autores não concordam com essa ideia. Segundo eles, existe um subgrupo de indivíduos com alta impulsividade que realizam TSs com frequências variadas, mas não chegam ao suicídio de imediato. Ainda, há outro grupo com menores índices de impulsividade que realizam TSs mais letais, mais planejadas.[22]

Presença de transtorno mental

Apesar de não ser condição obrigatória para o CS, os estudos de autopsia psicológica apontam a presença de pelo menos um transtorno mental em 95% dos casos. Os transtornos do humor são os mais prevalentes, porém aqueles relacionados ao abuso de substâncias (sobretudo álcool), esquizofrenia, transtornos de ansiedade e transtornos da personalidade são também responsáveis pelo CS.[14] Em outros estudos, pacientes com anorexia nervosa são citados como um dos grupos que apresentam maior risco de suicídio.[23]

Em um estudo observacional de 36 anos de seguimento na Dinamarca, a taxa de suicídio em pessoas que estiveram internadas ou em atendimento ambulatorial nos serviços de saúde mental foi de 4% nos homens e de 2% nas mulheres. Essa taxa variou entre as diversas patologias psiquiátricas e foi maior em pessoas com comorbidades e histórico de TSs prévias. Além disso, o risco de suicídio nas diversas psicopatologias parece maior durante os primeiros meses após o diagnóstico da doença e da alta hospitalar.[24]

Os episódios depressivos, associados à depressão unipolar ou bipolar, são responsáveis por pelo menos metade das mortes por suicídio. A prevalência de suicídio no TB encontra-se em torno de 0,2 a 0,4% por ano, cerca de 10 a 30 vezes maior do que na população em geral. O risco absoluto de morte, após TS, no primeiro contato hospitalar é de aproximadamente 8% para homens e 5% para mulheres. A taxa anual de TS é de 0,9% no TB, sendo que 50% dos portadores desse transtorno apresentam pelo menos uma tentativa ao longo da vida.[3] A depressão unipolar apresenta taxa de suicídio em torno de 11% e as TSs variam entre 30 e 50%.[25]

Para os pacientes com esquizofrenia ou transtornos psicóticos crônicos, o risco de suicídio é 8 a 14 vezes maior do que o da população geral, sendo mais prevalente quando existe um episódio depressivo comórbido e maior nos primeiros dois anos de doença, diminuindo com a cronicidade.[14]

Pacientes com transtorno da personalidade, em especial o antissocial e o *borderline* (grupo B), têm risco de suicídio aumentado, que pode estar relacionado aos altos níveis de impulsividade, dificuldades de adaptação ao meio, escassez de estratégias de enfrentamento, assim como à presença de comorbidades psiquiátricas (frequentes nesses indivíduos).[14]

O abuso de substâncias e/ou o transtorno relacionado ao uso de substâncias psicoativas (álcool e drogas ilícitas) são considerados a segunda condição psiquiátrica mais impactante no CS, com seis vezes mais TSs nesse grupo do que na população geral. Especificamente em relação à dependência de álcool, o risco de suicídio completo é cerca de 8% ao longo da vida.[23] Indivíduos com dependência de substâncias apresentam perda do controle inibitório, aumento da impulsividade e agressividade e piora da capacidade de julgamento.[26]

Há evidências de que os transtornos do sono e de ansiedade, tais como o transtorno de ansiedade generalizada e o transtorno de pânico, possuem correlação positiva com o suicídio. Estudos recentes apontam que 79% dos pacientes apresentavam episódios de ansiedade grave ou agitação na semana anterior ao suicídio.[27]

Contudo, no geral, os indivíduos que cometem suicídio apresentam frequentemente mais de um transtorno mental, e aquelas condições com comorbidades que adicionam humor deprimido, ansiedade e controle inadequado dos impulsos predizem risco ainda maior.[14]

Fatores ambientais

Apesar do progresso dos estudos genéticos, fatores relacionados a estressores ambientais, como experiências traumáticas em fases iniciais da vida (p. ex., abuso sexual e negligência), são aspectos que influenciam de forma impactante o surgimento de CS ao longo da vida do indivíduo. Recentemente, estudos epigenéticos analisaram como o ambiente influencia a expressão gênica e qual sua interferência no aumento do risco de suicídio.[16] Um dos melhores exemplos de alterações epigenéticas é a resposta do eixo hipotálamo-hipófise-suprarrenal (HHS) ao estresse. Estudos mostram que eventos adversos precoces na vida podem alterar a regulação desse eixo de forma duradoura. De fato, uma pesquisa realizada em indivíduos com e sem história de abuso sexual na infância mostrou que os receptores de glucocorticoides (GR; variante GR exon 1r) têm sua metilação regulada por fatores estressantes precoces. A disfunção do GR prejudica a regulação adequada do eixo HHS, com liberação exacerbada de cortisol e aumento de traços ansiosos, consequentemente elevando o risco de suicídio.[28]

NEUROQUÍMICA

Estudos *post mortem* analisaram o envolvimento do sistema serotonérgico, noradrenérgico e dopaminérgico em diferentes regiões cerebrais de indivíduos que cometeram o suicídio. Esses sistemas modulam a resposta ao estresse, e seu funcionamento pode ser influenciado por fatores genéticos, epigenéticos e/ou eventos de vida adversos.[28] Entre eles, o serotonérgico é o mais amplamente estudado. Nos indivíduos que cometeram suicídio, há redução da transmissão de serotonina nas áreas corticais e subcorticais e aumento da enzima triptofano hidroxilase, que participa da síntese da serotonina. Essa suprarregulação pós-sináptica pode ser uma reação compensatória a uma neurotransmissão reduzida e/ou uma resposta ao estresse, que pode aumentar também os níveis de ácido ribonucleico mensageiro (mRNA). Em pacientes suicidas, foram observados: redução de metabólitos da serotonina e aumento do mRNA e da proteína triptofano hidroxilase. Alterações na expressão de receptores, como o 5HT-1A, também foram encontradas.[16, 29]

Em relação à dopamina, estudos mostram transmissão reduzida na região mesolímbica de indivíduos suicidas, bem como diminuição de seu transporte associado a um aumento de receptores D2 e D3. Esses achados foram relevantes para a compreensão de sintomas associados aos transtornos do humor, como, por exemplo, a anedonia, intimamente relacionada ao suicídio.[16]

Em relação ao sistema noradrenérgico, existem relatos de menor densidade de neurônios noradrenérgicos no *locus ceruleus*. Esse neurotransmissor é importante para a cognição e a atenção, e sua quantidade está alterada em suicidas. Apesar de pesquisas recentes corroborarem o aumento de receptores alfa-2 adrenérgicos nos pacientes suicidas, os estudos sobre esse tema ainda são inconclusivos.[16]

Além da desregulação dos sistemas citados, há alterações gabaérgicas e glutamatérgicas. Ademais, as neurotrofinas, responsáveis pela sobrevivência e plasticidade neuronal, parecem estar também envolvidas no CS, tais como o fator neurotrófico derivado do cérebro (BDNF) e o fator de crescimento fibroblástico (FGF). Há também redução de receptores de quinase relacionada à tirosina (TrkB), um importante receptor transmembrânico que possui afinidade com o BDNF.[28] Adicionalmente, as citocinas inflamatórias foram associadas ao CS por meio de análises do plasma, do líquido cerebrospinal e de tecidos de cérebro *post mortem*. Neles, observou-se aumento das interleucinas IL-6, IL-1B e IL-10 e do fator de necrose tumoral alfa (TNF-alfa), bem como diminuição nas IL-2 e IL-8.[30]

ABORDAGEM TERAPÊUTICA DO COMPORTAMENTO SUICIDA

Tratar pacientes com CS é um grande desafio para profissionais da saúde mental. Além das dificuldades em lidar com o risco de perda da vida, existem poucas evidências sobre como tratar farmacologicamente esses indivíduos, pois eles são eliminados dos ensaios clínicos e estudos, em geral, quando o objetivo principal não é a própria ideação suicida. Contudo, algumas condutas devem ser tomadas com pessoas em risco de suicídio: 1) questionar sempre aos pacientes e/ou familiares sobre ideação, planejamento e tentativas prévias; 2) avaliar a presença de sintomas depressivos; 3) examinar o nível de ansiedade; 4) investigar a presença de comorbidades; e 5) pesquisar histórico familiar de suicídio.

Outra questão importante é a busca por fatores estressantes atuais, os chamados gatilhos, tais como separação, problemas financeiros, doenças graves, perda de entes queridos, entre outros. É imprescindível evitar o acesso do paciente sob risco de suicídio aos métodos, tais como lugares altos, substâncias potencialmente letais, armas de fogo, objetos perfurocontundentes. Nessa perspectiva, há o dilema de internar ou não internar a pessoa e de como fazê-lo diante da escassez atual de clínicas ou unidades públicas de saúde preparadas para atender essa demanda. De fato, no Brasil, a política atual de fechar leitos psiquiátricos dificulta a internação de pacientes com risco grave de suicídio. É sabido que um ambiente hospitalar de segurança e proteção com atenção contínua é uma ferramenta extremamente importante no manejo desses indivíduos.

À vista disso, estando em local seguro e com vigilância constante, as medidas adequadas de investigação diagnóstica do paciente devem ser colocadas em prática, para definição da conduta terapêutica mais apropriada. Nesse sentido, uma vez que os quadros depressivos primários ou comórbidos com outras patologias psiquiátricas estão frequentemente relacionados ao CS, tratar os sintomas da depressão com o uso combinado de antidepressivos, estabilizadores de humor e antipsicóticos atípicos pode ser uma das principais estratégias na prevenção do suicídio. Além disso, apesar das dificuldades de lidar com pacientes com risco de suicídio, existem tratamentos que podem atuar diretamente no risco de suicídio, tais como a estimulação cerebral (eletroconvulsoterapia [ECT]) e a farmacoterapia com lítio, clozapina e, mais recentemente, cetamina, conforme cada caso (ver a seguir).

Eletroconvulsoterapia (ECT). Pacientes com transtornos do humor e alto risco de suicídio e/ou episódio depressivo atual grave se beneficiam mais com a ECT do que com o uso de psicofármacos, graças ao seu rápido mecanismo de ação. Devido a sua fisiopatologia, ainda pouco elucidativa, e aos estigmas do passado, a técnica, infelizmente, ainda é subutilizada.[31] Um estudo mostrou superioridade da ECT em relação aos psicofármacos para a prevenção de risco de suicídio na depressão unipolar.[32]

Lítio. Também é conhecido como medicamento antissuicida, após uso de longo prazo em pacientes com depressão unipolar e bipolar. Atua em neurotransmissores, incluindo a serotonina, a norepinefrina e a dopamina. Influencia também a liberação de cortisol, ácido gama-aminobutírico (GABA) e age nas vias dos segundos mensageiros, como o inositol e o glicogênio sintase quinase 3 (GSK-3). As interações dessas vias diminuem o comportamento agressivo e impulsivo. Em estudo recente, evidenciou-se diminuição do CS após cerca de cinco semanas de uso de lítio em pacientes diagnosticados com TDR.[33,34]

Em um estudo conduzido no Brasil que avaliou 286 pacientes com TB tipo I, encontrou-se uma taxa maior de CS, descrita pela história passada de TS, quando o estabilizador do humor tinha sido usado cinco anos após o primeiro episódio de humor, em comparação àqueles que fizeram uso entre 1 e 5 anos depois do início do diagnóstico. Nesse estudo, a maioria dos pacientes fazia uso de lítio ao longo da vida, bem como de outros psicotrópicos, porém o diagnóstico e a intervenção precoces foram os fatores associados a melhor prognóstico.[35]

Clozapina. Antipsicótico atípico usado como padrão-ouro no tratamento da esquizofrenia refratária, sendo o único que possui ação preventiva contra o suicídio nessa população. Seu mecanismo de ação como antipsicótico está no bloqueio dopaminérgico forte do receptor D4 e fraco dos receptores D1, D2, D3 e D5. Possui efeitos antiadrenérgicos, anticolinérgicos, anti-histamínicos e antisserotonérgicos (receptores 5-HT2A, 5-HT3, 5-HT6 e 5-HT7), além de antagonismo dos receptores do N-metil-D-aspartato (NMDA) e receptores sigma.[36] Um estudo prospectivo, que acompanhou por dois anos pacientes com esquizofrenia e transtorno esquizoafetivo, mostrou que aqueles que usaram clozapina apresentaram menos TS, hospitalizações e uso de antidepressivos, quando comparados aos que receberam olanzapina.[37,38] Esse dado é bastante relevante, tendo em vista o fato de que a taxa de suicídio nos pacientes com esquizofrenia está em torno de 4%.[34,36] Porém, devido à necessidade de hemogramas semanais nos primeiros 18 meses após sua introdução e aos efeitos colaterais, como sedação, ganho de peso e salivação excessiva, esse fármaco ainda é pouco usado.[38,39]

Cetamina. Substância antagonista do NMDA, usada como anestésico desde a década de 1960, com ação na regulação glutamatérgica, nos receptores opioides e nicotínicos. Um artigo de revisão que analisou ideação suicida e uso da cetamina, nas doses de 0,2 a 0,5 mg/kg por aplicação, concluiu que houve melhora dos sintomas depressivos e, consequentemente, redução da ideação, que se manteve até 10 dias após a administração do medicamento. Os principais efeitos colaterais da cetamina incluem dissociação e alucinações transitórias. Esse fármaco possui uma resposta terapêutica precoce[33,40] em comparação ao lítio e à clozapina, sendo descrito na literatura como útil em certos subgrupos, por exemplo, pacientes com episódio depressivo unipolar ou bipolar resistentes ou aqueles com ideação suicida. Contudo, pouco se sabe sobre a eficácia a longo prazo dessa substância.[40]

PREVENÇÃO

A análise dos fatores de risco para CS é fundamental para o desenvolvimento de programas eficientes de prevenção. Apesar do investimento de diversos países em pesquisa e estratégias de prevenção em relação ao suicídio, as medidas devem envolver a sociedade como um todo. A capacitação dos profissionais da saúde, a intervenção em fatores de risco modificáveis, as campanhas públicas, incluindo a educação da população sobre o tema e os grupos de apoio, são algumas medidas adotadas.[33] De fato, existe uma meta da OMS de reduzir a taxa de suicídio em 10%, no ano de 2020, porém essa meta requer uma ação conjunta e global de estratégias de assistência pública em saúde, assim como a participação dos profissionais da área, familiares e pacientes sob risco de cometer suicídio.[1,33,41]

No intuito de melhorar o atendimento dos pacientes com risco de suicídio, o Governo Brasileiro divulgou, em 2017, o Plano Nacional de Prevenção do Suicídio, que tem como objetivo ampliar e fortalecer ações de promoção da saúde, vigilância, prevenção e atenção integral relacionada ao suicídio, por meio de uma Agenda de Ações Estratégicas para a Vigilância e Prevenção do Suicídio, prevista para atuar até o ano de 2020. Esse plano tem como meta também a ampliação do Acordo de Cooperação Técnica com o Centro de Valorização da Vida (CVV). Para atingir esse objetivo, estão sendo confeccionados materiais direcionados aos profissionais da saúde, à população e aos jornalistas, e haverá debates permanentes por intermédio das Secretarias de Vigilância, de Atenção à Saúde e da Saúde Indígena.[10]

CONSIDERAÇÕES FINAIS

O suicídio ainda é um problema grave de saúde pública. Portadores de transtornos do humor apresentam maior risco de CS. Comorbidades (álcool, drogas e transtornos de ansiedade e da personalidade), tentativas prévias, automutilação, gênero masculino, história familiar de suicídio e presença atual de sintomas depressivos/ansiosos são alertas importantes que indicam risco elevado do ato. A abordagem requer detecção precoce e intervenção terapêutica adequada para cada caso. Além disso, dificultar o acesso aos métodos suicidas também é uma ação de prevenção apropriada.

REFERÊNCIAS

1. World Health Organization. Mental health [Internet]. Geneva: WHO; c2018 [capturado em 18 jun. 2018]. Disponível em: http://www.who.int/mental_health/suicide-prevention/en/.
2. Ben-Efraim Y, Wasserman D, Wasserman J, Sokolowski M. AS07-03 – gene-environment interaction in suicide attempts. Eur Psychiatry. 2012;27:1.
3. Schaffer A, Isometsä ET, Azorin JM, Cassidy F, Goldstein T, Rihmer Z, et al. A review of factors associated with greater likelihood of suicide attempts and suicide deaths in bipolar disorder: part II of a report of the International Society for Bipolar Disorders Task Force on Suicide in Bipolar Disorder. Aust N Z J Psychiatry. 2015;49(11):1006-20.
4. Meleiro A, Bahls SC. O comportamento suicida. In: Meleiro A, Teng CT, Wang YP. Suicídio: estudos fundamentais. São Paulo: Segmento Farma; 2004.
5. American Psychiatric Association. Diagnostic and statistical manual of mental disorders: DSM-5. 5th ed. Washington: APA; 2013.
6. Quinlan-Davidson M, Sanhueza A, Espinosa I, Escamilla-Cejudo JA, Maddaleno M. Suicide

among young people in the Americas. J Adolesc Health. 2014;54(3):262-8.
7. Caribé AC, Nunez R, Montal D, Ribeiro L, Sarmento S, Quarantini LC, et al. Religiosity as a protective factor in suicidal behavior: a case-control study. J Nerv Ment Dis. 2012;200(10): 863-7.
8. Caribé AC, Studart P, Bezerra-Filho S, Brietzke E, Noto MN, Vianna-Sulzbach M, et al. Is religiosity a protective factor against suicidal behavior in bipolar I outpatients? J Affect Disord. 2015;186:156-61.
9. Lester D. Does religiosity predict suicidal behavior? Religions. 2017;8(11):238.
10. Brasil. Ministério da Saúde. Boletim Epidemiológico [Internet]. Brasília: Ministério da Saúde; 2017 [capturado em 18 jun. 2018]; 48(30). Disponível em: http://portalarquivos2.saude.gov.br/images/pdf/2017/setembro/21/2017-025-Perfil-epidemiologico-das-tentativas-e-obitos-por-suicidio-no-Brasil-e-a-rede-de-aten--ao-a-sa--de.pdf
11. Zhou X, Hetrick SE, Cuijpers P, Qin B, Barth J, Whittington CJ, et al. Comparative efficacy and acceptability of psychotherapies for depression in children and adolescents: a systematic review and network meta-analysis. World Psychiatry. 2015;14(2):207-22.
12. Patten SB. Updated CANMAT guidelines for treatment of major depressive disorder. Can J Psychiatry. 2016;61(9):504-5.
13. Martins Junior DF, Felzemburgh RM, Dias AB, Caribé AC, Bezerra-Filho S, Miranda-Scippa Â. Suicide attempts in Brazil, 1998-2014: an ecological study. BMC Public Health. 2016;16:990.
14. Turecki G, Brent DA. Suicide and suicidal behaviour. Lancet. 2016;387(10024):1227-39.
15. Moore C. A full inquiry into the subject of suicide. London: J.F. and C. Rivington; 1790.
16. Lutz PE, Mechawar N, Turecki G. Neuropathology of suicide: recent findings and future directions. Mol Psychiatry. 2017;22(10):1395-412.
17. Ribeiro JD, Franklin JC, Fox KR, Bentley KH, Kleiman EM, Chang BP, et al. Self-injurious thoughts and behaviors as risk factors for future suicide ideation, attempts, and death: a meta-analysis of longitudinal studies. Psychol Med. 2016;46(2):225-36.
18. Chesin MS, Galfavy H, Sonmez CC, Wong A, Oquendo MA, Mann JJ, et al. Nonsuicidal self-injury is predictive of suicide attempts among individuals with mood disorders. Suicide Life Threat Behav. 2017;47(5):567-79.
19. Castellví P, Lucas-Romero E, Miranda-Mendizábal A, Parés-Badell O, Almenara J, Alonso I, et al. Longitudinal association between self-injurious thoughts and behaviors and suicidal behavior in adolescents and young adults: a systematic review with meta-analysis. J Affect Disord. 2017;215:37-48.
20. Boffa JW, King SL, Turecki G, Schmidt NB. Investigating the role of hopelessness in the relationship between PTSD symptom change and suicidality. J Affect Disord. 2018;225:298-301.
21. Gvion Y, Levi-Belz Y. Serious suicide attempts: systematic review of psychological risk factors. Front Psychiatry. 2018;9:56.
22. Anestis MD, Soberay KA, Gutierrez PM, Hernández TD, Joiner TE. Reconsidering the link between impulsivity and suicidal behavior. Pers Soc Psychol Rev. 2014;18(4):366-86.
23. Chesney E, Goodwin GM, Fazel S. Risks of all-cause and suicide mortality in mental disorders: a meta-review. World Psychiatry. 2014;13(2):153-60.
24. Bolton JM, Gunnell D, Turecki G. Suicide risk assessment and intervention in people with mental illness. BMJ. 2015;351:h4978.
25. Yatham LN, Kennedy SH, Parikh SV, Schaffer A, Bond DJ, Frey BN, et al. Canadian Network for Mood and Anxiety Treatments (CANMAT) and International Society for Bipolar Disorders (ISBD) 2018 guidelines for the management of patients with bipolar disorder. Bipolar Disord. 2018;20(2):97-170.
26. Carrà G, Bartoli F, Crocamo C, Brady KT, Clerici M. Attempted suicide in people with co-occurring bipolar and substance use disorders: systematic review and meta-analysis. J Affect Disord. 2014;167:125-35.
27. Fawcett J. Suicide and anxiety in DSM-5. Depress Anxiety. 2013;30:898-901.
28. Burns SB, Szyszkowicz JK, Luheshi GN, Lutz PE, Turecki G. Plasticity of the epigenome during early-life stress. Semin Cell Dev Biol. 2018;77:115-32.
29. Antypa N, Serretti A, Rujescu D. Serotonergic genes and suicide: a systematic review. Eur Neuropsychopharmacol. 2013;23(10):1125-42.
30. Serafini G, Pompili M, Seretti ME, Stefani H, Palermo M, Coryell W, et al. The role of inflammatory cytokines in suicidal behavior: a systematic review. Eur Neuropsychopharmacol. 2013;23(12):1672-86.
31. Fink M, Kellner CH, McCall WV. The role of ECT in suicide prevention. J ECT. 2014;30(1):5-9.
32. Liang CS, Chung CH, Ho PS, Tsai CK, Chien WC. Superior anti-suicidal effects of electroconvulsive therapy in unipolar disorder and bipolar depression. Bipolar Disord. 2017.
33. Zalsman G, Hawton K, Wasserman D, van Heeringen K, Arensman E, Sarchiapone M, et al. Suicide prevention strategies revisited: 10-year systematic review. Lancet Psychiatry. 2016;3(7):646-59.
34. Lewitzka U, Jabs B, Fülle M, Holthoff V, Juckel G, Uhl I, et al. Does lithium reduce acute suicidal ideation and behavior? A protocol for a randomized, placebo-controlled multicenter trial of

lithium plus Treatment As Usual (TAU) in patients with suicidal major depressive episode. BMC Psychiatry. 2015;15:117.
35. Nery-Fernandes F, Quarantini LC, Guimarães JL, Oliveira IR, Koenen KC, Kapczinski F, et al. Is there an association between suicide attempt and delay of initiation of mood stabilizers in bipolar I disorder? J Affect Disord. 2012;136(3):1082-7.
36. Novakovic V, Sher L. The use of clozapine for the treatment of schizophrenia and implications for suicide prevention. Int J Disabil Hum Dev. 2012;11(1):5-8
37. Bastiampillai T, Sharfstein SS, Allison S. Increasing the use of lithium and clozapine in US suicide prevention. JAMA Psychiatry. 2017;74(4):423.
38. Rocha F, Alvarenga NB, Lage NV, Trivelato AL, Barros AC, Corrêa H. Antipsicóticos atípicos e comportamento suicida em pacientes esquizofrênicos ou esquizoafetivos. Rev Psiquiatr Clín. 2010;37(5):228-32.
39. Elkis H, Buckley PF. Treatment-resistant schizophrenia. Psychiatr Clin N Am. 2016;39(2):239-65.
40. Reinstatler L, Youssef NA. Ketamine as a potential treatment for suicidal ideation: a systematic review of the literature. Drugs R D. 2015;15(1):37-43.
41. Anderson J, Mitchell PB, Brodaty H. Suicidality: prevention, detection and intervention. Aust Prescr. 2017;40(5):162-6.

12

Depressão e condições médicas gerais

Leandro Michelon
Homero Vallada

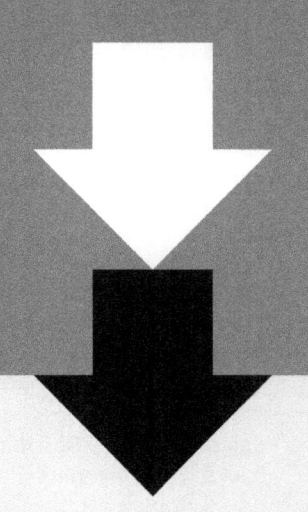

INTRODUÇÃO

A prevalência de depressão (transtorno depressivo maior [TDM]) na prática médica é bastante elevada, com taxas de 5 a 10% em frequentadores de serviços de saúde primários e de 10 a 20% em indivíduos com condições clínicas crônicas, chegando a mais de 30% em pacientes hospitalizados.[1]

Sabe-se que indivíduos hospitalizados por diferentes patologias médicas e com comorbidade com transtorno mental têm maiores demandas em relação ao uso dos recursos diagnósticos e atenção da equipe, bem como tendem a permanecer internados por mais tempo. A despeito da influência negativa da presença de sintomas depressivos na efetividade terapêutica dos pacientes, a detecção e o tratamento de TDM nessa população são ainda inadequados. Mesmo que a maioria dos casos seja administrável por não especialistas, a prevalência elevada contrasta com a escassa presença da psiquiatria em hospitais gerais e com a baixa referência para interconsulta psiquiátrica.

Todavia, de modo geral, as especialidades clínicas costumam detectar com mais frequência o sofrimento psíquico e considerar o diagnóstico de depressão. Fatores que desfavorecem a abordagem apropriada ao diagnóstico psiquiátrico, além da falta de detecção de sintomas psíquicos, incluem a ausência de um serviço estruturado de psiquiatria no ambiente clínico, a escassez de tempo para explorar aspectos psicológicos, a dificuldade de comunicação com os psiquiatras e a estigmatização.[2]

Não só a presença de TDM, mas também a ocorrência de sintomas depressivos representam fatores de risco para eventos clínicos após a alta hospitalar. Há um aumento de 70% no risco de readmissão no período de 30 dias após alta em pacientes com sintomas depressivos e de duas vezes no risco de morte em comparação àqueles que não exibem tais sintomas. Resultados similares ocorrem em um período de 90 dias após a alta.[3] Pacientes depressivos tendem, com mais frequência, a visitar serviços de emergência e consultórios médicos, e a necessitar de mais exames laboratoriais e atendimento domiciliar.

Em serviços médicos, encontra-se uma taxa elevada de tratamento inadequado para TDM, em alguns centros chegando a mais de 80%.[4] As dificuldades encontradas dizem respeito a seleção do medicamento, doses utilizadas, duração do tratamento e critérios subjetivos de resposta, controle de aderência terapêutica do paciente e falha no encaminhamento para psicologia e outros serviços de suporte e tratamento disponíveis.

DIAGNÓSTICO DE DEPRESSÃO EM POPULAÇÕES CLÍNICAS

Em situações clínicas crônicas ou graves, o diagnóstico de TDM impõe maiores dificuldades, uma vez que o indivíduo está submetido a grande estresse psicológico, além das limitações físicas impostas pela doença e pela abordagem terapêutica a que é submetido. Outros aspectos envolvidos na síndrome depressiva e que se relacionam a sintomas somáticos, alterações de apetite e ciclo sono-vigília, e, mais especificamente, aos transtornos de somatização, como dor, fadiga, hipocondria, podem confundir a interpretação clínica e atrapalhar a condução do tratamento. Os transtornos da adaptação, por sua vez, ocorrem com frequência nesse grupo de pacientes e se sobrepõem aos diagnósticos clínicos de TDM e somatização. Nas duas últimas décadas, características associadas à desmoralização, sobretudo em pacientes portadores de doenças graves e progressivas, têm sido apontadas como aspectos importantes de estresse e consideradas fatores de risco ou variantes de quadro depressivo. Assim, a avaliação dessa população requer a consideração de alguns fenômenos psicológicos relevantes para uma caracterização diagnóstica mais acurada.

Para tentar esclarecer os limites entre as possíveis entidades clínicas envolvendo a síndrome depressiva nesse contexto, critérios diagnósticos mais específicos estão sendo avaliados e propostos. A partir dos critérios estabelecidos pelo *Manual diagnóstico e estatístico de transtornos mentais* (DSM) e pela *Classificação internacional de doenças e problemas relacionados à saúde* (CID), são propostas abordagens alternativas.[5] Nos casos em que a doença clínica se associa a sintomas físicos compartilhados com TDM, sugere-se que estes sejam substituídos por variações cognitivas ou afetivas, ou, então, excluídos dos critérios diagnósticos. Ainda, há a proposta de acrescentar aos critérios necessários incluídos no item A do DSM a presença de desesperança ou equivalente. Avaliar se humor deprimido persiste apesar da melhora clínica ou se é desproporcionalmente negativo em relação ao problema clínico poderia introduzir uma nova variável de auxílio diagnóstico. Alternativamente, a inclusão de novos sintomas afetivos e cognitivos em essência poderia contribuir inclusive na determinação da gravidade do quadro.

A desmoralização é caracterizada por sentimento de incapacidade de lidar com o problema, apreensão, desesperança e descrença na melhora, incompetência e isolamento. A incorporação desse conceito como quadro sindrômico particular é controversa, mas estudos epidemiológicos apontam sua alta prevalência entre os pacientes clínicos com doenças graves.[6] Independentemente de sua limitação nosológica ou reflexo de um processo de ajustamento, os mesmos estudos indicam uma elevada sobreposição da desmoralização vista em pacientes clínicos com doenças graves com a presença de TDM. Além disso, mesmo na ausência de diagnóstico de TDM, os pacientes devem ser avaliados quanto ao risco de suicídio.

FISIOPATOLOGIA DA COMORBIDADE ENTRE DEPRESSÃO E OUTRAS DOENÇAS MÉDICAS

O eixo hipotálamo-hipófise-suprarrenal (HHS) há muito tem sido usado como modelo integrador entre estresse físico e psicológico e o desenvolvimento de sintomas depressivos. Compatível com essa percepção e com o aprofundamento do conhecimento dos mecanismos moduladores de estresse para além do cortisol, o interesse em diversas vias moleculares associadas à resposta inflamatória periférica e no sistema nervoso central (SNC) trouxe descobertas relevantes para a compreensão dos processos subjacentes ao desenvolvimento de quadros mentais e de suas relações com doenças sistêmicas.

A busca por marcadores fisiológicos para depressão mostra consistentemente níveis elevados de concentração de moléculas pró-inflamatórias na circulação periférica, como as interleucinas 6 e 1beta (IL-6 e IL-1beta) e o fator de necrose tumoral alfa (TNF-alfa). Mais recentemente, outras vias metabólicas envolvidas na resposta inflamatória estão implicadas no controle de processos da homeostase neuronal, como aquelas associadas ao estresse oxidativo e nitrosativo, que respondem pela manutenção de proteínas, lipídios, ácido desoxirribonucleico (DNA) e mitocôndrias.[7] A interconexão entre metabolismo de neurotransmissores e vias imunomoduladoras mostra-se presente cada vez mais na fisiopatologia das doenças psiquiátricas. Por exemplo, a disposição de triptofano para síntese de serotonina é controlada pela via de quinurenina, que também produz metabólitos imunorregulatórios, com aumento da resposta de mastócitos mediada por imunoglobulina E (IgE), e moléculas neuroativas, como a nicotinamida.[8]

A síndrome metabólica é o protótipo da integração entre eixo HHS, glicorregulação e ativação inflamatória, bem como da bidirecionalidade entre depressão e outras doenças clínicas. Essa síndrome caracteriza-se por aumento da obesidade abdominal, níveis elevados de triglicerídeos, níveis baixos de lipoproteína de alta densidade (HDL), pressão arterial elevada e altos níveis de glicemia em jejum. A associação entre síndrome metabólica e depressão mostra-se alta, entre 25 e 50%, sendo tanto um fator de risco para o desenvolvimento de sintomas depressivos quanto sua consequência.[9] Em alguns casos, os psicotrópicos utilizados no tratamento da síndrome depressiva atuam como facilitadores do aumento de peso e consequente resistência à insulina e ativação de vias inflamatórias. Todavia, indivíduos com TDM apresentam níveis aumentados de citocinas inflamatórias, como IL-6 e proteína C reativa (PCR), bem como resistência à leptina, fatores envolvidos no desenvolvimento de sintomas depressivos.[10] As alterações metabólicas predispõem a alterações vasculares, as quais, por sua vez, comprometem a integridade neuronal.

Inúmeras evidências reforçam o papel dos processos inflamatórios como determinantes para comodidade de TDM e uma ampla gama de doenças médicas. Doenças neurológicas relacionadas à neuroinflamação – como demência de Alzheimer, doença de Parkinson, coreia de Huntington, esclerose múltipla e acidentes vasculares –, patologias multissistêmicas – como doenças cardiovasculares, fadiga crônica, fibromialgia, doença pulmonar obstrutiva crônica (DPOC), artrite reumatoide, psoríase, lúpus eritematoso sistêmico, doenças inflamatórias intestinais, diabetes melito, síndrome metabólica e infecção por vírus da imonudeficiência humana (HIV) – e condições específicas envolvendo desregulação imune – como hemodiálise e imunoterapia, em especial com interferon-alfa (INFa) – apresentam alta prevalência de TDM em sua progressão, em muitos casos, com sintomas afetivos precedendo seu aparecimento.[11] Paralelamente, evidências mostram o efeito anti-inflamatório de antidepressivos, com relação direta entre menores níveis de citocinas circulantes e resposta adequada ao tratamento,[12] o que reforça a importância dos achados prévios.

Com frequência, há pacientes em uso de diversos medicamentos clínicos que, em virtude de seus mecanismos de ação específicos ou por meio da ação no sistema imune, na regulação hormonal, na resposta inflamatória e na modulação da expressão gênica, se associam ao desencadeamento de sintomas do espectro depressivo (Tab. 12.1). A identificação do medicamento responsável por isso pode ser difícil, uma vez que a polifarmácia é cada vez mais comum. Contudo, é recomendável a consideração de opções alternativas a esses fármacos antes de iniciar um antidepressivo.

MÉTODOS DE INVESTIGAÇÃO

Na tentativa de alertar os médicos não especialistas, estudos levantaram os sintomas

TABELA 12.1
Medicamentos e substâncias associados ao desenvolvimento de depressão

Medicamentos cardiovasculares

Inibidores da ECA	Guanetidina	Propranolol
Bloqueadores dos canais de cálcio	Hidralazina	Reserpina
Clonidina	Metildopa	Diuréticos
Digitálicos	Procainamida	Prazosina

Hormônios

Anticoncepcionais	Glicocorticoides	Esteroides anabolizantes

Antiparkinsonianos

Levodopa	Bromocriptina	Amantadina

Antimicrobianos

Ácido nalidíxico	Isoniazida	Tetraciclinas
Ampicilina	Metronidazol	Penicilina
Cloranfenicol	Ganciclovir	Trimetoprima
Cloroquina	Sulfonamidas	

Quimioterápicos

6-azauridina	Cisplatina	Vimblastina
Asparaginase	Ciclofosfamida	Vincristina
Azatioprina		

Psicotrópicos

Antipsicóticos atípicos	Barbituratos	Benzodiazepínicos

Psicoestimulantes

Anfetamínicos e cocaína (abstinência)	Cafeína

Outras substâncias

Cimetidina	Ranitidina	Cinarizina
Dissulfiram	Estatinas	Flunarizina
Fenilefrina	Antirretrovirais	Interferon
Fisostigmina	Anti-inflamatórios não esteroides	Ciclosporina

ECA: enzima conversora de angiotensina.

mais comuns associados ao diagnóstico de TDM. Humor deprimido, pessimismo, redução do interesse nas atividades prazerosas e no contato com pessoas, dificuldade de concentração e fadiga são os mais frequentes. O que se mostra surpreendente é que pensamentos recorrentes de morte têm alta prevalência em pacientes clínicos deprimidos, com taxas que variam de 20 a 60%.[1]

Como maneira de melhorar os diagnósticos e, consequentemente, o tratamento de TDM em ambiente clínico, é sugerido o uso sistemático de questionários autoadministrados. Apesar de inconsistências decorrentes de questões metodológicas dos estudos que avaliaram a acurácia de instrumentos diagnósticos para TDM em pacientes com quadros clínicos, é interessante considerar o uso dessas ferramentas em determinadas situações. Adultos acima de 65 anos e pacientes portadores de doenças cardiovasculares, neurológicas e oncológicas são candidatos à avaliação objetiva de sintomas depressivos. Em idosos com condição médica crônica, as queixas físicas, como perda de peso, fadiga, insônia e alterações cognitivas, podem ser tomadas como associadas unicamente ao problema clínico. Portadores de doenças específicas, como diabetes melito, artrite e hipotireoidismo, também são candidatos à investigação ativa da presença de sintomas depressivos, em virtude de sua alta prevalência de comorbidade.

Alguns instrumentos são utilizados amplamente, demonstrando boa capacidade para detecção de casos de TDM em comodidade com quadros clínicos. Um dos mais aplicados e estudados é o Patient Health Questionnaire-9 (PHQ-9; http://www.phqscreeners.com), que explora, a partir de nove questões de autopreenchimento, a presença de sintomas caracterizadores de um episódio depressivo de acordo com os critérios da quarta edição do DSM (DSM-IV).[13] Um algoritmo de pontuação para o teste é proposto, porém um estudo de validação da versão em português feita no Brasil mostrou que o uso de ponto de corte igual ou maior a nove apresenta a máxima sensibilidade (77,5%) e especificidade (86,7%).[14]

Outros instrumentos muito empregados em pesquisa epidemiológica de prevalência de TDM em ambiente clínico e com validação em português do Brasil incluem a Geriatric Depression Scale de 30 itens (GDS-30), a Geriatric Depression Scale de 15 itens (GSD-15), a Geriatric Depression Scale de cinco itens (GDS-5), a Hospital Anxiety Depression Scale (HDAS), a Center for Epidemiologic Studies Depression Scale (CES-D), a Depression, Anxiety and Stress Scale-21 (DASS-21) e o Beck Depression Inventory – Second Edition (BDI-II). Questionários de investigação de TDM desenhados para populações clínicas específicas também são validados na literatura, porém seu uso prático e sua acurácia não parecem se sobrepor aos dos demais instrumentos.

ESPECIFICIDADES

Comorbidade em gastrenterologia

O sistema digestório é vulnerável à influência de fatores emocionais, pois é regulado pelos sistemas nervoso vegetativo e endócrino, cujos centros se integram na região subcortical com centros relacionados às emoções.

Os possíveis mecanismos biológicos pelos quais o estresse pode interferir no processo inflamatório intestinal incluem estimulação da resposta imune por ação inibitória do nervo vago sobre mecanismos anti-inflamatórios e por ativação do sistema nervoso simpático das vias inflamatórias mediadas por cortisol e que envolvem o eixo HHS.[15] Da mesma forma, por mecanismos neuroquímicos, o estresse aumenta a permeabilidade intestinal, o que facilita a translocação bacteriana e a consequente estimulação das respostas imunes na mucosa intestinal. Estudos mais recentes sugerem que alterações na microbiota intestinal repercutem na plasticidade neuronal no hipocampo e na amígdala, ampliando as possibilidades de integração entre funcionamento cerebral e intestinal.[16]

A depressão e a ansiedade são vistas como fatores de risco para o desenvolvimento de doenças gastrintestinais, bem como para maior gravidade de sintomas somáticos, maior tempo de doença e pior prognóstico. Apesar dessa associação, entre 40 e 90% dos pacientes com sintomas e transtornos depressivos não são facilmente identificados pelos gastrenterologistas que os avaliam. Portadores de tumores do sistema digestório, cirrose hepática e infecção por hepatite C apresentam maiores taxas de detecção de sintomas depressivos e ansiosos,[17] provavelmente pelo fato de que essas condições promovem um maior sofrimento psíquico para os pacientes.

Portadores de dispesia funcional apresentam taxas de diagnósticos de TDM que se situam em torno de 35%, enquanto, nos portadores de gastrite, as taxas ficam em torno de 20%.[17] Estudos recentes confirmam a antiga percepção clínica de que o estresse é fator desencadeante independente para a gastrite e o subsequente aparecimento de úlcera gástrica. Informações neuroquímicas provenientes do SNC determinadas pela ingestão de alimento regulam a atividade secretora de ácido pelo estômago, além de induzir a liberação de hormônios gastrintestinais. A relação entre causa e efeito pode ser difícil de determinar, tendo por base a interação bidirecional dos dois sistemas. Todavia, elementos comuns podem responder pela comorbidade entre TDM e distúrbios gástricos, como variantes genéticas predispondo às duas condições.

Portadores de doenças inflamatórias intestinais apresentam frequência 2 a 3 vezes maior de quadros depressivos e ansiosos do que a população geral, estando o TDM presente em cerca de 25% dos casos.[16] A relação entre TDM e doenças inflamatórias intestinais parece bidirecional, portanto o transtorno não é somente resultado da doença intestinal crônica. Os quadros depressivos podem anteceder patologias inflamatórias intestinais em alguns anos, o que sugere uma relação causal. Portanto, o não reconhecimento ou o tratamento ineficaz de quadros depressivos complicam o quadro intestinal.[18]

Diante das relações bidirecionais entre estresse psicológico e inflamação, parece lógico que seja necessário intervir e tratar as comorbidades psiquiátricas presentes nesses pacientes, bem como melhorar suas capacidades adaptativas ao estresse. Embora faltem estudos controlados com uso de diversos antidepressivos, o emprego desses medicamentos é empiricamente recomendado, uma vez que há uma percepção clínica em relação a seus benefícios.[19]

A síndrome do intestino irritável (também conhecida por síndrome do colo irritável) não tem tratamento específico, e sua prevalência é estimada entre 3 e 12%, com alguns estudos mostrando índices ainda mais elevados, com frequência maior em mulheres. Aproximadamente metade do pacientes portadores da síndrome, com destaque para o subtipo misto, apresenta algum quadro psiquiátrico, em especial relacionado com ansiedade e depressão. Esses indivíduos apresentam também alta comorbidade com outras doenças funcionais, como a dispepsia. Neuroticismo e somatização são traços associados à personalidade e têm sido observados no desenvolvimento desses quadros funcionais.[20] Vários fatores causais são associados a essa síndrome, como motilidade anormal do intestino, hipersensibilidade visceral, inflamação, alterações nas concentrações de neurotransmissores e alterações hormonais e autonômicas. Alterações do sistema serotonérgico entérico, embora não totalmente compreendidas, podem responder pela associação entre sintomas depressivos e ansiosos e os subtipos da síndrome do intestino irritável.

A doença do refluxo gastresofágico (DRGE) está associada a vários fatores psicossociais, como estresse crônico, distúrbios do sono e sintomas depressivos e ansiosos. Da mesma forma, a DRGE apresenta grande comorbidade com outras doenças associadas a processos inflamatórios crônicos, como patologias cardiovasculares e diabetes. Fatores estressores podem reduzir a pressão do esfíncter esofágico, bem como aumentar a secreção de ácido gástrico ou reduzir o *clearance* de ácido do esôfago. Inversamente, o desconforto gerado pelos sintomas associados ao refluxo representam fatores estressores importantes.

Em conclusão, a relação entre sistema gastrintestinal e SNC ocorre de diferentes modos. Contudo, é necessário considerar que fatores psicológicos podem influenciar na percepção do indivíduo em relação a seu corpo. Estados ansiosos e depressivos predispõem à maior vigilância das sensações corporais, comprometendo a interpretação da intensidade e do grau de desconforto dos sintomas. O estilo de vida observado em pacientes com TDM, como sedentarismo e alterações alimentares, tendem a favorecer o surgimento de sintomas ou doenças digestivas. Embora a repercussão positiva do tratamento da TDM em portadores de doenças gastrintestinais seja inquestionável, os psicotrópicos podem influenciar negativamente a motilidade intestinal, a pressão do esfíncter esofágico e a secreção salivar, contribuindo, assim, na exacerbação de alguns sintomas.

Comorbidade em endocrinologia

Até 60% dos pacientes deprimidos apresentam alterações no eixo HHS, como a hipercortisolemia. Aumento do cortisol causa resistência à insulina, o que pode explicar a alta prevalência de diabetes tipo 2 e síndrome metabólica em portadores de TDM recorrente.

O eixo HHS, regulador da resposta ao estresse, há muito é implicado na fisiopatologia do TDM.[21] Em resposta a estressores fisiológicos e psicológicos, esse eixo é ativado, o que resulta na secreção de hormônio liberador da corticotrofina (CRH) pelo hipotálamo, o qual estimula a hipófise anterior a liberar o hormônio adrenocorticotrófico (ACTH). O cortisol, liberado pela glândula suprarrenal sob estímulo do ACTH, se liga a receptores mineralocorticoides, localizados em sua maioria no hipocampo, e glicocorticoides, distribuídos em todo o cérebro. A desregulação desses receptores é postulada como fator importante no desenvolvimento do TDM. Além disso, diversos genes têm sua expressão no cérebro regulada por elementos responsivos a glicocorticoides.

Paralelamente, a ativação do eixo HHS é acompanhada pela estimulação do sistema nervoso simpático, que resulta na liberação de catecolaminas e IL-6, ativando as vias inflamatórias e imunológicas. Assim, a desregulação do cortisol leva a prejuízo no controle da pressão arterial, da frequência cardíaca, do colesterol e da reação inflamatória, tanto após o estresse quanto na reação aguda a ele, envolvendo o sistema cardiovascular.

Os indivíduos diabéticos apresentam níveis mais elevados de cortisol do que as pessoas saudáveis. Alguns estudos apontam que até 30% dos pacientes diabéticos apresentam TDM. Neles, são observados pior controle glicêmico, maior ganho de peso, maior índice de complicações vasculares e pior aderência ao tratamento.[22] Na doença de Cushing, um terço dos pacientes desenvolve aumento da deposição de gordura visceral, resistência à insulina, aumento da gliconeogênese hepática e redução da secreção de insulina, levando ao desenvolvimento de diabetes tipo 2. O hipercortisolismo da doença de Cushing está associado à prevalência de 50 a 80% de TDM em comorbidade. A exposição crônica a altos níveis de cortisol é responsável por alterações estruturais e funcionais no hipocampo, na amígdala e no córtex pré-frontal, regiões cerebrais relacionadas ao controle de humor e ansiedade. Aparentemente, estados de hipercortisolismo subclínico, desencadeados por estresse contínuo, também conduzem a alterações glicometabólicas semelhantes, com desenvolvimento de resistência à insulina e deposição de gordura visceral, o que invariavelmente predispõe ao diabetes tipo 2, conforme já mencionado.[23]

Para o diabetes tipo 1, a relação com TDM parece um pouco distinta. Além dos mecanismos psicológicos envolvidos com a dificuldade em lidar com as limitações impostas desde o início da vida, mecanismos inflamatórios e alterações no processo de desenvolvimento cerebral parecem representar fatores associados ao desenvolvimento da comorbidade com TDM.[24] Enquanto, para o diabetes tipo 2, há correlação com atrofia hipocampal, que ocorre também no TDM, para o tipo 1, há correlação com atrofia talâmica. Os sintomas depressivos tendem a ser mais graves no tipo 1, e a relação cronológica entre o início de ambas as doenças mostra-se consistentemente estreita.

O hipo e o hipertireoidismo estão associados a aumento no risco de desenvolvimento de transtornos do humor. Pacientes com esses transtornos têm maior risco de desenvolver hipotireoidismo clínico (1 a 4%) ou subclínico (4 a 40%).[25] Entretanto, os sintomas depressivos estão mais associados ao hipotireoidismo, cujo tratamento pode levar à remissão do quadro afetivo. Todavia, a interação entre tireoide e TDM parece bastante complexa, uma vez que os hormônios tireoidianos são críticos para o desenvolvimento e funcionamento do SNC.[26]

O hormônio L-tiroxina (T4) é produzido pelas células foliculares da tireoide e transformado em tri-iodotironina (T3) no tecido cerebral. O hipotiroeoidismo se relaciona a diversos sintomas neuropsiquiátricos, incluindo manifestações características do TDM. Receptores de hormônio tireoidiano estão presentes no tecido cerebral, com maior concentração no córtex cerebral, no hipocampo, na amígdala, no plexo coroide e no bulbo olfatório, em especial em células da glia. A ação desses hormônios ocorre pela regulação da expressão de genes associados a mielina e neurotrofinas. Receptores citoplasmáticos desses hormônios ativam vias moleculares ligadas ao controle de apoptose e neuroproteção. Além disso, eles potencializam a neurotransmissão serotonérgica. Essas ações podem explicar sua função na regulação do humor. O uso de hormônios tireoidianos em associação a antidepressivos tem longa história no tratamento de TDM resistente, suportando uma ação direta destes no SNC.

Os portadores de tireoidite autoimune crônica apresentam maior risco de desenvolver TDM, mesmo estando com níveis hormonais normalizados. Há evidências sugerindo que a presença de anticorpos antitireoidianos predispõe ao TDM, inclusive no pós-parto.[27]

Comorbidade em cardiologia

As doenças cardiovasculares e o TDM estão na liderança dos problemas de saúde com grande comprometimento funcional. Naturalmente, pela alta prevalência de ambos, a comorbidade deles também é notável. Todavia, alguns aspectos fisiopatológicos são comuns a ambos os quadros e os ligam de modo a sugerir um eixo causal compartilhado, ou seja, uma doença pode levar à predisposição de outra. Nesse caso, por exemplo, o TDM poderia levar ao sedentarismo e à obesidade, e, como consequência, a doenças cardiovasculares.

O hipotálamo, a amígdala e o hipocampo controlam o comportamento via conexões corticais e subcorticais, as funções autonômicas via projeções para o tronco encefálico e a medula e as funções neuroendócrinas em grande parte via eixo HHS.[28] Essa região tem grande concentração de receptores de esteroides, incluindo androgênio e estrogênio, portanto espera-se a influência do sexo na fisiologia de tais estruturas. Assim, sugere-se que o TDM e as doenças cardiovasculares apresentem substratos biológicos comuns e se influenciem negativamente na progressão de cada uma delas, como já visto em outras comorbidades.

A depressão está associada a aumento da pressão sistólica e alterações na frequência cardíaca, no tônus vasomotor, na resistência vascular e na viscosidade plasmática, na síntese e na atividade de fatores de coagulação e fibrinólise, na fisiologia do óxido nítrico e na regulação de mecanismos inflamatórios que se refletem na homeostase do sistema vascular.[29]

O TDM está presente em 20 a 45% dos pacientes com doenças cardiovasculares. Seu diagnóstico raramente é negligenciado nessa população, sendo até esperado em algumas condições, como após infarto do miocárdio e insuficiência cardíaca congestiva.[30] Já os portadores de TDM, por sua vez, têm o dobro de risco de desenvolver doença cardiovascular. Além disso, a presença de TDM é um importante preditor de complicações clínicas nesses pacientes e um fator de risco independente para doença coronariana, bem como está associado ao surgimento de arritmias em portadores de instabilidade na condução ou isquemia prévia. Reconhecidamente, a depressão aumenta a morbidade e a mortalidade desses pacientes de modo proporcional a sua gravidade, inclusive predispondo à morte súbita.[31]

Atitude pessimista em pacientes crônicos, necessidade de mudança no estilo de vida e limitações decorrentes da doença influenciam negativamente o humor dos pacientes. Intervenções psicossociais, educacionais, motivacionais são essenciais e se integram ao uso de psicofármacos. Embora alguns medicamentos sejam associados a maior risco de efeito colateral cardiovascular, os antidepressivos mais recentes não estão relacionados a prejuízos clínicos, desde que as particularidades do paciente e as características farmacológicas da medicação sejam consideradas.

Comorbidade em neurologia

O acidente vascular cerebral (AVC) é bastante comum na população idosa, e a comorbidade com quadros depressivos chega a 70%, determinando maior comprometimento na recuperação e maior mortalidade. A falta de diagnóstico e intervenção nesses casos chega a 60%, em parte porque os sintomas físicos se sobrepõem em ambos os quadros clínicos. Assim, a suspeita de comorbidade deve ser sempre levada em consideração, e a investigação ativa uma preocupação constante no acompanhamento desses pacientes.

A depressão pós-AVC ocorre com mais frequência em mulheres com história prévia de transtorno mental e prejuízo cognitivo.[32] Entre os homens, o risco é maior em idade jovem e apresenta comprometimento significativo nas funções da vida diária e sociais. A região afetada não parece corresponder à maior incidência de quadro depressivo conforme revisões recentes, embora lesões no hemisfério esquerdo apareçam em alguns estudos como de maior suscetibilidade.[33]

A comorbidade de enxaqueca com TDM pode variar entre 10 e 50%.[34] O TDM é preditor de cronificação e refratariedade ao tratamento da enxaqueca. A eficácia do uso de antidepressivos no controle da enxaqueca sugere mecanismos causais comuns, como disfunção na neurotransmissão serotonérgica e alterações hormonais decorrentes de hiperatividade do eixo HHS, além de processos inflamatórios. Variantes genéticas associadas à suscetibilidade são compartilhadas pelas duas condições clínicas, especialmente ligadas a receptores serotonérgicos e mediação inflamatória. Tratamentos comportamentais, como terapia cognitivo-comportamental (TCC), técnicas de relaxamento, *neurofeedback* e estratégias para lidar com o estresse, parecem beneficiar os pacientes sob tais condições.

A prevalência de depressão na epilepsia alcança 50%.[35] A epilepsia se relaciona a diversos fatores psicossociais preditores de depressão, particularmente marginalização social e estigmatização. A presença de ideação suicida chega a 10% em indivíduos com essa condição. Mesmo antes do diagnóstico neurológico, o risco de tentativa de suicídio nesses pacientes é três vezes maior que na população geral.[36] Sintomas afetivos peri-ictais, comprometimento cognitivo e efeitos colaterais e depressores dos anticonvulsivantes podem atrapalhar o diagnóstico de síndrome depressiva em comorbidade com epilepsia. Mecanismos neuroinflamatórios ativados pela atividade epilética ou pela presença de anticorpos contra antígenos neuronais estão no centro de vias comuns que se relacionam aos quadros depressivos.

Sintomas depressivos podem ocorrer em qualquer estágio da doença de Parkinson, sendo a prevalência de TDM de até 50%. A comorbidade se associa a pior função motora, maior prejuízo de atividades diárias, maior rigidez e pior função cognitiva, bem como comprometimento da linguagem. Frequentemente, os sintomas afetivos precedem os sintomas motores e não se relacionam com a gravidade ou a progressão da doença neurológica.[37] A degeneração das vias serotonérgicas, noradrenérgicas e dopaminérgicas mesolímbicas em associação com a degeneração de circuitos orbitofrontais e estrutura subcorticais, como *locus ceruleus*, núcleos da rafe e área tegmental ventral, aparecem relacionadas aos sintomas depressivos em estudos funcionais com portadores de Parkinson. A estimulação profunda de núcleos subtalâmicos parece acentuar os sintomas depressivos, provavelmente por inibição indireta de vias serotonérgicas, enquanto a estimulação talâmica e palidal se associa com menor frequência a sintomas depressivos. Esses pacientes têm menor probabilidade de apresentar remissão com o tratamento para TDM. Além disso, alguns medicamentos antiparkinsonianos podem induzir depressão.

Entre os pacientes com doença de Alzheimer, os sintomas depressivos ocorrem em 30 a 50% dos casos, havendo estudos em que até 90% dos casos apresentavam a comorbidade.[38] Episódio depressivo prévio, sexo feminino, idade de início precoce e história familiar de TDM em parentes de primeiro grau conferem maior risco para o surgimento da doença depressiva nesses pacientes. As relações fisiopatológicas parecem heterogêneas, contudo a neurodegeneração deve contribuir grandemente para o surgimento de sintomas depressivos, os quais costumam estar entre os primeiros sintomas da doença de Alzheimer.

A esclerose múltipla em comorbidade com TDM tem sido identificada em 20 a 50% dos casos.[39] Embora não se tenha entendimento consistente dos fatores patogênicos que associam as duas doenças, o papel de citocinas pró-inflamatórias parece importante no surgimento de sintomas depressivos.[40] Recentemente, a ativação de células da glia e a disfunção mitocondrial em células neuronais, envolvendo estresse oxidativo, estão ganhando projeção no entendimento da fisiopatologia da esclerose múltipla e como potencial mecanismo comum com TDM.[41] Como nas demais doenças em que o comprometimento das atividades de rotina é substancial, fatores psicológicos obtêm relevância como contribuintes para o estresse psíquico. Em virtude da progressão da doença, prejuízos na funcionalidade e em diversos aspectos cognitivos podem comprometer a capacidade de enfrentamento das dificuldades e levar a desesperança e desmoralização. Pacientes sob tal condição estão especialmente propensos à ideação suicida e, portanto, devem ser constantemente observados quanto ao surgimento de sintomas depressivos. Além disso, o tratamento com interferon-beta (INFb) pode aumentar o risco de TDM.

Em geral, pacientes com doença neurológica são particularmente suscetíveis ao desenvolvimento de quadro depressivo e ideação suicida. Os sintomas se confundem, e o diagnóstico de TDM pode ser desafiador, entretanto o impacto positivo de seu tratamento sobre o curso da doença e o estresse do cuidador torna mandatória a investigação contínua. Cuidadores e pacientes devem ser educados em relação à depressão, e, em casos específicos, o encaminhamento para suporte psicossocial deve ser considerado.

Comorbidade em oncologia

Pacientes oncológicos apresentam índices elevados de depressão – entre 25 e 30%, mas podendo chegar a 60% em alguns estudos, dependendo das características populacionais, tais como idade, tipo e estadiamento do tumor, e do tipo de tratamento oncológico recebido. Apesar disso, o diagnóstico não é realizado em torno de 50 a 60% dos pacientes.[42] Nesses casos, as queixas tendem a ser atribuídas com mais frequência ao câncer ou ao tratamento quimioterápico ou, então, ao estado de desmoralização comum em doenças graves, crônicas e terminais.[5]

Em relação ao tipo de tumor, pacientes com câncer de pâncreas, pulmão, orofaringe e mama são os mais afetados por TDM. Há muito se associa o câncer de pâncreas com sintomas depressivos, e o surgimento deles antecedem o próprio tumor em 50% dos casos.[43] A explicação mais provável para essa estreita associação se relaciona à produção de citocinas, em específico a IL-6, pelo câncer pancreático.

Alguns autores sugerem uma encefalite límbico paraneoplásica para justificar essa relação entre sintomas depressivos antecedendo o diagnóstico de câncer. De modo geral, os aspectos emocionais relacionados à diagnose, o estresse associado aos sintomas físicos e a desregulação da resposta imunológica, com aumento nas citocinas pró-inflamatórias, estão na origem da depressão em pacientes oncológicos.

O uso de antidepressivos nesses pacientes é indicado para tratamento de dor, como antidepressivos tricíclicos e duais; para o manejo de náusea e vômito e anorexia ou caquexia induzida pela quimioterapia, a mirtazapina; para controle dos fogachos associados ao uso de bloqueadores de estrogênio ou inibidores da aromatase, os duais – embora, em tais casos, a potencial interação com tamoxifeno, que reduz seus níveis plasmáticos e eficácia na profilaxia da recorrência em câncer de mama, deva ser considerada.[44] A fadiga é um sintoma muito comum em pacientes oncológicos, e, nesse caso, o uso de bupropriona e psicoestimulantes, como metilfenidato e modafinil, pode trazer benefícios. Os psicoestimulantes têm sido indicados para o tratamento de TDM em pacientes terminais, devido a seu rápido início de ação e sua relativa segurança.

As intervenções psicossociais, independentemente do tipo e da presença de TDM, parecem essenciais nesse grupo de pacientes, devido às necessidades e características de enfrentamento dos problemas individuais.

Doenças imunológicas e infecciosas

As doenças autoimunes são desencadeadas por autoanticorpos contra os tecidos e órgãos, ativando vias moleculares envolvidas na inflamação crônica. Pacientes com tais condições manifestam alta prevalência de TDM. Portadores de lúpus eritematoso sistêmico apresentam sintomas depressivos em 15 a 75% dos casos. A prevalência da comorbidade em casos de artrite reumatoide se situa entre 10 e 40%,[45] e nos de psoríase, entre 6 e 60%. Outras doenças reumatológicas e dermatológicas demonstram grande associação com quadros depressivos, provavelmente mediada pela ativação do sistema imune.

Os portadores de doenças com componente autoimune em comorbidade com TDM apresentam níveis mais elevados de citocinas pró-inflamatórias, notadamente o TNF-alfa e a IL-6, em comparação àqueles não deprimidos, e o nível sérico se relaciona proporcionalmente com a gravidade dos sintomas depressivos. Nesses casos, deve-se considerar que o uso de corticosteroides para tratamento é frequente e contínuo, o que desregula o eixo HHS. Uma grande ênfase tem sido dada a anticorpos contra receptores do N-metil-D-aspartato (NMDA), que estão relacionados à transmissão sináptica excitatória via glutamato. Esses anticorpos estão presentes na circulação em condições clínicas e neurológicas diversas, como epilepsia, encefalites autoimunes e virais, ataxia cerebelar, lúpus eritematoso sistêmico e síndrome de Sjögren.[46] Assim, há um elo importante entre as reações imunológicas sistêmicas ou focais e o TDM.

Existe uma associação significativa de TDM com algumas infecções, como o vírus do herpes simples (HSV), vírus varicela-zoster (VZV), vírus Epstein-Barr (EBV), vírus da doença de Borna (BDV), citomegalovírus (CMV), vírus da hepatite C (HCV) e HIV.[47] O BDV tem predileção pelo sistema límbico e pelo hipocampo, e uma soropositividade persistente é demonstrada com frequência em pacientes deprimidos. Os anticorpos para EBV e VZV são detectados em proporção significativamente maior na sorologia de indivíduos deprimidos. Pacientes com títulos elevados de anticorpos para CMV têm maior probabilidade de estarem deprimidos, sugerindo que a reativação do vírus possa ser induzida por sintomas depressivos.

Em portadores de HIV, a prevalência de TDM varia entre 20 e 80%. Outros fatores comumentemente presentes nessa população, como abuso de drogas, coinfecção por HCV e outros patógenos, podem responder pelas alterações cerebrais estruturais e funcionais observadas. De qualquer modo, as relações entre TDM e HIV são complexas, se associam a questões psicossociais advindas do diagnóstico e tratamento, e efeito direto e potencialmente progressivo do vírus no tecido cerebral, com consequente prejuízo cognitivo. O tratamento inadequado da TDM predispõe os pacientes a progressão mais rápida da doença e maior risco de mortalidade. Outro desafio diz respeito ao potencial efeito adverso de medicamentos antirretrovirais, que podem levar ao aparecimento de sintomas depressivos.

A terapia com interferon está associada a risco de 30 a 70% de início de TDM. Portadores de TDM prévio estão sob risco maior com o uso de IFNa. Ocorre aumento nos níveis de IL-6 e resposta exagerada do eixo HHS logo após a primeira dose, o que pode ser o substrato bioquímico para o desencadeamento dos sintomas depressivos, bem como ativação de processos intracelulares, que resultam na expressão de formas inativas de receptores de glicocorticoides em células neuronais, aumentando o efeito pró-inflamatório.[48] Nos quadros de infecção por HCV, a interação entre os dois fatores poderia potencializar o risco. A ocorrência de sintomas depressivos durante o uso de IFNb no tratamento da esclerose múltipla não pode ser exclusivamente associada à terapia, uma vez que os pacientes com esclerose múltipla apresentam prevalência elevada de TDM. Todavia, o IFNb parece exacerbar sintomas depressivos prévios. O tratamento profilático com antidepressivos mostra redução do risco, bem como seu uso é eficaz na melhora dos sintomas.

CONSIDERAÇÕES FINAIS

A síndrome depressiva pode estar presente com diversas condições médicas, decorrer de fatores psicológicos associados ou compartilhar os mecanismos fisiopatológicos responsáveis pelo desenvolvimento de outras doenças. Invariavelmente, a melhor explicação para os níveis elevados da comorbidade se baseia em influência bidirecional, com fatores estressores e vias imunomoduladoras interagindo e se retroalimentando. Os sintomas somáticos podem dificultar a identificação dos sintomas depressivos, e a interpretação frequente de que o quadro clínico justifica o sofrimento psíquico impede seu diagnóstico. Para compensar o risco de negligenciar o tratamento do TDM, sugere-se a abordagem sistematizada, com uso de instrumentos de avaliação ou pesquisa ativa e contínua dos sintomas psíquicos. Reconhecidamente, a intervenção terapêutica, seja farmacológica, psicoterapêutica ou psicossocial, é responsável por melhorar a qualidade de vida e o prognóstico dos pacientes.

REFERÊNCIAS

1. Moayedoddin B, Rubovszky G, Mammana L, Jeannot E, Sartori M, Garin N, et al. Prevalence and clinical characteristics of the DSM IV major depression among general internal medicine patients. Eur J Intern Med. 2013;24(8):763-6.
2. Chen KY, Evans R, Larkins S. Why are hospital doctors not referring to Consultation-Liaison Psychiatry?: a systemic review. BMC Psychiatry. 2016;16(1):390.
3. Pederson JL, Warkentin LM, Majumdar SR, McAlister FA. Depressive symptoms are associated with higher rates of readmission or mortality after medical hospitalization: a systematic review and meta-analysis. J Hosp Med. 2016;11(5):373-80.
4. Bet PM, Hugtenburg JG, Penninx BW, Balkom Av, Nolen WA, Hoogendijk WJ. Treatment inadequacy in primary and specialized care patients with depressive and/or anxiety disorders. Psychiatry Res. 2013;210(2):594-600.
5. Caruso R, Nanni MG, Riba MB, Sabato S, Grassi L. Depressive spectrum disorders in cancer: diagnostic issues and intervention. A critical review. Curr Psychiatry Rep. 2017;19(6):33.
6. Tecuta L, Tomba E, Grandi S, Fava GA. Demoralization: a systematic review on its clinical characterization. Psychol Med. 2015;45(4):673-91.
7. Maes M, Galecki P, Chang YS, Berk M. A review on the oxidative and nitrosative stress (O&NS) pathways in major depression and their possible contribution to the (neuro)degenerative processes in that illness. Prog Neuropsychopharmacol Biol Psychiatry. 2011;35(3):676-92.
8. Strasser B, Becker K, Fuchs D, Gostner JM. Kynurenine pathway metabolism and immune activation: peripheral measurements in psychiatric and co-morbid conditions. Neuropharmacology. 2017;112(Pt B):286-96.
9. Repousi N, Masana MF, Sanchez-Niubo A, Haro JM, Tyrovolas S. Depression and metabolic syndrome in the older population: a review of evidence. J Affect Disord. 2018;237:56-64.
10. Chen YJ, Lin CL, Li CR, Huang SM, Chan JY, Fang WH, et al. Associations among integrated psychoneuroimmunological factors and metabolic syndrome. Psychoneuroendocrinology. 2016;74:342-9.
11. Marrie RA, Walld R, Bolton JM, Sareen J, Walker JR, Patten SB, et al. Rising incidence of psychiatric disorders before diagnosis of immune-mediated inflammatory disease. Epidemiol Psychiatr Sci. 2017:1-10.
12. Więdłocha M, Marcinowicz P, Krupa R, Janoska-Jaździk M, Janus M, Dębowska W, et al. Effect of antidepressant treatment on peripheral inflammation markers: a meta-analysis. Prog Neuropsychopharmacol Biol Psychiatry. 2018;80(Pt C):217-26.
13. American Psychiatric Association. Diagnostic and statistical manual of mental disorders: DSM-IV-TR. 4th rev. ed. Washington: APA; 2000.
14. Santos IS, Tavares BF, Munhoz TN, Almeida LSP, Silva NTB, Tams BD, et al. Sensibilidade e especificidade do Patient Health Questionnaire-9 (PHQ-9) entre adultos da população geral. Cad Saúde Pública. 2013;29(8):1533-43.
15. Breit S, Kupferberg A, Rogler G, Hasler G. Vagus nerve as modulator of the brain-gut axis in psychiatric and inflammatory disorders. Front Psychiatry. 2018;9:44.

16. Bernstein, CN. The brain-gut axis and stress in inflammatory bowel disease. Gastroenterol Clin North Am. 2017;46(4):839-46.
17. Zhang AZ, Wang QC, Huang KM, Huang JG, Zhou CH, Sun FQ, et al. Prevalence of depression and anxiety in patients with chronic digestive system diseases: a multicenter epidemiological study. World J Gastroenterol. 2016;22(42):9437-44.
18. Kochar B, Barnes EL, Long MD, Cushing KC, Galanko J, Martin CF, et al. Depression is associated with more aggressive inflammatory bowel disease. Am J Gastroenterol. 2018;113(1):80-5.
19. Thorkelson G, Bielefeldt K, Szigethy E. Empirically supported use of psychiatric medications in adolescents and adults with IBD. Inflamm Bowel Dis. 2016;22(6):1509-22.
20. Poulsen CH, Eplov LF, Hjorthøj C, Eliasen M, Skovbjerg S, Dantoft TM, et al. Irritable bowel symptoms and the development of common mental disorders and functional somatic syndromes identified in secondary care: a long--term, population-based study. Clin Epidemiol. 2017;9:393-402.
21. de Kloet ER, Otte C, Kumsta R, Kok L, Hillegers MH, Hasselmann H, et al. Stress and depression: a crucial role of the mineralocorticoid receptor. J Neuroendocrinol. 2016;28(8).
22. Pouwer F, Nefs G, Nouwen A. Adverse effects of depression on glycemic control and health outcomes in people with diabetes: a review. Endocrinol Metab Clin North Am. 2013;42(3):529-44.
23. Joseph JJ, Golden SH. Cortisol dysregulation: the bidirectional link between stress, depression, and type 2 diabetes mellitus. Ann N Y Acad Sci. 2017;1391(1):20-34.
24. Moulton CD, Pickup JC, Ismail K. The link between depression and diabetes: the search for shared mechanisms. Lancet Diabetes Endocrinol. 2015;3(6):461-71.
25. Fugger G, Dold M, Bartova L, Kautzky A, Souery D, Mendlewicz J, et al. Comorbid thyroid disease in patients with major depressive disorder: results from the European Group for the Study of Resistant Depression (GSRD). Eur Neuropsychopharmacol. 2018;28(6):752-60.
26. Liu YY, Brent GA. Thyroid hormone and the brain: mechanisms of action in development and role in protection and promotion of recovery after brain injury. Pharmacol Ther. 2018;186:176-85.
27. Dama M, Steiner M, Lieshout RV. Thyroid peroxidase autoantibodies and perinatal depression risk: a systematic review. J Affect Disord. 2016;198:108-21.
28. Penninx BW. Depression and cardiovascular disease: epidemiological evidence on their linking mechanisms. Neurosci Biobehav Rev. 2017;74(Pt B):277-86.
29. van Agtmaal MJM, Houben AJHM, Pouwer F, Stehouwer CDA, Schram MT. Association of microvascular dysfunction with late-life depression: a systematic review and meta-analysis. JAMA Psychiatry. 2017;74(7):729-39.
30. Cohen BE, Edmondson D, Kronish IM. State of the art review: depression, stress, anxiety, and cardiovascular disease. Am J Hypertens. 2015;28(11):1295-302.
31. Gathright EC, Goldstein CM, Josephson RA, Hughes JW. Depression increases the risk of mortality in patients with heart failure: a meta-analysis. J Psychosom Res. 2017;94:82-9.
32. Robinson RG, Jorge RE. Post-stroke depression: a review. Am J Psychiatry. 2016;173(3):221-31.
33. Zhang Y, Zhao H, Fang Y, Wang S, Zhou H. The association between lesion location, sex and poststroke depression: meta-analysis. Brain Behav. 2017;7(10):e00788.
34. Minen MT, Begasse De Dhaem O, Kroon Van Diest A, Powers S, Schwedt TJ, Lipton R, et al. Migraine and its psychiatric comorbidities. J Neurol Neurosurg Psychiatry. 2016;87(7):741-9.
35. Fiest KM, Dykeman J, Patten SB, Wiebe S, Kaplan GG, Maxwell CJ, et al. Depression in epilepsy: a systematic review and meta-analysis. Neurology. 2013;80(6):590-9.
36. Elger CE, Johnston SA, Hoppe C. Diagnosing and treating depression in epilepsy. Seizure. 2017;44:184-93.
37. Wang S, Mao S, Xiang D, Fang C. Association between depression and the subsequent risk of parkinson's disease: a meta-analysis. Prog Neuropsychopharmacol Biol Psychiatry. 2018;86:186-92.
38. Chi S, Yu JT, Tan MS, Tan L. Depression in Alzheimer's disease: epidemiology, mechanisms, and management. J Alzheimers Dis. 2014;42(3):739-55.
39. Marrie RA, Reingold S, Cohen J, Stuve O, Trojano M, Sorensen PS, et al. The incidence and prevalence of psychiatric disorders in multiple sclerosis: a systematic review. Mult Scler. 2015;21(3):305-17.
40. Feinstein A, Magalhaes S, Richard JF, Audet B, Moore C. The link between multiple sclerosis and depression. Nat Rev Neurol. 2014;10(9):507-17.
41. Morris G, Reiche EMV, Murru A, Carvalho AF, Maes M, Berk M, et al. Multiple immune-inflammatory and oxidative and nitrosative stress pathways explain the frequent presence of depression in multiple sclerosis. Mol Neurobiol. 2018.
42. Walker J, Wanat M, Fielding J, Martin P, Petit A, Burke K, et al. Screening medical patients for depression: lessons from a national program in cancer clinics. Psychosomatics. 2017:58(3):274-80.

43. Parker G, Brotchie H. Pancreatic cancer and depression: a narrative review. J Nerv Ment Dis. 2017;205(6):487-90.
44. Grassi L, Caruso R, Hammelef K, Nanni MG, Riba M. Efficacy and safety of pharmacotherapy in cancer-related psychiatric disorders across the trajectory of cancer care: a review. Int Rev Psychiatry. 2014;26(1):44-62.
45. Matcham F, Rayner L, Steer S, Hotopf M. The prevalence of depression in rheumatoid arthritis: a systematic review and meta-analysis. Rheumatology (Oxford). 2013;52(12):2136-48.
46. Lancaster E. CNS syndromes associated with antibodies against metabotropic receptors. Curr Opin Neurol. 2017;30(3):354-60.
47. Wang X, Zhang L, Lei Y, Liu X, Zhou X, Liu Y, et al. Meta-analysis of infectious agents and depression. Sci Rep. 2014;4:4530.
48. Pinto EF, Andrade C. Interferon-related depression: a primer on mechanisms, treatment, and prevention of a common clinical problem. Curr Neuropharmacol. 2016;14(7):743-8.

13

Depressão e comorbidades psiquiátricas

Roseane D. Lassen
Michelle N. Levitan
Jose Carlos Appolinario
Antonio Egidio Nardi

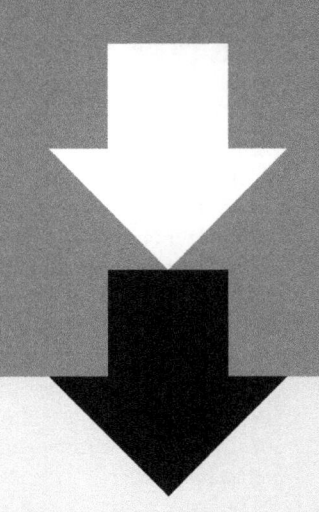

INTRODUÇÃO

Comorbidade é a ocorrência de mais de uma patologia ou, no âmbito da psiquiatria, de mais um transtorno mental em um mesmo indivíduo. Esse quadro pode ocorrer de forma paralela (quando as doenças existem ao mesmo tempo) ou de modo sequencial (quando uma doença surge após o término da outra).[1] Uma vez que um transtorno comórbido precede ou segue outra psicopatologia, pode induzir o aparecimento dela, ocasionar a antecipação de uma manifestação sintomatológica ou estar associado a um estágio residual de uma outra doença psicológica.[2] A presença de mais de um transtorno mental comumente exerce influência no prognóstico e, por conseguinte, no tratamento do quadro.[1,2] Um dos principais obstáculos no tratamento de comorbidades está na identificação do diagnóstico primário, pois nem sempre a sequência de acontecimentos na vida do paciente está tão evidente para ele, o que pode gerar incerteza quanto à conduta mais eficaz no momento.[3]

Estudos clínicos apontam a comorbidade como um fator preditor do resultado no tratamento da depressão.[4] Essa circunstância pode estar associada aos riscos de recaída, recorrência, cronicidade, suicídio, piora do desempenho social, perda de emprego e isolamento social. O relatório nacional epidemiológico produzido pela National Comorbity Survery Replication (NCS-R) sobre a prevalência e os correlatos de depressão, realizado em 48 estados norte-americanos, evidenciou que 72% dos 9.090 participantes que apresentavam depressão ao longo da vida também preenchiam critério para outro transtorno mental da quarta edição do *Manual diagnóstico e estatístico de transtornos mentais* (DSM-IV).[5] As comorbidades psiquiátricas mais frequentes em pacientes com depressão são abordadas a seguir.

DEPRESSÃO E DISTIMIA

O termo distimia, de origem grega, significa "mau humor", considerado uma parte do conceito de melancolia, no qual pessoas com sintomas letárgicos, inseguras e constantemente preocupadas apresentavam a tendência a um temperamento melancólico.[6] Atualmente, define-se distimia como um transtorno do humor crônico com sintomatologia de baixa intensidade em comparação ao transtorno depressivo maior (TDM), que se manifesta antes dos 25 anos, na maioria dos casos.[7] Os principais sintomas da distimia são tristeza, falta de alegria em viver, pessimismo e baixa autoestima. Pela semelhança de sintomas, esse quadro é muitas vezes considerado uma depressão de pouca intensidade, crônica e flutuante. No entanto, um dos fatores que diferencia a distimia do TDM é o relato do paciente de que sempre se sentiu deprimido, além de frequentemente referir mau humor e pouca responsividade a eventos positivos da vida. Esses indivíduos não têm o hábito de buscar ajuda psiquiátrica, geralmente não gostam de sua atividade profissional e se consideram cansados e infelizes em seus relacionamentos.[8]

O TDM, ou depressão, é o transtorno mais constantemente associado à distimia. Estima-se que 40 a 75% dos indivíduos deprimidos possuam também distimia. A comorbidade existente entre essas duas patologias é definida como depressão dupla, condição que ocorre quando um quadro agudo de depressão se sobrepõe ao quadro crônico de distimia. Pacientes com distimia apresentam sintomas depressivos mais graves e um nível de incapacitação maior do que aqueles que possuem essas patologias de forma isolada.[6] A distimia "pura" é tão incomum[9] que o Collaborative Study on Depression Psychobiology do National Institute of Mental Health (NIMH) precisou mudar as estratégias de recrutamento para identificar participantes com esse transtorno.[10] Os pesquisadores enfatizam a necessidade de rastrear todos os pacientes com depressão para distimia. Isso pode ser realizado explicando ao indivíduo que essa condição é caracterizada por um início insidioso, sintomas de enceramento/declínio de pelo menos dois anos de duração e possivelmente períodos breves de humor normal. Em contraste, a depressão maior é caracterizada por um início bem definido, sintomas sustentados e episódios discretos. Discutir essas síndromes e ilustrá-las com os pacientes são ações que permitem a rápida determinação do transtorno primário.

DEPRESSÃO E TRANSTORNOS DE ANSIEDADE

Pacientes com transtorno de ansiedade são frequentemente usuários de serviços de saúde e encontram-se em um grupo suscetível ao suicídio e ao uso de substâncias psicoativas. Muitos deles não são diagnosticados e tratados da maneira correta, provavelmente pelo fato de apresentarem várias comorbidades, como a depressão.[11]

A ansiedade e o medo passam a ser reconhecidos como patológicos quando se apresentam de forma exacerbada na vida de uma pessoa.[12] De acordo com a gravidade, intensidade e frequência da ansiedade e do medo, caracteriza-se o diagnóstico de um transtorno de ansiedade.[12] Sintomas ansiosos são comuns durante episódios depressivos e geralmente são relacionados a pior prognóstico, pois agravam a doença, promovendo comprometimento funcional, bem como maior cronicidade e risco de suicídio.[12]

A prevalência de transtornos de ansiedade em jovens e adultos deprimidos parece variar entre 33 e 55%; e em idosos, entre 3 a 65%.[13] Um estudo realizado em contexto ambulatorial para depressão, com 373 pacientes, mostrou que metade dos pacientes também apresentava critérios para transtorno de ansiedade.[14] Outro estudo que acompanhou pacientes com transtorno de ansiedade por 12 anos observou que, na presença de depressão comórbida, as taxas de risco de recorrência aumentam entre 62 e 90%, além de um aumento da taxa de abandono do tratamento durante o quadro depressivo, o que gera diminuição da resposta ao antidepressivo e aumento do tempo para remissão do quadro.[15]

Um estudo realizado na atenção primária em uma comunidade de Oalkand, nos Estados Unidos, com uma amostra de 160 mil participantes, na faixa etária de 18 a 70 anos, mostrou que 7,3% da população total em estudo apresentaram TDM, sendo que 58,3% dos indivíduos diagnosticados com depressão também sofriam de transtorno de ansiedade.[16]

DEPRESSÃO E TRANSTORNO DE PÂNICO

O transtorno de pânico (TP) está presente em cerca de 3,5% da população e é caracterizado por episódios de medo súbito ou mal-estar acentuado, seguidos por manifestações físicas e cognitivas.[17] Esse transtorno acarreta um grande sofrimento pessoal e influencia a vida diária dos pacientes.[18] O TP possui prevalência de aproximadamente 1,5 a 3,5% da população mundial, sendo associado à maior morbidade psiquiátrica, o que causa incapacidade. A comorbidade entre depressão e TP está associada à maior gravidade dos sintomas.[19] Indicadores demonstram que a depressão é a comorbidade mais frequentemente encontrada em pacientes com TP.[20] Além disso, quando esses indivíduos permanecem deprimidos por longo prazo, podem apresentar piora no prognóstico, com maior risco de suicídio e prejuízo na inserção social.

Em geral, o TP antecede ou começa concomitante à depressão. Na National Comorbity Survey, que incluiu 8.089 sujeitos na faixa etária entre 15 e 54 anos, evidenciou-se que, ao longo da vida, a prevalência de depressão em pacientes com TP foi significativamente maior (55,6%, *odds ratio* – OR = 6,8) do que a de TP em pessoas com depressão (11,2%, OR = 6,2).[21] Além disso, indivíduos com TP e depressão relataram muito mais sintomas fisiológicos durante os ataques (9,1%) do que aqueles sem depressão. É importante ressaltar a avaliação da síndrome de desmoralização, que é caracterizada por baixa autoestima e sentimentos de inadequação e culpa decorrentes das limitações do TP, sendo, às vezes, confundida com depressão. Os sintomas dessa síndrome melhoraram após o tratamento bem-sucedido do TP, geralmente sem necessidade de tratamentos específicos direcionados ao humor.[22]

DEPRESSÃO E TRANSTORNO DE ANSIEDADE GENERALIZADA

O transtorno de ansiedade generalizada (TAG) se caracteriza pela preocupação com situações rotineiras na maior parte dos dias, associada a sintomas de inquietação, irritabilidade, cansaço, perturbações do sono, tensão muscular e/ou dificuldades de concentração.[12] Estudos de amostras clínicas e relatórios retrospectivos comunitários indicam que a sobreposição sequencial entre TAG e depressão envolve o início primário de ansiedade, seguido pela depressão. Além disso, essa coocorrência torna o quadro mais grave do que a ocorrência isolada dos transtornos.

Em um estudo longitudinal prospectivo com 1.037 participantes na Nova Zelândia, identificou-se que, ao completarem 32 anos, três quartos das mulheres e metade dos homens com TAG diagnosticados naquele ano apresentavam depressão prévia. Os dois transtornos mostraram forte comorbidade cumulativa ao longo da vida dos 11 aos 32 anos (OR = 5,3; IC = 95%, 3,9 a 7,2), ou seja, as duas psicopatologias ocorrem durante toda a vida do paciente, porém não necessariamente de modo simultâneo. Outrossim, 72% dos casos de TAG ao longo da vida também apresentavam depressão, e 48% dos casos de depressão ao longo da vida também exibiam TAG.[23,24] Outro estudo realizado na Universidade Federal de Alagoas, no qual foram entrevistados 253 pacientes, sendo que 42 apresentavam TAG, constatou que a maioria deles portava alguma comorbidade psiquiátrica (88,1%), e a depressão era a mais frequente (53,5%).[25]

DEPRESSÃO E TRANSTORNO DE ANSIEDADE SOCIAL

O transtorno de ansiedade social (TAS), também conhecido como fobia social, é o terceiro transtorno de ansiedade mais comum e tem como sintomas a ansiedade ou o medo com relação à exposição social. Portanto, o paciente teme ou evita a exposição social por medo de humilhações ou constrangimentos.[24] A condição pode estar restrita a uma circunstância em especial, como, por exemplo, falar em público, ou a uma gama maior de situações sociais.

Em geral, esse transtorno tem início na adolescência, por volta dos 11 a 15 anos, evoluindo com cronicidade e prejuízos ao longo da vida. O período entre o início da fobia social e o desenvolvimento de síndromes depressivas é de 1 a 5 anos. Os indivíduos mais gravemente incapacitados pela fobia social demonstram maior probabilidade de portar quadro depressivo.[25] Essa condição clínica, muitas vezes, pode ser subdiagnosticada, pois está frequentemente associada à depressão. A presença de tal comorbidade traz implicações no diagnóstico e, consequentemente, no tratamento. Pacientes com depressão comumente evitam atividades sociais por perda de interesse, prazer ou disposição, e não devido aos sintomas ansiosos. Um estudo observacional, realizado por Nardi e Versiani[26] com 250 fóbicos sociais, constatou que 29,6% dos sujeitos apresentavam depressão maior. Em outra pesquisa, Barlow e colaboradores[27] avaliaram 292 pacientes ambulatoriais diagnosticados com algum transtorno de ansiedade e encontraram uma prevalência de 30% de depressão maior.[28]

DEPRESSÃO E USO DE SUBSTÂNCIAS

Drogas são substâncias psicoativas utilizadas para gerar alteração do nível de consciência ou do estado emocional. Essas alterações ocorrem de maneira diferente para cada indivíduo, dependendo da quantidade consumida, do efeito esperado e das circunstâncias em que a substância é utilizada.[29]

Estima-se que 20 a 50% dos pacientes com alguma doença mental também façam uso de substâncias psicoativas. No caso da depressão, ocorre de forma bilateral, ou seja, tanto pessoas que fazem uso de substâncias psicoativas podem apresentar depressão como pessoas com depressão podem ser levadas ao uso dessas substâncias. Dois estudos epidemiológicos realizados na década de 1980 e 1990 avaliaram a prevalência existente entre transtornos afetivos e risco de abuso de álcool e/ou outras substâncias em adultos.[30] O estudo conduzido pela National Institute of Mental Health Epidemiologic Catchment Area (ECA) na década de 1980, nos Estados Unidos, demonstrou a prevalência de 13,5% para abuso/dependência de álcool e de 6,1% para abuso de outras substâncias em amostra de 18.571 indivíduos.[31] Entre aqueles com transtorno do humor, 32% apresentavam problemas com álcool e/ou drogas, e dos que exibiam TDM, 16,5% tinham problemas com álcool e 18% com outras substâncias.[32]

Os dados da National Comorbity Survey revelaram que a estimativa de comorbidade de qualquer transtorno mental ao longo da vida foi de 48%, sendo que a estimativa para dependência de álcool foi de 14,1% e, para dependência de outras substâncias, de 7,5%. Ao contrário de indivíduos sem transtornos do humor, aqueles com depressão apresentavam duas vezes mais chance de desenvolver dependência de álcool e/ou outras substâncias.[32]

As drogas têm uma capacidade de gerar dependência, e a depressão pode incentivar o indivíduo a fazer o uso de substâncias psicoativas para aliviar o mal-estar. A droga em uso é capaz de minimizar ou suavizar os sintomas da depressão, porém a abstinência e o uso crônico geralmente acentuam o quadro. Quando o paciente já faz uso de substâncias psicoativas, é difícil estabelecer diferenças entre a presença de comorbidades e quadros psicóticos, depressivos ou ansiosos, devido aos efeitos das substâncias ou dos transtornos mentais graves. Inúmeras drogas podem gerar sintomas psicóticos, ansiosos ou depressivos durante a intoxicação, mesmo em períodos de abstinência, como é o caso de alucinógenos e substâncias depressoras do sistema nervoso central.[33]

As substâncias comumente utilizadas por pessoas com depressão são álcool, *crack*, cocaína, maconha e tabaco, sendo o álcool a mais consumida e aquela com maior associação à depressão.[33] O estudo de Delbello e Strokowsi[34] mostrou que existe uma prevalência de 30 a 50% de depressão entre os dependentes químicos,[3] nos quais o risco de suicídio associado à dependência de álcool varia de 2,2 a 3,4%, o que representa um índice 60 a 120 vezes maior que o da população geral.[32] Um estudo mostrou que 8,8% da amostra de 160 sujeitos dependentes de álcool apresentaram depressão, indicando uma frequência elevada.[28]

Outro ECA, em uma população de 20.291 sujeitos, mostrou uma prevalência de 22,5% de transtornos mentais. Entre aqueles diagnosticados com dependência de álcool, 37% tinham transtorno mental comórbido, e cerca da metade deles demonstrou diagnóstico psiquiátrico adicional, como transtorno do humor (26%), transtorno de ansiedade (28%), transtorno da personalidade antissocial (18%) e esquizofrenia (7%), com prevalência da depressão maior (variando de 30 a 50%).[35]

DEPRESSÃO E TRANSTORNO OBSESSIVO-COMPULSIVO

O transtorno obsessivo-compulsivo (TOC) se caracteriza por episódios recorrentes de pensamentos obsessivos e/ou de comportamentos compulsivos graves que causam angústia e prejuízos na vida do paciente e de sua família. O TOC está associado à mais baixa qualidade de vida em comparação a outros transtornos mentais.[36] Em um resumo dos principais estudos sobre comorbidade no TOC ao longo da vida, 11 deles, que ocorreram entre 1988 e 2001, indicaram que a depressão é a comorbidade mais frequente.[37] A presença da comorbidade depressão e TOC agrava o quadro depressivo, aumentando a cronicidade com maior morbidade, menor adesão ao tratamento, resposta terapêutica pobre, piora na qualidade de vida, aumento do uso dos serviços de saúde e sintomatologia mais grave.[38] Em relação às variáveis demográficas, estudos apontam que mulheres, jovens desempregados e/ou estudantes e solteiros são mais propensos a apresentar esse tipo de comorbidade.[37] O que dificulta a diferenciação entre o TOC e a depressão é a sintomatologia em comum, como o sentimento de culpa, a ansiedade, a baixa autoestima e as anormalidades endócrinas. Essa semelhança entre os transtornos pode explicar a alta prevalência de depressão em pacientes com TOC, devido ao fato de o paciente com TOC buscar ajuda psiquiátrica somente quando os sintomas depressivos se apresentam. Uma característica que diferencia as duas patologias é a tendência do indivíduo com depressão em manter o foco de suas tristezas em eventos passados. Já o paciente com TOC, por sua vez, mantém o foco na prevenção de eventos futuros.[37]

DEPRESSÃO E TRANSTORNOS ALIMENTARES

Os transtornos alimentares são descritos como uma alteração do padrão do comportamento alimentar que afeta de forma negativa a saúde mental e física do indivíduo. A preocupação excessiva com o peso e/ou a imagem corporal, a redução autoimposta da ingesta nutricional seguida por emagrecimento significativo, os episódios de ingesta excessiva e descontrolada de alimentos e a presença de mecanismos compensatórios inadequados para perda de peso, como os vômitos autoinduzidos e/ou uso inapropriado de laxantes, diuréticos e agentes antiobesidade, etc., são alguns sintomas que caracterizam esses transtornos. Entre os transtornos alimentares incluídos na quinta edição do DMS (DSM-5), podemos ressaltar a anorexia nervosa (AN), a bulimia nervosa (BN) e o transtorno da compulsão alimentar (TCA).[39] Pesquisas mostram que existe uma relação frequente de outros transtornos mentais com a AN, a BN e o TCA, especialmente transtornos do humor.[40,41]

A associação entre transtornos alimentares e outras doenças mentais tem sido estudada constantemente devido ao aumento da prevalência dessas condições.[41] A depressão é o transtorno que se observa com maior frequência em comorbidade com os transtornos alimentares, apresentando maior prevalência na AN, BN e compulsão alimentar. Uma pesquisa da National Comorbity Survey, com uma amostra de 9.298 sujeitos, apontou uma prevalência de 0,12% de AN, 6,5% de BN e 5,5% de compulsão alimentar.[42]

A prevalência de transtornos do humor em pacientes com AN pode chegar a 98%, sendo a depressão a mais presente – abrange 50 a 68% dos casos, enquanto ocorre em 38 a 63% dos casos de BN.[42] A prevalência de qualquer transtorno do humor, incluindo a depressão, é maior no TCA em comparação aos outros transtornados alimentares. Um estudo conduzido no Brasil sobre comorbidades psiquiátricas em portadores de TCA apontou a prevalência de 25% para episódio atual e de 15,6% para episódio passado de depressão.[39]

CONSIDERAÇÕES FINAIS

A depressão está fortemente associada a outros transtornos mentais, e estudos em geral identificaram uma piora na gravidade do quadro e do prognóstico de tratamento nessa coocorrência, uma vez que a sobreposição dos sintomas da depressão com os de outros transtornos mentais pode dificultar a detecção correta da evolução do quadro. Dessa forma, familiarizar-se com o curso dos transtornos mentais e sua associação com os sintomas depressivos é essencial para a escolha do tratamento eficaz.

REFERÊNCIAS

1. Alves H, Kessler F, Ratto LC. Comorbidade: uso de álcool e outros transtornos psiquiátricos. Rev Bras Psiquiatr. 2004;26(1):51-3.
2. Lewinsohn PM, Rohde P, Seeley JR, Hops H. Comorbidity of unipolar depression: I. major depression with dysthymia. J Abnorm Psychol. 1991;100(2):205-13.
3. Abelardino V. Transtornos depressivos x dependência de álcool e outras substâncias. In: Laranjeira R, Zaleski M, Ratto L. Comorbidades psiquiátricas: Associação Brasileira de Psiquiatria. São Paulo: Associação Brasileira de Estudos do Álcool e outras Drogas; 2004. p. 34-6.
4. Fraga B. Depressão na infância: uma revisão da literatura [especialização]. Porto Alegre: Universidade Federal do Rio Grande do Sul; 2015.
5. Kessler RC, Berglund P, Demler O, Jin R, Koretz D, Merikangas KR, et al. The epidemiology of major depressive disorder: results from the National Comorbidity Survey Replication (NCS-R). JAMA. 2003;289(23):3095-105.
6. Akiskal HS, Cassano GB. Dysthymia and the spectrum of chronic depressions. New York: Guilford; 1997.
7. Spanemberg L, Juruena MF. Distimia: características históricas e nosológicas e sua relação com transtorno depressivo maior. Rev Psiquiatr Rio Gd Sul. 2004;26(3):300-11.
8. Akiskal HS. Dysthymia and cyclothymia in psychiatric practice a century after Kraepelin. J Affect Disord. 2001;62(1-2):17-31.
9. Brody B. Sentindo-se triste há anos. In: Barnhill JW. Casos clínicos do DSM-5. Porto Alegre: Artmed; 2016. p. 87-9.
10. Sansone RA, Sansone LA. Dysthymic disorder: forlorn and overlooked? Psychiatry (Edgmont). 2009;6(5):46-51.
11. Bandelow B, Sher L, Bunevicius R, Hollander E, Kasper S, Zohar J, et al. Guidelines for the pharmacological treatment of anxiety disorders, obsessive-compulsive disorder and posttraumatic stress disorder in primary care. Int J Psychiatry Clin Pract. 2012;16(2):77-84.
12. Castillo AR, Recondo R, Asbahr FR, Manfro GG. Transtornos de ansiedade. Rev Bras Psiquiatr. 2000;22(2):20-3.
13. Silva Filho OC, Silva MP. Transtornos de ansiedade em adolescentes: considerações para a pediatria e hebiatria. Adolesc Saúde. 2013;10(3):31-41.
14. Araújo LF, Ronzani TM, Lourenço LM. Análise da literatura sobre a comorbidade entre fobia social e depressão. Rev Interinst Psicol. 2010;3(2):109-23.
15. Dualibi K, Pereira LR, Mucci L. Depressão e comorbidades psiquiátricas. In: Quevedo J, Silva AG. Depressão: teoria e clínica. Porto Alegre: Artmed; 2013. p. 149-51.
16. Zimmerman M, McDermut W, Mattia JI. Frequency of anxiety disorders in psychiatric outpatients with major depressive disorder. Am J Psychiatry. 2000;157(8):1337-40.
17. Richardson LP, McCauley E, McCarty CA, Grossman DC, Myaing M, Zhou C, et al. Predictors of persistence after a positive depression screen among adolescents. Pediatrics. 2012;130(6):X33-X33.
18. Olfson M, Fireman B, Weissman MM, Leon AC, Sheehan DV, Kathol RG, et al. Mental disorders and disability among patients in a primary care group practice. Am J Psychiatry. 1997;154(12):1734-40.
19. Salum GA, Blaya C, Manfro GG. Transtorno do pânico. Rev Psiquiatr Rio Gd Sul. 2009;31(2):86-94.
20. Shinohara H. Transtorno de pânico: da teoria à prática. Rev Bras Ter Cogn. 2005;1(2):115-22.
21. Haas LJ. Handbook of primary care psychology. Oxford: Oxford University; 2004.

22. Castro PF. Indicadores de comorbidade em pacientes com transtorno de pânico avaliados pelo método de Rorschach. Temas Psicol. 2012;20(2):2-19.
23. Stoppe Júnior A, Cordás TA. Depressão e ansiedade. Rev Bras Med. 2002;59(4):221-8.
24. Moffitt T, Harrington H, Caspi A, Kim-Cohen J, Goldberg D, Gregory A, et al. Depression and generalized anxiety disorder. Arch Gen Psychiatr. 2007;64(6):651.
25. Vasconcelos J, Lôbo A, Melo Neto V. Risco de suicídio e comorbidades psiquiátricas no transtorno de ansiedade generalizada. J Bras Psiquiatr. 2015;64(4):259-65.
26. Versiani M, Nardi AE. Social phobia and depression. Depress Anxiety, 1994;5(2),28-32.
27. Brown T, Di Nardo P, Lehman C, Campbell, L Reability of DSM- IV anxiety and mood disorders: Implication for the classification of emotional disorders. Journal of Abnormal Psychology. 2001;110(1): 49-58
28. Nardi AE. Comorbidade: depressão e fobia social. Psiquiatr Prat Med. 2001;34(2).
29. D'El Rey GJF, Freedner JJ. Depressão em pacientes com fobia social. Psicol Argum. 2006;24(46):71-6.
30. Silveira XD, Doering-Silveira EB. Substâncias psicoativas e seus efeitos eixo políticas e fundamentos. Brasília: Universidade Aberta; [200?].
31. Quello SB, Brady KT, Sonne SC. Mood disorders and substance use disorder: a complex comorbidity. Sci Pract Perspect. 2005;3(1):13-21.
32. Bourdon KH, Rae DS, Locke BZ, Narrow WE, Regier DA. Estimating the prevalence of mental disorders in U.S. adults from the epidemiologic catchment area survey. Public Health Rep. 1992;107(6):663-8.
33. Saide OL. Depressão e uso de drogas. Rev Hosp Univ Pedro Ernesto. 2011;10(2):47-60.
34. DelBello MP, Strakowski SM. Understanding the problem of co-occurring mood and substance use disorders. In Integrated Treatment for Mood and Substance use Disorders. Baltimore: Johns Hopkins University; 2003. p. 17-41.
35. Westermeyer J, Weiss RD, Ziedonis DM. Integrated treatment for mood and substance use disorders. Baltimore: Johns Hopkins University; 2003.
36. Flynn PM, Brown BS. Co-occurring disorders in substance abuse treatment: issues and prospects. J Subst Abuse Treat. 2008;34(1):36-47.
37. Mathis MAS. Trajetória das comorbidades no transtorno obsessivo-compulsivo [doutorado]. São Paulo: Universidade de São Paulo; 2011.
38. Petribú K. Comorbidade no transtorno obsessivo-compulsivo. Rev Bras Psiquiatr. 2001;23(Suppl 2):17-20.
39. Nunes M, Appolinario J. Transtornos alimentares e obesidade. 2nd ed. Porto Alegre: Artmed; 2006.
40. Godart NT, Perdereau F, Rein Z, Berthoz S, Wallier J, Jeammet P, et al. Comorbidity studies of eating disorders and mood disorders. Critical review of the literature. J Affect Disord. 2007;97(1-3):37-49.
41. Guerdjikova AI, Mori N, Casuto LS, McElroy SL. Binge eating disorder. Psychiatr Clin North Am. 2017;40(2):255-66.
42. Melin P, Araujo AM. Transtornos alimentares em homens: um desafio diagnóstico. Rev Bras Psiquiatr. 2002;24(3):73-6.

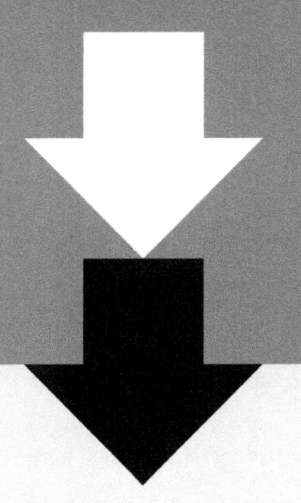

14

Depressão e dor

Kelen Cancellier Cechinel Recco
Rafael Arceno
Ritele Hernandez da Silva

INTRODUÇÃO

O transtorno depressivo maior (TDM) e a dor estão frequentemente juntos. Pelo menos 5 a 7 em cada 10 pacientes com depressão têm algum sintoma somático, e a maioria deles está relacionada com a dor, que pode ser crônica e incapacitante, influenciando na qualidade de vida dessas pessoas.[1] Dependendo do estudo, mais da metade dos pacientes com dor crônica é acometida pelo TDM, configurando essa queixa como um fator de risco para o desenvolvimento da depressão.[2,3] Nesses pacientes, o transtorno está associada a maior intensidade de dor, maior número de pontos dolorosos e maior incapacidade relacionada à queixa álgica.[4] Além disso, o limiar e a tolerância aos estímulos dolorosos costumam estar reduzidos em pacientes deprimidos.[5]

Há uma correlação positiva entre a gravidade da dor e o grau da depressão.[6] A dor também piora o prognóstico do tratamento do TDM, e sua presença antes do início da farmacoterapia com antidepressivo parece ser um preditor negativo de resposta ao tratamento.[7] O contrário também é verdadeiro: pacientes com dor crônica que têm depressão costumam ser mais poliqueixosos, com dores mais intensas e prolongadas.[7] Nos transtornos mentais, as queixas álgicas encontradas com mais frequência são: cefaleias, dores reumáticas, fibromialgia, dores do sistema musculoesquelético, dor facial atípica e neuropática, bem como dores abdominal e pélvica crônica. Entre estas, a fibromialgia tem um importante destaque, pois os portadores dessa patologia apresentam diagnóstico concomitante de depressão em taxas elevadas. Essa síndrome que atinge entre 2 e 8% da população geral é caracterizada por dor generalizada frequentemente acompanhada de fadiga, déficits de memória, distúrbios do sono, além de sintomas depressivos.[8] Outrossim, a fibromialgia não apresenta causa conhecida ou patologia estrutural osteomuscular identificada.

A dor é uma das principais causas de busca por atendimento em serviços de emergência, e se acredita que pelo menos 40% das pessoas que buscam atendimento devido à dor apresentam um quadro crônico.[9] O uso excessivo desses serviços por pacientes com dor crônica leva a superlotação em emergências, uso ineficiente de recursos e declínio da qualidade dos atendimentos.[10] Além disso, existe o risco de "supermedicação", além do uso abusivo e da dependência de analgésicos opioides. Frequentemente, esses pacientes também têm histórico de transtornos mentais, com sintomas depressivos, ansiosos, abuso de psicofármacos e pensamentos suicidas, o que contribui para um pior atendimento por parte dos profissionais assistentes e para a estigmatização da psicopatologia.[11] Além disso, eles costumam apresentar muitos relatos de atendimento médico e cirúrgico e insistente busca por exames complementares. Na verdade, podem estar preocupados de tal forma com sua dor a ponto de citá-la como fonte de todo seu sofrimento.[12]

A dor engloba componentes sensoriais, cognitivos e afetivos. Seu componente afetivo inclui sentimentos de aborrecimento, tristeza, ansiedade e depressão como resposta a um estímulo nocivo. Em particular, o TDM e a dor compartilham um alto grau de comorbidade, e vários estudos examinaram a estreita relação entre a dor e a depressão.[13] Alguns pesquisadores acreditam que a dor crônica é quase sempre uma variante do transtorno depressivo, ou seja, uma forma mascarada ou somatizada de depressão.[12]

NEUROBIOLOGIA DA DOR

Existe uma série de alterações semelhantes entre o TDM e os quadros álgicos. Entre elas, encontram-se alterações nos fatores inflamatórios, fatores neurotróficos, neurotransmissores e eixo hipotálamo-hipófise-suprarrenal (HHS). A relação exata ainda não é conhecida, porém vários mecanismos vêm sendo propostos e serão brevemente discutidos a seguir.

Transtorno depressivo maior e comorbidades

Vários pacientes podem apresentar TDM e outras doenças comórbidas, como é o caso da síndrome da fadiga crônica (SFC), um distúrbio caracterizado por astenia persistente e inexplicável, que é agravada pelo estresse físico e mental e parece apresentar alterações imunológicas, evidenciando níveis periféricos das interleucinas 1 e 6 (IL-1 e IL-6) e do fator de necrose tumoral alfa (TNF-alfa) elevados em comparação a controles saudáveis.[14] Todas são alterações frequentemente encontradas no TDM. Além disso, um estudo com pacientes sedentários com SFC apontou que eles apresentaram maior taxa de depressão moderada a grave (29,1%) e depressão maior (25%) quando comparados a pacientes ativos.[15]

Outra situação comum nos pacientes portadores de TDM é a fibromialgia, que, conforme já mencionado, caracteriza-se por dor musculoesquelética generalizada que dura pelo menos três meses e apresenta limiar reduzido.[16] Tanto a fibromialgia como o TDM envolvem a transmissão desregulada de neurotransmissores, e modelos animais sugerem que a depleção de neurotransmissores monoaminérgicos na medula espinal, no tálamo e no córtex pré-frontal pode causar dor muscular crônica, hiperalgesia e depressão.[17]

Áreas cerebrais envolvidas na fisiopatologia da dor e do transtorno depressivo maior

Certas áreas cerebrais parecem ter um envolvimento maior com a dor e o TDM. Alguns estudos sugerem que o aumento da ativação de áreas límbicas pode levar ao comprometimento da capacidade de modular a experiência da dor na depressão, bem como demonstram que, em indivíduos com dor crônica, ocorre a atrofia do córtex pré-frontal, do hipocampo e da região anterior do córtex cingulado,[18,19] as quais são áreas habitualmente envolvidas na fisiopatologia do TDM.

Desregulação do eixo hipotálamo-hipófise-suprarrenal

O sistema hormonal também apresenta alterações tanto no TDM como na dor e possivelmente indica um ponto importante de ligação entre as fisiopatologias dessas duas condições. A disfunção do eixo HHS induzida pela dor crônica também pode estar relacionada à dessensibilização dos receptores de glicocorticoides (GRs), da mesma forma que ocorre no TDM, levando a alterações da secreção de cortisol e em sua função de suprimir sinais inflamatórios, que surgem e atuam tanto na dor crônica como no TDM. Uma vez que o eixo HHS está desregulado, pode exacerbar os sintomas, acarretando progressivamente a dor crônica.[19-21] Além disso, estudos indicam que, na dor crônica, neurônios monoaminérgicos no tronco encefálico, que atuam modulando a resposta nociceptiva, apresentam função alterada como consequência da disfunção do eixo HHS.[21,22]

Neurotransmissores, dor e transtorno depressivo maior

Neurotransmissores, incluindo a serotonina (5-HT), a dopamina (DA) e a norepinefrina (NE), vem sendo estudados e discutidos em mecanismos moleculares envolvidos na dor crônica e no TDM. Em estudos de imagem, receptores dopaminérgicos, em especial o D2, foram identificados na ocorrência e no desenvolvimento do TDM,[21,23] e o mesmo foi encontrado em estudos de modelo animal de dor neuropática crônica.[21,24]

Outra forma de relacionar a dor ao TDM é o fato de as duas condições responderem a medicamentos que atuam sobre os sistemas monoaminérgicos. Os antidepressivos tricíclicos (ADTs) mostraram-se eficazes no tratamento da fibromialgia. Entretanto, esses agentes estão associados a efeitos colaterais importantes, o que dificulta seu uso crônico. Os inibidores seletivos da recaptação de serotonina (ISRSs) também apresentam resposta nos quadros de dor, com certa limitação.[25]

Na prática clínica, vários antidepressivos vêm sendo utilizados com intuito de minimizar quadros álgicos em pacientes com TDM, como é o caso dos inibidores seletivos da recaptação de serotonina e noradrenalina (IRSNs), que modulam seletivamente a recaptação tanto dos neurotransmissores serotonérgicos quanto noradrenérgicos. Sua indicação relaciona-se com a ação em ambos sistemas de neurotransmissores implicados na fisiopatologia da dor, o que, hipoteticamente, resultaria em sua eficácia analgésica.[25] Além do alívio da dor, os IRSNs apresentaram melhoras significativas nos sintomas de humor, funcionamento e bem-estar global. Outros antidepressivos vêm sendo utilizados com resposta satisfatória, como é o caso da mirtazapina. Em um estudo com 594 pacientes portadores de TDM e dor crônica, a mirtazapina demonstrou ser efetiva na redução dos sintomas dolorosos.[25,26]

Os agonistas dopaminérgicos, como o pramipexol, mostraram-se eficazes no tratamento da fibromialgia, dando mais apoio ao papel da dopamina na etiologia dessa doença. A quetiapina, um antipsicótico que apresenta uma ligação não tão intensa ao receptor de dopamina D2 e também é um antagonista do receptor alfa2-adrenérgico, ambos com envolvimento descrito na dor, tem apresentado resultados favoráveis.[27]

O glutamato é o principal neurotransmissor excitatório do sistema nervoso central e também está envolvido na inibição e na facilitação da transmissão da dor. A transmissão excessiva de glutamato leva à ativação conjunta dos receptores glutamatérgicos ácido alfa-amino-3-hidroxi-5-metil-4-isoxazolpropiônico (AMPA) e N-metil-D-aspartato (NMDA) ao longo de toda a cascata envolvida na percepção e modulação da dor, o que tende a promover o aumento da síntese de fatores neurotróficos, entre eles o fator neurotrófico derivado do cérebro (BDNF).[21] O glutamato demonstrou envolvimento no TDM, por meio da ativação microglial e da liberação dos fatores inflamatórios, desencadeando um processo de excitotoxicidade pela desregulação glutamatérgica, inclusive com a contribuição da enzima indoleamina 2,3-dioxigenase (IDO) que, uma vez ativada pelos processos inflamatórios, pode desviar o triptofano, precursor de serotonina, diminuindo sua disponibilidade, além de aumentar a oferta de metabólitos da via das quinureninas, relacionados com o aumento do estresse oxidativo.[28] Dessa forma, o glutamato demonstra ter envolvimento tanto na fisiopatologia do TDM como na da dor.

Fator neurotrófico derivado do cérebro, dor e transtorno depressivo maior

No processo de excitoxicidade, protagonizado pelo glutamato, o BDNF, que possui papel importante na neuroplasticidade, pode estar diminuído no sistema nervoso tanto central como periférico,[28] relacionando-se, assim, com a fisiopatologia do TDM. O envolvimento do BNDF na fisiopatologia da dor vem sendo estudado, e resultados recentes sugerem alterações do BDNF na medula espinal e possivelmente uma diminuição no hipocampo, desempenhando, portanto, um papel fundamental nos estados de dor crônica. Essas alterações podem ter relação com a hipersensibilidade à dor e influenciar ainda mais a progressão da neuropatia. Estudos em ratos adultos demonstraram que a diminuição de BDNF, comum no TDM, parece ser revertida pela ação de agentes antidepressivos que promovem a síntese, a neurogênese e a sinalização que envolvem esse fator neurotrófico.[29,30]

É possível concluir que vários mecanismos fisiopatológicos entre a dor e o TDM apresentam semelhança e, portanto, podem indicar futuras perspectivas de tratamento para essas duas condições graves e incapacitantes.

AVALIAÇÃO DA DOR NA DEPRESSÃO

A detecção, o diagnóstico e o tratamento adequado da dor são determinantes na melhora também dos sintomas depressivos, além da própria condição dolorosa. O controle da dor crônica é fundamental na remissão da doença psiquiátrica associada. A dor não tratada diminui a qualidade de vida geral, aumenta as taxas de afastamento do trabalho e reduz a produtividade e o rendimento financeiro do indivíduo, agravando ainda mais o quadro depressivo.

Alguns instrumentos auxiliam na avaliação da intensidade da dor, sendo úteis para um planejamento mais adequado e melhor efetividade do tratamento. Escalas verbais, visuais ou numéricas podem ser utilizadas, assim como outros instrumentos estruturados e inventários de dor. Uma das escalas mais utilizadas na prática médica é a Escala numérica (Fig. 14.1), que quantifica a intensidade da dor de 0 a 10, sendo 0 ausência de dor e 10 a maior dor possível. É um instrumento útil e de fácil aplicação durante a avaliação e o monitoramento do paciente.

A DOR NO DSM-5

A dor é uma das queixas mais comuns em pacientes portadores de doenças psiquiátricas, em especial o TDM. Apesar de muito relevante e prevalente, a dor, atualmente, não é um dos critérios listados como necessários para o diagnóstico da depressão na quinta edição do *Manual diagnóstico e estatístico de transtornos mentais* (DSM-5).[31] Ainda que possam ser consideradas um sintoma comum, as condições dolorosas crônicas também não estão

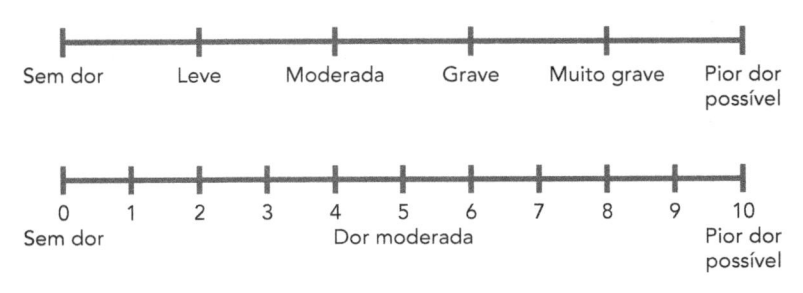

Figura 14.1
Escala numérica, instrumento utilizado para quantificar a dor.

listadas como entidades individuais na atual versão do manual.

O DSM-5 traz o componente dor na seção "Transtorno de Sintomas Somáticos" (Quadro 14.1), que foi reformulado. Todos os transtornos de sintomas somáticos, no DSM-5, compartilham de um aspecto: a proeminência de sintomas somáticos associados a prejuízos significativos. Entende-se por somatizador aquele paciente com algum transtorno psicológico que reporta vários sintomas somáticos inexplicáveis, sendo frequentemente encontrado em centros de atendimento primários de saúde. Esses sintomas estão presentes em graus variados e também podem acompanhar outras doenças clínicas diagnosticadas. Entretanto, sintomas clinicamente inexplicados continuam representando um aspecto-chave dessa condição. A dor, que era contemplada na seção "Transtorno Doloroso" nas edições anteriores do manual, é apresentada, no DSM-5, como um especificador nos critérios diagnósticos de transtorno de sintomas somáticos em pacientes cujas somatizações envolvem predominantemente a dor.[31]

Outros transtornos mentais podem estar comórbidos frequentemente. Os transtornos depressivos e os de ansiedade são os grandes exemplos desse grupo. O componente somático agrega maior grau de dano e complexidade ao transtorno depressivo e resulta em maior gravidade, prejuízo funcional e refratariedade ao tratamento.[31]

Pacientes com transtornos somáticos têm o foco predominantemente em preocupações somáticas e em sua apresentação inicial, sobretudo em contextos médicos de doenças físicas, em vez de em cenários de saúde mental.

TRATAMENTO DA DOR CRÔNICA ASSOCIADA À DEPRESSÃO

Tratamento farmacológico

A depressão e as condições dolorosas compartilham sistemas fisiopatológicos e habitualmente podem ser tratadas com psicofármacos de modo eficaz.[32] Os IRSNs apresentam ação central e não têm ação analgésica periférica. São conhecidos como antidepressivos duais devido à ação em dois neurotransmissores e apresentam boa aplicabilidade no tratamento tanto da depressão como da dor crônica. Os antidepressivos duais são considerados primeira linha no tratamento das duas

QUADRO 14.1 Critérios diagnósticos do transtorno de sintomas somáticos do DSM-5

Critérios diagnósticos
A. Um ou mais sintomas somáticos que causam aflição ou resultam em perturbação significativa da vida diária.
B. Pensamentos, sentimentos ou comportamentos excessivos relacionados aos sintomas somáticos ou associados a preocupações com a saúde, manifestados por pelo menos um dos seguintes: 1. Pensamentos desproporcionais e persistentes acerca da gravidade dos próprios sintomas. 2. Nível de ansiedade persistentemente elevado acerca da saúde e dos sintomas. 3. Tempo e energia excessivos dedicados a esses sintomas ou a preocupações a respeito da saúde.
C. Embora algum dos sintomas somáticos possa não estar continuamente presente, a condição de estar sintomático é persistente (em geral mais de seis meses).
Especificar se: • Com dor predominante (anteriormente transtorno doloroso): Este especificador é para indivíduos cujos sintomas somáticos envolvem predominantemente dor.
Especificar se: • Persistente: Um curso persistente é caracterizado por sintomas graves, prejuízo marcante e longa duração (mais de seis meses).
Especificar a gravidade atual: • Leve: apenas um dos sintomas especificados no Critério B é satisfeito. • Moderada: Dois ou mais sintomas especificados no Critério B são satisfeitos. • Grave: Dois ou mais sintomas especificados no Critério B são satisfeitos, além da presença de múltiplas queixas somáticas (ou um sintoma somático muito grave).

Fonte: American Psychiatric Association.[31]

patologias, inclusive da dor crônica não associada à depressão. A escolha e a dosagem desses agentes devem ser individualizadas de acordo com o perfil do paciente, tais como faixa etária, intensidade e gravidade dos sintomas, comorbidade e riscos envolvidos.

Os ADTs também apresentam ação noradrenérgica e serotonérgica associada, constituindo parte do arsenal farmacológico no tratamento da dor e da depressão. São eficazes, entretanto seu perfil de efeitos colaterais indesejáveis os coloca na categoria de segunda linha no tratamento farmacológico.[32]

Os fármacos que atuam nas vias adrenérgica e serotonérgica (duais e ADTs) apresentam boa eficácia no tratamento da dor, diferentemente dos ISRSs, que não possuem a mesma propriedade. Essa diferença pode decorrer do fato de que os duais e ADTs atuam em duas importantes vias inibitórias descendentes: na via noradrenérgica espinal e na via serotonérgica espinal. Os neurônios noradrenérgicos descendentes atuam diretamente por meio de receptores alfa2-adrenérgicos inibitórios, já a serotonina inibe terminais aferentes primários por meio de receptores 5HT1B/D pós-sinápticos. A ação desses receptores no terminal nervoso inibe a liberação de neurotransmissores relacionados à dor. Todavia, a serotonina também age em receptores excitatórios, como o 5-HT3, que potencializa a liberação de neurotransmissores relacionados à dor nos terminais aferentes primários. A concomitante ação facilitadora e inibitória da serotonina pode explicar por que os ISRSs não apresentam a mesma utilidade no tratamento da dor em comparação aos IRSNs, que têm ação nas vias serotonérgica e noradrenérgica.[32]

Outra estratégia farmacológica no tratamento da dor crônica consiste no uso dos anticonvulsivantes ligantes do sítio alfa-2 dos canais de cálcio sensíveis à voltagem (VSCCs), como a pregabalina e a gabapentina, que atuam na dor diminuindo a ação do glutamato nas vias dolorosas, mas sem acarretar efeitos significativos nos sintomas de humor. Os VSCCs demonstram eficácia importante no controle dos sintomas dolorosos crônicos, boa tolerabilidade e geralmente não interferem no tratamento da depressão.[32]

Tratamento não farmacológico

A abordagem empática e receptiva de indivíduos com condições dolorosas e sofrimento psíquico associado pode ser muito útil no alívio dos sintomas. Valorizar as queixas do paciente como verdadeiras e assegurar que a dor não é imaginária ou "está dentro da cabeça" são exemplos práticos dessa abordagem.

Tanto a educação do paciente acerca de sua condição como as medidas modificadoras de estilo de vida (p. ex., atividade física, manejo de estresse e hábitos saudáveis, além de medidas de higiene do sono) podem auxiliar na remissão dos sintomas depressivos e dolorosos associados. Os exercícios físicos e a psicoeducação são ações fundamentais na melhora funcional e sintomática desses pacientes com condições dolorosas e sofrimento psíquico.[33]

Por fim, psicoterapia, acupuntura, técnicas de *biofeedback*, técnicas de relaxamento, terapia ocupacional, entre outras modalidades multifatoriais podem ser muito úteis no alívio do sofrimento de pacientes que apresentam dor crônica associada à depressão.[34]

REFERÊNCIAS

1. Lin CH, Yen YC, Chen MC, Chen CC. Depression and pain impair daily functioning and quality of life in patients with major depressive disorder. J Affect Disord. 2014;166:173-8.
2. Banks SM, Kerns RD. Explaining high rates of depression in chronic pain: a diathesis-stress framework. Psychol Bull. 1996;119(1):95-110.
3. Hilderink PH, Burger H, Deeg DJ, Beekman AT, Voshaar RC. The temporal relation between pain and depression: results from the longitudinal aging study Amsterdam. Psychosom Med. 2012;74(9):945-51.
4. Von Korff M, Simon G. The relationship between pain and depression. Br J Psychiatry. 1996;(30):101-8.
5. Marsala SZ, Pistacchi M, Tocco P, Gioulis M, Fabris F, Brigo F, et al. Pain perception in major depressive disorder: a neurophysiological ca-

se-control study. J Neurol Sci. 2015;357(1-2): 19-21.
6. Kishi T, Matsuda Y, Mukai T, Matsunaga S, Yasue I, Fujita K, et al. A cross-sectional survey to investigate the prevalence of pain in Japanese patients with major depressive disorder and schizophrenia. Compr Psychiatry. 2015;59:91-7.
7. Bair MJ, Robinson RL, Eckert GJ, Stang PE, Croghan TW, Kroenke K. Impact of pain on depression treatment response in primary care. Psychosom Med. 2004;66(1):17-22.
8. Clauw DJ. Fibromyalgia: a clinical review. JAMA. 2014;311(15):1547-55.
9. Todd KH, Cowan P, Kelly N, Homel P. Chronic or recurrent pain in the emergency department: national telephone survey of patient experience. West J Emerg Med. 2010;11(5):408-15.
10. Dixon WJ, Fry KA. Pain recidivists in the emergency department. J Emerg Nurs. 2011;37(4):350-6.
11. Wilson M, Roll J, Pritchard P, Masterson B, Howell D, Barbosa-Leiker C. Depression and pain interference among patients with chronic pain after ED encounters. J Emerg Nurs. 2014;40(3):e55-61.
12. Kaplan HI, Sadock BJ, Sadock VA. Compêndio de psiquiatria. 9. ed. Porto Alegre: Artmed, 2007.
13. Doan L, Manders T, Wang J. Neuroplasticity underlying the comorbidity of pain and depression. Neural Plast. 2015;2015:504691.
14. Anderson G, Berk M, Maes M. Biological phenotypes underpin the physio-somatic symptoms of somatization, depression, and chronic fatigue syndrome. Acta Psychiatr Scand. 2014;129(2):83-97.
15. Andrade A, Steffens RAK, Vilarino GT, Sieczkowska SM, Coimbra DR. Does volume of physical exercise have an effect on depression in patients with fibromyalgia? J Affect Disord. 2017;208:214-7.
16. Maletic V, Raison CL. Neurobiology of depression, fibromyalgia and neuropathic pain. Front Biosci. 2009;14:5291-338.
17. Pae CU, Luyten P, Marks DM, Han C, Park SH, Patkar AA, et al. The relationship between fibromyalgia and major depressive disorder: a comprehensive review. Curr Med Res Opin. 2008;24(8):2359-71.
18. Doboszewska U, Wláz P, Nowak G, Radziwón-Zaleska M, Cui R, Mlyniec K. Zinc in the monoaminergic theory of depression: its relationship to neural plasticity. Neural Plast. 2017;2017:3682752.
19. Haase J, Brown E. Integrating the monoamine, neurotrophin and cytokine hypotheses of depression: a central role for the serotonin transporter? Pharmacol Ther. 2015;147:1-11.
20. Capuron L, Neurauter G, Musselman DL, Lawson DH, Nemeroff CB, Fuchs D, et al. Interferon-alpha-induced changes in tryptophan metabolism. Relationship to depression and paroxetine treatment. Biol Psychiatry. 2003;54(9):906-14.
21. Sheng J, Liu S, Wang Y, Cui R, Zhang X. The link between depression and chronic pain: neural mechanisms in the brain. Neural Plast. 2017; 2017:9724371.
22. Capuron L, Ravaud A, Dantzer R. Early depressive symptoms in cancer patients receiving interleukin 2 and/or interferon alfa-2b therapy. J Clin Oncol. 2000;18(10):2143-51.
23. Glantz LA, Gilmore JH, Overstreet DH, Salimi K, Lieberman JA, Jarskog LF. Pro-apoptotic Par-4 and dopamine D2 receptor in temporal cortex in schizophrenia, bipolar disorder and major depression. Schizophr Res. 2010;118(1-3):292-9.
24. Sagheddu C, Aroni S, De Felice M, Lecca S, Luchicchi A, Melis M, et al. Enhanced serotonin and mesolimbic dopamine transmissions in a rat model of neuropathic pain. Neuropharmacology. 2015;97:383-93.
25. Mohr P, Bitter I, Svestka J, Seifritz E, Karamustafalioglu O, Koponen H, et al. Management of depression in the presence of pain symptoms. Psychiatr Danub. 2010;22(1):4-13.
26. Freynhagen R, Muth-Selbach U, Lipfert P, Stevens MF, Zacharowski K, Tölle TR, et al. The effect of mirtazapine in patients with chronic pain and concomitant depression. Curr Med Res Opin. 2006;22(2):257-64.
27. McIntyre A, Paisley D, Kouassi E, Gendron A. Quetiapine fumarate extended-release for the treatment of major depression with comorbid fibromyalgia syndrome: a double-blind, randomized, placebo-controlled study. Arthritis Rheumatol. 2014;66(2):451-61.
28. Réus GZ, Silva RH, Moura AB, Presa JF, Abelaira HM, Abatti M, et al. Early maternal deprivation induces microglial activation, alters glial fibrillary acidic protein immunoreactivity and indoleamine 2,3-dioxygenase during the development of offspring rats. Mol Neurobiol. 2018.
29. Garcia LS, Comim CM, Valvassori SS, Réus GZ, Barbosa LM, Andreazza AC, et al. Acute administration of ketamine induces antidepressant-like effects in the forced swimming test and increases BDNF levels in the rat hippocampus. Prog Neuropsychopharmacol Biol Psychiatry. 2008;32(1):140-4.
30. Boakye PA, Olechowski C, Rashiq S, Verrier MJ, Kerr B, Witmans M, et al. A critical review of neurobiological factors involved in the interactions between chronic pain, depression, and sleep disruption. Clin J Pain. 2016;32(4):327-36.
31. American Psychiatric Association. Manual diagnóstico e estatístico de transtornos mentais: DSM-5. 5. ed. Porto Alegre: Artmed; 2014.

32. Stahl SM. Psicofarmacologia: bases neurocientíficas e aplicações práticas. 4. ed. Rio de Janeiro: Guanabara Koogan; 2014.
33. Scascighini L, Toma V, Dober-Spielmann S, Sprott H. Multidisciplinary treatment for chronic pain: a systematic review of interventions and outcomes. Rheumatology (Oxford). 2008;47(5):670-8.
34. Dobscha SK, Corson K, Perrin NA, Hanson GC, Leibowitz RQ, Doak MN, et al. Collaborative care for chronic pain in primary care: a cluster randomized trial. JAMA. 2009;301(12):1242-52.

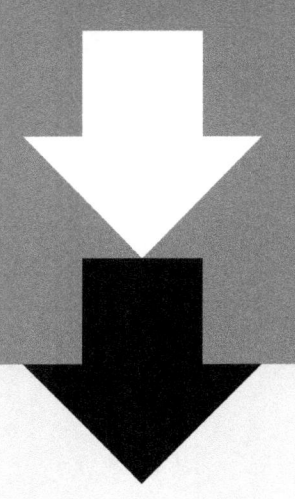

15
Depressão e estigma

Antônio Geraldo da Silva
Vanessa Leal
Alexandre Paim Diaz

INTRODUÇÃO

A depressão é uma doença que atinge 1 em cada 10 homens e 1 em cada 5 mulheres ao longo da vida;[1] é a principal causa de incapacidade no mundo[2] e o principal fator de risco para o suicídio, o qual é a terceira causa de mortalidade em jovens.[3] Várias abordagens farmacológicas[4] e não farmacológicas[5] apresentam eficácia comprovada no tratamento dessa doença, e outras intervenções podem auxiliar na redução de sua incidência, contribuindo para a prevenção primária.[6,7] Entre os fatores que contribuem para a enorme sobrecarga individual e social associada à depressão, o estigma, em seus diferentes níveis – público, autoestigma e estrutural – é uma das grandes limitações para que as pessoas sejam beneficiadas com programas de prevenção e tenham acesso aos mais variados tratamentos que podem mudar o curso da doença depressiva e, consequentemente, de suas vidas.

Neste capítulo, abordamos os conceitos e a classificação do estigma, além de seu impacto na saúde individual e na disponibilidade de serviços públicos de saúde mental, além das principais estratégias para sua redução. Como boa parte do estudo sobre o estigma em relação à saúde mental não se limita à depressão, vamos discutir também o estigma associado a outros transtornos mentais, quando apropriado.

CONCEITO

Não há um consenso em relação ao conceito de estigma. A variabilidade de características, circunstâncias e condições clínicas às quais ele pode estar associado (p. ex., ao diagnóstico de depressão), somada ao interesse de disciplinas diversas, como sociologia, antropologia, psicologia e psiquiatria na pesquisa sobre o tema, limita uma definição consensual.[8] No entanto, alguns autores avaliam que o conceito deve considerar um processo dinâmico, o qual inclui a rotulagem, a estereotipagem, a separação, o comportamento de distanciamento social, ou a discriminação, além das consequências dessa dinâmica, como, por exemplo, o acesso desigual a vantagens sociais, econômicas e políticas.[8] Assim, Link e Phelan[8] conceituam o estigma como um processo da identificação da característica que teoricamente difere algumas pessoas da norma às repercussões associadas ao distanciamento produzido pelos demais indivíduos (Tab. 15.1):

TABELA 15.1
Componentes inter-relacionados que caracterizam o conceito de estigma

Rotulagem	Estereótipo	Separação	Discriminação	Desigualdade
Estabelecimento das diferenças	Crença de que a diferença é indesejável, desvantajosa	Estabelecimento de grupos ("nós" e "eles")	Comportamento de distanciamento social	Acesso desigual a vantagens sociais, econômicas e políticas

Fonte: Adaptada de Link e Phelan.[8]

O estigma existe quando os seguintes componentes inter-relacionados convergem. No primeiro componente, algumas pessoas distinguem e rotulam diferenças humanas. No segundo, crenças culturais dominantes associam as pessoas rotuladas a características indesejadas – a estereótipos negativos. No terceiro, são colocadas em categorias distintas de modo a realizar algum grau de separação entre "nós" e "eles". No quarto, as pessoas rotuladas experimentam perda de *status* e discriminação que levam à desigualdade. Por fim, a estigmatização está ligada inteiramente ao acesso ao poder social, econômico e político que autoriza a identificação de diferenças, a construção de estereótipos, a separação de pessoas rotuladas em categorias distintas e a execução completa da desaprovação, rejeição, exclusão e discriminação.[8]

CLASSIFICAÇÃO

Conforme demonstrado na Tabela 15.2, o estigma pode ser classificado de acordo com os níveis interpessoal (estigma público), individual (autoestigma) e macrossocial (estrutural).[9,10]

O estigma público diz respeito às crenças estereotipadas e aos comportamentos de discriminação da população geral em relação a grupos específicos, ou seja, é a interação entre o grupo estigmatizado e aquele não estigmatizado.[9,10]

Quando as pessoas que possuem a característica considerada como diferente internalizam o estereótipo negativo da população geral, reforçando a crença de que possuem uma particularidade desvantajosa, trata-se de autoestigma.[9] Nesse caso, não é necessária apenas a percepção da pessoa de que há o estigma, mas a aplicação do estereótipo a si mesma. Como exemplificado por Al-Khouja e Corrigan,[9] o raciocínio não seria apenas "[...] acho que pessoas com transtornos mentais são perigosas" (estigma público), mas "[...] tenho um transtorno mental, então sou uma pessoa perigosa". Esse conceito de autoestigma também tem sido denominado como "estigma internalizado", "estigma interno" ou "estigma pessoal".[11]

Já o estigma estrutural, de acordo com Hatzenbuehler,[10] diz respeito às "[...] condições sociais, normas culturais e políticas institucionais que restringem as oportunidades, os recursos e o bem-estar das pessoas estigmatizadas". Assim, não corresponde a um fenômeno individual, em que uma pessoa tem um comportamento prejudicial em relação a outra ou a si mesma, mas um sistema social que funciona de forma a restringir direitos e oportunidades de um grupo. Um exemplo de estigma estrutural é o menor investimento dos recursos públicos para a saúde mental em relação a outras áreas da saúde,[12] apesar dos altos custos e da incapacidade associada aos transtornos mentais, a maior em comparação às outras condições médicas.[13,14]

TABELA 15.2
Classificação do estigma quanto ao nível

Interpessoal (estigma público)	Individual (autoestigma)	Macrossocial (estrutural)
Estigma da população geral em relação a um grupo específico	Quando a própria pessoa aplica o estereótipo a si mesma	Condições sociais que reduzem as oportunidades a grupos estigmatizados

Fonte: Adaptada de Hatzenbuehler.[10]

Segundo Pescosolido e Martin,[15] o estigma pode ser categorizado, ainda, de acordo com a "perspectiva experiencial" e "ação-orientada".

Na perspectiva experiencial, o estigma é classificado em:

- Percebido: uma crença que o indivíduo acredita que a maioria das pessoas tenha
- Endossado: concordância com os estereótipos e com a discriminação
- Antecipado: expectativa de vivenciar o preconceito e a discriminação
- Recebido: clara experiência de rejeição e desvalorização
- Perpetrador: realização de comportamentos discriminatórios.

Já sob o ponto de vista da ação-orientada, o estigma pode ser dividido em:

- Público: estereótipos, preconceito e discriminação endossados pela população geral
- Estrutural: preconceito e discriminação por meio de leis, políticas de saúde e práticas institucionais
- A partir do provedor: preconceito e discriminação por parte de grupos destinados a promover assistência a pessoas geralmente estigmatizadas
- Autoestigma: quanto pessoas que fazem parte de um grupo estigmatizado legitimam a percepção da população geral de preconceito e estereótipos e internalizam essa visão, aplicando-as a si próprias.

IMPACTO

O estigma é uma barreira que limita a busca por ajuda por aqueles que apresentam sintomas psiquiátricos, em termos individuais, e que reduz o investimento e direcionamento de recursos para serviços especializados em saúde mental, em termos estruturais. Além disso, configura um estressor adicional que, somado à falta de tratamento, pode contribuir para o aumento da sobrecarga, da incapacidade, da recorrência e da manutenção dos sintomas depressivos.

Barreira à procura por ajuda

Em um estudo prospectivo com 188 pessoas em seguimento por 3 ou 6 meses, Schomerus e colaboradores[16] encontraram que um em cada três participantes com diagnóstico psiquiátrico, cerca de 90% deles com um transtorno do humor, não procurou ajuda durante o tempo de acompanhamento. Nesse estudo, indivíduos com maiores pontuações em medidas que avaliaram preconceito e discriminação apresentaram menor capacidade de reconhecer o próprio transtorno, assim como prejuízo na percepção da necessidade de tratamento.[16]

Lasalvia e colaboradores,[17] por meio de um estudo transversal em 35 países, investigaram a frequência de discriminação vivenciada e discriminação antecipada (crença de que poderiam ser discriminados) por indivíduos com diagnóstico de depressão. Os resultados mostraram que quase 80% dos participantes sofreram algum tipo de discriminação, principalmente vindo da própria família (40%); um terço relatou ter sido ignorado ou afastado socialmente devido a seu transtorno mental; e quase 40% evitaram iniciar uma relação próxima pelo receio de ser discriminado.[17]

Em outra pesquisa de delineamento transversal, com 728 participantes, Pattyn e colaboradores[18] estudaram a associação entre atitudes de busca por ajuda devido a problemas relacionados à saúde mental e duas dimensões do estigma – percepção do estigma público (i.e., discriminação e desvalorização por parte de terceiros) e autoestigma antecipado (i.e., internalização de estereótipos negativos sobre pessoas que procuram tratamento, a qual foi avaliada por meio de perguntas do tipo: "Eu me sentiria envergonhado se recebesse cuidados psiquiátricos" ou "Receber tratamento psiquiátrico me faria sentir inútil"). Os resultados mostraram que níveis altos de autoestigma antecipado estiveram associados a atitudes negativas em relação à procura por tratamento com médicos generalistas e psiquiatras, mas não por profissionais de especialidades não médicas, como psicólogos. Entretanto, aqueles que apresentaram maior pontuação na percepção do estigma público tenderam a considerar a ajuda informal (p. ex., aquela recebida pela família e amigos) como menos importante.[18] Assim, tanto a percepção do estigma público quanto o autoestigma antecipado foram associados a uma menor procura por duas fontes fundamentais de apoio social e profissional.

Barreira à implementação de serviços e investimentos em saúde mental

Estudo realizado na região norte da Nova Zelândia investigou as barreiras, assim como os facilitadores, para a incorporação de assistência à saúde mental nos cuidados primários de saúde.[19] Nesse estudo, uma entrevista estruturada com representantes de 22 dos 25 serviços primários de saúde mostrou que o estigma em relação às doenças mentais era uma das principais barreiras para a inserção da atenção à saúde mental. Por exemplo, alguns gestores consideraram a saúde mental apenas como "opcional", e não como componente fundamental nos cuidados à saúde.[19] Por meio de uma abordagem qualitativa, Caplan e colaboradores[20] encontraram resultados semelhantes e concluíram que o estigma em relação aos transtornos mentais era a principal barreira que limitava a implementação de atendimento especializado em saúde mental na República Dominicana, onde, segundo os autores, menos de 0,4% dos recursos para a saúde é destinado para essa área, com consequente insuficiência de medicamentos essenciais, recursos humanos e criação de serviços.

De acordo com Petersen e colaboradores,[21] o desenvolvimento de abordagens inovadoras para redução do estigma está entre os desafios governamentais-chave para promover a integração adequada da saúde mental com serviços de saúde de atenção primária em países subdesenvolvidos e em desenvolvimento. Loch e colaboradores[22] avaliaram a organização dos serviços de saúde mental no Brasil nas últimas décadas. A redução intensa do número de leitos psiquiátricos, somada ao baixo investimento em serviços de saúde mental, sugere que medidas que visem à redução do estigma público e estrutural podem estimular um aumento no investimento direcionado à criação de serviços de saúde mental e à avaliação da efetividade daqueles existentes.[22]

Estigma e comportamento suicida

Schomerus e colaboradores[23] examinaram a associação entre estigma, avaliado pelo "[...] desejo de distância social daqueles que têm um diagnóstico psiquiátrico", e taxas de suicídio em um estudo ecológico que incluiu 25 países europeus. Os autores encontraram uma correlação inversa entre aceitação social e taxas de suicídio, mesmo controlando para indicadores econômicos.[23]

Experiência de discriminação, estigma percebido, discriminação antecipada e autoestigma têm sido associados a ideação suicida e tentativas de suicídio.[24-26] Carpiniello e Pinna[27] fizeram uma revisão narrativa sobre a relação recíproca entre estigma e comportamento suicida. Como já mencionado, além do estigma e seus diversos componentes, incluindo a determinação de estereótipos, discriminação e desvantagens sociais, estarem associados ao risco de suicídio, aqueles com histórico de comportamento suicida, afora seus familiares, são muitas vezes estereotipados de maneira negativa. Em relação ao estigma como fator de risco, essa associação é mediada não apenas pelas barreiras aos tratamentos já citadas, mas também pelo relevante estresse psicológico sofrido, cuja interação com outras variáveis pode ser determinante para o comportamento suicida.[27,28] Tal estresse pode também aumentar a vulnerabilidade à recorrência do quadro de depressão, por exemplo, contribuindo para a manutenção ou mesmo aumento o risco de suicídio.[29]

VARIÁVEIS ASSOCIADAS

O autoestigma tem sido associado a menor renda e idade mais jovem em pacientes com transtorno bipolar, além de menor nível educacional em pessoas com depressão.[30,31]

Idade jovem, duração mais prolongada da doença e sintomas depressivos residuais têm sido relacionados a experiência de maior discriminação e preconceito percebido.[32,33] Em um estudo com alunos de medicina, Vankar e colaboradores[34] apontaram que estudantes com depressão moderada a grave acreditavam que outros colegas, caso soubessem sobre seus sintomas, os excluiriam do contato social e os considerariam menos capazes em relação às suas responsabilidades, mostrando uma associação entre gravidade dos sintomas depressivos e discriminação antecipada nessa população.

Larkings e Brown,[35] por meio de uma revisão sistemática, avaliaram se uma compreensão neurobiológica do transtorno mental estaria associada a menor estigma. Curiosamente, a atribuição do transtorno (a maioria depressão) a causas hereditárias, biológicas, genéticas e bioquímicas foi associada a impressão de cronicidade, pessimismo em relação ao prognóstico e medo de pessoas com transtornos mentais em 8 dos 10 estudos incluídos. Os resultados foram semelhantes em estudos que se limitaram a participantes que eram profissionais da saúde mental.[35] Assim, de acordo com essa revisão, uma explicação biológica para a depressão foi associada a um maior estigma, mesmo em indivíduos profissionais da área, nos quais a explicação neurobiológica parece ter sido associada a uma menor empatia em relação às pessoas com um diagnóstico psiquiátrico.

ESTRATÉGIAS PARA REDUÇÃO

Mittal e colaboradores[11] avaliaram estratégias efetivas para redução do autoestigma por meio de uma revisão. Apesar das limitações da maioria dos estudos incluídos, como tamanho da amostra e ausência de grupo-controle, as estratégias baseadas na terapia de aceitação e compromisso (ACT), cognitivo-comportamental (TCC) e psicoeducação, a mais citada nos estudos, apresentaram resultados positivos.[11] Algumas das intervenções citadas na revisão incluem as seguintes:[11]

1. Desenvolver esperança, aumentar a autoestima e buscar objetivos de vida significativos.
2. Fornecer psicoeducação sobre os efeitos dos medicamentos e prevenção de recorrência, desenvolver habilidades de comunicação e manejo do estresse e estimular a utilização dos recursos comunitários.
3. Fornecer psicoeducação sobre o estigma, os mitos e a realidade a respeito dos transtornos mentais.
4. Realizar intervenções que incluem diversas frentes de ação, como psicoeducação, TCC, entrevista motivacional, treinamento de habilidades sociais e alcance de objetivos.

5. Realizar um programa que inclua exercícios cognitivo-comportamentais, compartilhamento de experiências, suporte em grupo, treinamento de habilidades e resolução de problemas.

Em resumo, as estratégias apontadas como eficazes incluem intervenções que buscam mudar as crenças associadas ao autoestigma e às atitudes dos pacientes em relação a elas, além de métodos que reforçam habilidades para lidar com o autoestigma, por meio do aumento da autoestima e do comportamento de busca por ajuda.[11]

Em outro estudo de revisão, Gronholm e colaboradores[36] examinaram as evidências associadas à redução da discriminação e do estigma e indicaram elementos fundamentais para estratégias amenizadoras:

1. Discutir os mitos associados aos transtornos mentais.
2. Fornecer testemunho de pessoas treinadas para falar sobre suas experiências com a doença psiquiátrica.
3. Educar profissionais da saúde para que desenvolvam habilidades de comunicação ("o que dizer e o que não dizer").
4. Substituir a perspectiva baseada na pessoa pela perspectiva baseada na doença para guiar a mensagem em programas de redução do estigma.
5. Enfatizar a possiblidade de recuperação do transtorno mental.

No Brasil, a campanha da Associação Brasileira de Psiquiatria, "A Sociedade contra o Preconceito", deu origem ao Projeto de Lei do Senado (PLS) nº 236/2012 que torna crime a psicofobia ("[...] atitudes preconceituosas e discriminatórias contra os deficientes e os portadores de transtornos mentais")[37] e declara o dia 14 de abril, data do nascimento de Chico Anysio, um dos maiores artistas brasileiros e símbolo da luta contra o preconceito e discriminação em relação às pessoas com transtorno mental, o "Dia de Enfrentamento da Psicofobia". Além disso, a Associação Brasileira de Psiquiatria, ciente da relação entre comportamento suicida e estigma, já discutida neste capítulo, realiza a Campanha Setembro Amarelo, que se dá em nível nacional busca prevenir ao suicídio, evento no qual são fornecidas orientações psicoeducacionais que visam à redução do estigma em todos os seus níveis: individual, público e estrutural.[38]

CONSIDERAÇÕES FINAIS

A apresentação do estigma é heterogênea: diferentes componentes (estereótipo negativo, discriminação) e níveis (individual, público e estrutural) manifestam-se de maneira diversa em relação aos transtornos mentais, variando ainda de acordo com características sociais, demográficas e clínicas, tanto daqueles que são estigmatizados quanto daqueles que estigmatizam.[39,40] Assim, é necessário abordar e compreender essa complexidade para que estratégias mais eficazes de combate ao estigma para diferentes populações sejam desenvolvidas. Apesar dos avanços nas últimas décadas, com maior procura e aceitação de intervenções psiquiátricas e psicoterapêuticas,[41] a alta prevalência e o enorme impacto do estigma, em âmbito individual e social, chamaram atenção de pesquisadores europeus, os quais consideram a redução do estigma uma das seis prioridades de pesquisa na Europa, por ser uma condição primordial para diminuir a desassistência psicológica e otimizar o acesso a serviços de saúde mental de alta qualidade ao redor do mundo.[42,43]

REFERÊNCIAS

1. Otte C, Gold SM, Penninx BW, Pariante CM, Etkin A, Fava M, et al. Major depressive disorder. Nat Rev Dis Primers. 2016;2:16065.
2. Friedrich MJ. Depression is the leading cause of disability around the world. JAMA. 2017;317(15):1517.
3. Lozano R, Naghavi M, Foreman K, Lim S, Shibuya K, Aboyans V, et al. Global and regional mortality from 235 causes of death for 20 age groups in 1990 and 2010: a systematic analysis

for the Global Burden of Disease Study 2010. Lancet. 2012;380(9859):2095-128.
4. Cipriani A, Furukawa TA, Salanti G, Chaimani A, Atkinson LZ, Ogawa Y, et al. Comparative efficacy and acceptability of 21 antidepressant drugs for the acute treatment of adults with major depressive disorder: a systematic review and network meta-analysis. Lancet. 2018;391(10128):1357-66.
5. Parikh SV, Quilty LC, Ravitz P, Rosenbluth M, Pavlova B, Grigoriadis S, et al. Canadian Network for Mood and Anxiety Treatments (CANMAT) 2016 clinical guidelines for the management of adults with major depressive disorder: section 2. Psychological treatments. Can J Psychiatry. 2016;61(9):524-39.
6. Schuch FB, Vancampfort D, Firth J, Rosenbaum S, Ward PB, Silva ES, et al. Physical activity and incident depression: a meta-analysis of prospective cohort studies. Am J Psychiatry. 2018:appiajp201817111194.
7. Arango C, Díaz-Caneja CM, McGorry PD, Rapoport J, Sommer IE, Vorstman JA, et al. Preventive strategies for mental health. Lancet Psychiatry. 2018;5(7):591-604.
8. Link BG, Phelan JC. Conceptualizing stigma. Annu Rev Sociol. 2001;27:363-85.
9. Al-Khouja MA, Corrigan PW. Self-stigma, identity, and co-occurring disorders. Isr J Psychiatry Relat Sci. 2017;54(1):56-60.
10. Hatzenbuehler ML. Structural stigma: research evidence and implications for psychological science. Am Psychol. 2016;71(8):742-51.
11. Mittal D, Sullivan G, Chekuri L, Allee E, Corrigan PW. Empirical studies of self-stigma reduction strategies: a critical review of the literature. Psychiatr Serv. 2012;63(10):974-81.
12. Goncalves RW, Vieira FS, Delgado PG. Mental Health Policy in Brazil: federal expenditure evolution between 2001 and 2009. Rev. Saúde Pública. 2012;46(1):51-8.
13. Vigo D, Thornicroft G, Atun R. Estimating the true global burden of mental illness. Lancet Psychiatry. 2016;3(2):171-8.
14. Smith K. Trillion-dollar brain drain. Nature. 2011;478(7367):15.
15. Pescosolido BA, Martin JK. The stigma complex. Annu Rev Sociol. 2015;41:87-116.
16. Schomerus G, Stolzenburg S, Freitag S, Speerforck S, Janowitz D, Evans-Lacko S, et al. Stigma as a barrier to recognizing personal mental illness and seeking help: a prospective study among untreated persons with mental illness. Eur Arch Psychiatry Clin Neurosci. 2018.
17. Lasalvia A, Zoppei S, Van Bortel T, Bonetto C, Cristofalo D, Wahlbeck K, et al. Global pattern of experienced and anticipated discrimination reported by people with major depressive disorder: a cross-sectional survey. Lancet. 2013;381(9860):55-62.
18. Pattyn E, Verhaeghe M, Sercu C, Bracke P. Public stigma and self-stigma: differential association with attitudes toward formal and informal help seeking. Psychiatr Serv. 2014;65(2):232-8.
19. O'Brien A, Moir F, Thom K. The provision of mental health care by primary health organisations in the northern region: barriers and enablers. J Prim Health Care. 2009;1(2):120-5.
20. Caplan S, Little TV, Reyna P, Lovera AS, Garces-King J, Queen K, et al. Mental health services in the Dominican Republic from the perspective of health care providers. Glob Public Health. 2018;13(7):874-98.
21. Petersen I, Marais D, Abdulmalik J, Ahuja S, Alem A, Chisholm D, et al. Strengthening mental health system governance in six low- and middle-income countries in Africa and South Asia: challenges, needs and potential strategies. Health Policy Plan. 2017;32(5):699-709.
22. Loch AA, Gattaz WF, Rössler W. Mental healthcare in South America with a focus on Brazil: past, present, and future. Curr Opin Psychiatry. 2016;29(4):264-9.
23. Schomerus G, Evans-Lacko S, Rüsch N, Mojtabai R, Angermeyer MC, Thornicroft G. Collective levels of stigma and national suicide rates in 25 European countries. Epidemiol Psychiatr Sci. 2015;24(2):166-71.
24. Oexle N, Waldmann T, Staiger T, Xu Z, Rüsch N. Mental illness stigma and suicidality: the role of public and individual stigma. Epidemiol Psychiatr Sci. 2018;27(2):169-75.
25. Oexle N, Rüsch N, Viering S, Wyss C, Seifritz E, Xu Z, et al. Self-stigma and suicidality: a longitudinal study. Eur Arch Psychiatry Clin Neurosci. 2017;267(4):359-61.
26. Chung IW, Caine ED, Barron CT, Badaracco MA. Clinical and psychosocial profiles of Asian immigrants who repeatedly attempt suicide: a mixed-method study of risk and protective factors. Crisis. 2015;36(5):353-62.
27. Carpiniello B, Pinna F. The reciprocal relationship between suicidality and stigma. Front Psychiatry. 2017;8:35.
28. O'Carroll P. Suicide causation: pies, paths, and pointless polemics. Suicide Life Threat Behav. 1993;23(1):27-36.
29. Campo-Arias A, Oviedo HC, Herazo E. Stigma: barrier to access to mental health services. Rev Colomb Psiquiatr. 2014;43(3):162-7.
30. Boerema AM, Zoonen KV, Cuijpers P, Holtmaat CJ, Mokkink LB, Griffiths KM, et al. Psychometric properties of the Dutch Depression Stigma Scale (DSS) and associations with personal and perceived stigma in a depressed and community sample. PLoS One. 2016;11(8):e0160740.

31. Sedlácková Z, Kamarádová D, Prásko J, Látalová K, Ocisková M, Ocisková M, et al. Treatment adherence and self-stigma in patients with depressive disorder in remission: a cross-sectional study. Neuro Endocrinol Lett. 2015;36(2):171-7.
32. Grover S, Hazari N, Aneja J, Chakrabarti S, Avasthi A. Stigma and its correlates among patients with bipolar disorder: a study from a tertiary care hospital of North India. Psychiatry Res. 2016;244:109-16.
33. Stuart H, Patten SB, Koller M, Modgill G, Liinamaa T. Stigma in Canada: results from a rapid response survey. Can J Psychiatry. 2014;59(10 Suppl 1):S27-33.
34. Vankar JR, Prabhakaran A, Sharma H. Depression and stigma in medical students at a private medical college. Indian J Psychol Med. 2014;36(3):246-54.
35. Larkings JS, Brown PM. Do biogenetic causal beliefs reduce mental illness stigma in people with mental illness and in mental health professionals? A systematic review. Int J Ment Health Nurs. 2018;27(3):928-41.
36. Gronholm PC, Henderson C, Deb T, Thornicroft G. Interventions to reduce discrimination and stigma: the state of the art. Soc Psychiatry Psychiatr Epidemiol. 2017;52(3):249-58.
37. Associação Brasileira de Psiquiatria. A sociedade contra o preconceito: psicofobia é um crime [Internet]. Rio de Janeiro: ABP; 2015 [capturado em 29 set. 2016]. Disponível em: http://www.abp.org.br/jph04
38. Associação Brasileira de Psiquiatria. Campanha setembro amarelo [Internet]. Rio de Janeiro: ABP; 2016 [capturado em 29 set. 2016]. Disponível em: http://www.abp.org.br/setembro-amarelo
39. Subramaniam M, Abdin E, Picco L, Pang S, Shafie S, Vaingankar JA, et al. Stigma towards people with mental disorders and its components: a perspective from multi-ethnic Singapore. Epidemiol Psychiatr Sci. 2017;26(4):371-82.
40. Ahn JH, Kim WH, Choi HJ, Jeon JY, Song IG, Bae JN. Stigma of mental illnesses as perceived by north korean defectors living in South Korea. Psychiatry Investig. 2015;12(1):9-15.
41. Angermeyer MC, van der Auwera S, Carta MG, Schomerus G. Public attitudes towards psychiatry and psychiatric treatment at the beginning of the 21st century: a systematic review and meta-analysis of population surveys. World Psychiatry. 2017;16(1):50-61.
42. Wainberg ML, Scorza P, Shultz JM, Helpman L, Mootz JJ, Johnson KA, et al. Challenges and opportunities in global mental health: a research-to-practice perspective. Curr Psychiatry Rep. 2017;19(5):28.
43. Wykes T, Haro JM, Belli SR, Obradors-Tarragó C, Arango C, Ayuso-Mateos JL, et al. Mental health research priorities for Europe. Lancet Psychiatry. 2015;2(11):1036-42.

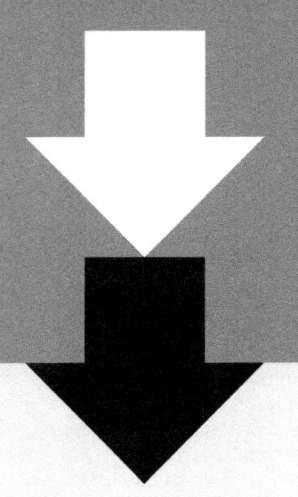

16

Depressão bipolar

Cristiane dos Santos Machado
Thyago Antonelli Salgado
Ives Cavalcante Passos

INTRODUÇÃO

O transtorno bipolar (TB) foi retirado da categoria dos transtornos depressivos na quinta edição do *Manual diagnóstico e estatístico de transtornos mentais* (DSM-5) e alocado entre os capítulos sobre transtornos do espectro da esquizofrenia e transtornos depressivos, em virtude do reconhecimento de seu lugar como uma ponte entre as duas classes diagnósticas em termos de sintomatologia, história familiar e genética.[1] Apesar da mudança, a diferenciação entre ele e a depressão unipolar continua um desafio na prática clínica, e, uma vez diagnosticado, apesar de haver um grande arsenal terapêutico, o TB permanece como uma condição de difícil manejo.

A depressão bipolar causa prejuízos tanto na qualidade de vida quanto na funcionalidade psicossocial dos pacientes.[2,3] Além de prejuízo em vários aspectos da vida dos indivíduos, o TB encontra-se entre as principais causas associadas ao suicídio,[1] bem como os sintomas depressivos costumam ter predominância em relação aos sintomas de mania e hipomania.[4] Assim, em função da importância da compreensão e do manejo adequados da depressão bipolar, este capítulo visa a fornecer informações sobre o TB, com enfoque nos episódios depressivos.

EPIDEMIOLOGIA

De acordo com a World Mental Health Survey Initiative, o TB afeta cerca de 2,4% da população mundial ao longo da vida.[5] Entre seus subtipos, o tipo I tem uma prevalência estimada em 0,6%; já o tipo II, em 0,4%; enquanto 1,4% é referente ao transtorno subsindrômico.[5] De acordo com a mesma fonte, no Brasil, a prevalência é semelhante ao restante do mundo, afetando cerca de 2,1% da população ao longo da vida, sendo 0,9% para o tipo I e 0,2% para o tipo II.[5] Globalmente, a prevalência entre os gêneros é semelhante. Uma metanálise analisou 44 estudos de prevalência e demonstrou que a relação entre as prevalências masculina e feminina foi de 0,8, mas não houve significância estatística em relação a essa diferença.[6]

A média de idade de início do primeiro episódio maníaco, hipomaníaco ou depressivo maior é de cerca de 18 anos para TB tipo I.[1] O TB tipo II também pode começar no fim da adolescência, mas a idade média de início ocorre por volta dos 25 anos, o que é um pouco mais tarde em comparação ao TB tipo I e mais cedo em comparação ao transtorno depressivo maior (TDM).[1] Uma metanálise, que englobou uma amostra total de 7.370 pacientes, concluiu que início precoce dos sintomas está associado a maior gravidade de sintomas depressivos, maiores taxas de comorbidade com transtornos de ansiedade e uso de substâncias, além de maior demora no início do tratamento.[7] Um estudo prospectivo que avaliou 6.587.036 pacientes demonstrou que o TB está associado também a diversas comorbidades não psiquiátricas, entre as quais se destacam as doenças cardiovasculares (especialmente o acidente vascular encefálico [AVE]), diabetes, doença pulmonar obstrutiva crônica (DPOC), *influenza* e pneumonia.[8]

O TB apresenta morbidade elevada. De acordo com o Global Burden of Disease, a condição foi responsável por 9,9 milhões de anos perdidos por incapacidade em 2013. Além disso, é a 16ª entre as principais causas de anos perdidos por incapacidade.[6] Entre os diversos prejuízos atribuídos ao transtorno, tanto o funcionamento psicossocial quanto a qualidade de vida estão mais prejudicados durante os sintomas depressivos.[2,3] Um estudo prospectivo avaliou 206 pacientes por 20 anos e verificou que os pacientes se apresentavam sintomáticos (tipo I: 46,6% e tipo II: 55,8%) aproximadamente em metade do tempo, sendo que os sintomas depressivos tiveram grande predominância sobre os de mania ou hipomania (a razão foi de 3:1 e de 37:1, respectivamente, para os TBs tipo I e II).[4] Há um aumento de três vezes na busca por atendimentos médicos e de duas vezes em hospitalizações, não só pelo TB, mas também pelas comorbidades que estão associadas ao transtorno.[8]

Além da morbidade elevada, o TB está associado a mortalidade significativa. O suicídio, por exemplo, é uma das principais causas de morte no TB, com aproximadamente 6 a 7% dos pacientes sendo vítimas desse mal. Assim, o risco de suicídio é substancialmente mais alto no TB do que na população geral (10,7 por 100 mil por ano).[9,10] Na verdade, a doença bipolar pode responder por um quarto de todos os suicídios.[1] Há um aumento do risco de suicídio em torno de 10 vezes para mulheres e oito vezes para homens.[8] Em geral, acredita-se que existe uma redução de nove anos de vida para pacientes acometidos por esse transtorno, não só por suicídio, mas também por comorbidades, principalmente condições crônicas como doenças cardiovasculares, diabetes melito e DPOC.[8]

DIAGNÓSTICO

De acordo com o DSM-5,[1] para o diagnóstico do TB é essencial a identificação de um episódio de mania ou hipomania. Esses episódios se caracterizam por humor persistentemente elevado, expansivo ou irritável e aumento anormal e persistente da atividade dirigida a objetivos ou da energia. Essas características devem ser acompanhadas por três (ou mais) dos seguintes sintomas (quatro se o humor é apenas irritável): autoestima inflada ou grandiosidade, redução da necessidade de sono, taquilalia ou pressão por fala, fuga de ideias ou sensação de pensamento acelerado, distratibilidade, aumento da atividade dirigida a objetivos ou agitação psicomotora e envolvimento excessivo em atividades com potencial para consequências dolorosas.

Os tipos são determinados pela intensidade, pelo prejuízo e pela duração com que esses episódios acontecem.[1] Para o diagnóstico de TB tipo I, basta um episódio de mania, e não é necessário apresentar um episódio depressivo. Para ser considerado um episódio de mania, os sintomas, já descritos, devem durar uma semana (ou qualquer duração se a hospitalização se fizer necessária) e devem ser graves, ou seja, causar prejuízo acentuado no funcionamento social e profissional, gerar necessidade de hospitalização, a fim de prevenir danos, ou, então, existir características psicóticas. Já para o diagnóstico de TB tipo II é indispensável a identificação de um episódio depressivo com duração de pelo menos duas semanas e um episódio de hipomania.[1]

Depressão bipolar *versus* depressão unipolar

Apesar das características bem definidas nos manuais diagnósticos, a diferenciação entre um episódio depressivo bipolar e unipolar pode ser difícil.[1] Geralmente, os indivíduos acometidos pelo TB buscam atendimento para um episódio depressivo e podem ainda não ter apresentado um episódio maníaco, bem como tê-lo apresentado mas não se lembrarem ou, ainda que se lembrem, não o interpretarem como patológico. Porém, há algumas características dos episódios depressivos, como descrito na Tabela 16.1, que aumentam a suspeita de TB.[11] A identificação tardia do transtorno está relacionada a um pior prognóstico. Um estudo naturalístico demonstrou que os pacientes que levavam mais de oito anos para serem diagnosticados apresentavam um aumento na recorrência de episódios depressivos e maníacos, além de aumento no número de hospitalizações e piora do funcionamento.[12]

FATORES DE RISCO

Genéticos

A história familiar está entre os fatores de risco mais consistentes. Um estudo longitudinal mostrou que o risco para parentes de primeiro grau é 5,8 a 7,9 vezes maior, porém essa magnitude do risco diminui com o distanciamento do parentesco. Esse mesmo estudo aponta uma herdabilidade genética de 58%.[13] Outros estudos indicam que a associação entre gêmeos monozigóticos ocorre em 40 a 80%.[14]

Ambientais

Em relação aos fatores ambientais, o transtorno é mais comum em países com pessoas com maior renda (1,4 vs. 0,7%), e indivíduos separados, divorciados e viúvos têm taxas mais altas de TB tipo I em relação aos casados ou que nunca casaram.[1] Além disso, há evidências que adversidades na infância estão relacionadas a maiores taxas de TB, as quais são representadas tanto pela negligência física e emocional quanto pelo abuso físico, emocional e sexual.[15] Outras patologias não psiquiátricas também são apontadas como fator de risco. Uma revisão guarda-chuva de recentes revisões sistemáticas e metanálises concluiu que a síndrome do intestino ir-

TABELA 16.1

Características da depressão que aumentam a suspeita de depressão bipolar *versus* depressão unipolar

Características	Sugestivo de depressão bipolar	Sugestivo de depressão unipolar
Sintomas e estado mental	• Hipersonia • Hiperfagia e/ou aumento de peso • Sintomas depressivos atípicos, por exemplo, sensação de corpo pesado (*leaden paralysis*) • Retardo psicomotor • Sintomas psicóticos e/ou culpa patológica • Labilidade emocional, irritabilidade, agitação psicomotora e taquipsiquismo	• Insônia inicial/redução do sono • Perda de apetite e/ou de peso • Nível de atividades aumentado ou normal • Queixas somáticas
Curso da doença	• Primeiro episódio antes dos 25 anos • Múltiplos episódios (≥ 5) • Depressão pós-parto	• Primeiro episódio depois dos 25 anos • Longa duração do episódio atual
Histórico familiar	• História familiar de TB	• História familiar negativa para TB

Fonte: Adaptada de Yatham e colaboradores.[11]

ritável é um fator de risco e que há evidência sugestiva de a obesidade e a asma também representarem um fator de risco.[16]

FISIOPATOLOGIA

Fatores genéticos

Os dados descritos anteriormente, como o risco aumentado de TB em pessoas com familiares acometidos pela doença, a concordância entre gêmeos e a hereditariedade, indicam a importância do componente genético no desenvolvimento do transtorno. A associação entre genótipo e fenótipo nos transtornos mentais é claramente complexa. Existem estudos que demonstram que os transtornos mentais compartilham uma causa genética,[14,17] como um grande estudo populacional que demonstrou haver uma sobreposição na suscetibilidade genética entre bipolaridade e esquizofrenia.[17] A dificuldade de encontrar um achado genético forte demonstrou não haver um grande efeito de um *locus* principal na etiologia genética.

Estudos recentes com uso de associação genômica ampla (GWAS) permitiram progressos substanciais com descobertas genéticas robustas e replicáveis sobre a etiologia de vários transtornos mentais importantes, incluindo o TB.[18] Por intermédio desses estudos, diversos genes têm sido identificados como associados ao TB, por exemplo, o CACNA1C, que codifica a subunidade alfa do canal de cálcio do tipo L, o NCAN, que codifica a neurocan, uma glicoproteína da matriz extracelular expressada no cérebro, e o ODZ4, que codifica um membro de uma família de proteínas da superfície celular, as teneurinas.[14] Estimativas por meio de métodos com GWAS sugerem que 38% da variância fenotípica no TB poderiam ser explicados pelo impacto cumulativo de vários alelos comuns de efeitos pequenos.[14] Uma metanálise avaliou as vias envolvidas na predisposição genética ao TB, com resultados que incluíram vias da regulação hormonal, dos canais de cálcio, dos sistemas de segundos mensageiros e da sinalização de glutamato, entre outras.[19]

Neurotransmissores

A hipótese da monoamina no TB postula que um desequilíbrio na neurotransmissão monoaminérgica no sistema nervoso central está causalmente relacionado às características clínicas da depressão e da mania. Essa hipótese foi apoiada por mecanismos de ação dos tratamentos farmacológicos, como os antidepressivos.[20]

Evidências de estudos de intervenções neurofarmacológicas, de neuroimagem e de associações genéticas apoiam a hipótese de haver um balanço entre o sistema catecolaminérgico e colinérgico na fisiopatologia do TB. Tais estudos sugerem que o funcionamento colinérgico aumentado está associado com a depressão, enquanto o aumento da atividade das catecolaminas, principalmente a dopamina, está associada com a mania. A elevação colinérgica durante a depressão pode afetar os receptores muscarínicos e nicotínicos da acetilcolina de forma compensatória, por intermédio de sua redução. Estados depressivos foram induzidos por agonistas colinérgicos e por inibidores da acetilcolinesterase em uma ampla gama de populações, incluindo indivíduos saudáveis, o que confirma essa relação.[21]

O sistema glutamatérgico, dependente dos neurônios glutamatérgicos e dos astrócitos, está envolvido na maioria das transmissões excitatórias cerebrais, e sua desregulação está associada a neurotoxicidade e outros efeitos deletérios na neurotransmissão e viabilidade celular. Estudos *post mortem* demonstraram reduções nas densidades dos astrócitos no TB. Além disso, existem evidências mostrando que o glutamato, tanto na mania quanto na depressão, está mais elevado no giro cingulado, e parece haver também um aumento mais pronunciado do glutamato na depressão melancólica em comparação à depressão não melancólica.[22]

Eixo hipotálamo-hipófise-suprarrenal

O eixo hipotálamo-hipófise-suprarrenal é um dos principais sistemas biológicos envolvidos na resposta ao estresse. Seu principal subproduto, o cortisol, exerce efeitos homeostáticos e alostáticos fundamentais nos processos cognitivos e afetivos em respostas a estímulos ambientais, modelando as estruturas do sistema nervoso central ao longo do tempo. Nos indivíduos com TB, foi demonstrado um aumento nos níveis de cortisol tanto em pacientes maníacos quanto nos eutímicos.[23]

Biomarcadores periféricos

Acredita-se que anormalidades em neurotrofinas estejam relacionadas com a etiologia do TB. O fator neurotrófico derivado do cérebro (BDNF), por exemplo, é uma neurotrofina que desempenha um papel central na plasticidade sináptica e na sobrevivência neuronal. Ele é encontrado em todo o cérebro, com uma abundância particular no hipocampo e no córtex cerebral, áreas consideradas críticas para o controle do humor, da emoção e da cognição. Estudos demonstram redução do BDNF durante os episódios de mania e de depressão.[24] Além do BDNF, outras neurotrofinas, como o fator de crescimento semelhante à insulina tipo 1 (IGF-1) e o fator de crescimento endotelial vascular (VEGF), também apresentam padrões distintos em estágios diferentes do TB.[25]

Muitas linhas de pesquisa sobre a fisiopatologia do TB dirigem-se ao estresse oxidativo e a uma anormalidade subjacente na geração de energia oxidativa. As mitocôndrias são organelas intracelulares responsáveis pela produção de trifosfato de adenosina (ATP) por meio da fosforilação oxidativa pela cadeia de transporte de elétrons. Alterações nessa via são capazes de levar ao aumento de espécies reativas de oxigênio, que podem sobrecarregar os sistemas antioxidantes e causar danos às proteínas e ao ácido desoxirribonucleico (DNA). O envolvimento da disfunção mitocondrial no TB é apoiado por várias linhas de evidência,[26,27] assim como a presença de estresse oxidativo. Uma metanálise demostrou aumento da peroxidação lipídica, aumento do dano ao DNA/ácido ribonucleico (RNA) e aumento dos níveis de óxido nítrico em pacientes com TB em comparação a controles saudáveis.[26]

O sistema imune no TB tem sido bastante estudado e tem demonstrado uma importância cada vez maior.[28] Uma metanálise, com foco nas citocinas, as quais intermedeiam a inflamação central e periférica, demonstrou alterações em alguns tipos de citocinas em pacientes com TB, como no receptor de interleucina 2 e 6 (IL-2 e IL-6), na IL-4, no fator de necrose tumoral alfa (TNF-alfa) e no receptor solúvel do TNF tipo 1.[29] As citocinas induzem a produção de proteína de fase aguda, como a proteína C-reativa (PCR), a qual também tem se mostrado aumentada durante o episódio de mania e na eutimia.[30]

Neuroimagem

Existem vários estudos que avaliam as alterações cerebrais estruturais em indivíduos que apresentam TB. A redução da substância cinzenta no córtex cingulado anterior (CCA) rostral esquerdo e no córtex frontoinsular direito foi associada ao TB em uma metanálise.[31] Um grande estudo recentemente publicado demonstrou que a substância cinzenta das regiões frontal, parietal e temporal de ambos os hemisférios eram menores em indivíduos com TB, com os maiores efeitos na redução da espessura cortical ocorrendo no *pars opercularis*, no giro fusiforme esquerdo e no córtex frontomedial rostral esquerdo.[32] Além dos achados estruturais, as neuroimagens funcionais têm demonstrado diferenças nos pacientes com TB, com estudos evidenciando, por meio do uso de espectroscopia de prótons por ressonância magnética, redução do N-acetil-aspartato e aumento da glicerofosfocolina e da fosfocolina em diferentes regiões cerebrais, o que pode sugerir uma redução da proliferação de dendritos e conexões sinápticas e um aumento da renovação da membrana, respectivamente.[33]

Existem estudos avaliando as alterações na neuroimagem relacionadas com a progressão da doença e com o número de episódios de humor,[32,34] bem como há evidências da associação do tempo de doença com o aumento da substância cinzenta em gânglios da base, CCA subgenual e amígdala,[31] bem como com a redução cortical nas regiões frontal, medial e occiptal.[32] Em 2015, um estudo que acompanhou pacientes com TB tipo I por seis anos observou diminuição do volume cortical da região frontal (córtex frontal, pré-frontal e dorsolateral inferior) associada com os episódios maníacos anteriores.[35]

TRATAMENTO

Tratamento medicamentoso para depressão bipolar em pacientes com TB tipo I

Passo 1: Princípios gerais

Antes de iniciar o tratamento, é necessário realizar uma avaliação completa do indivíduo. Ao avaliar um paciente em episódio depressivo, é importante pesquisar o diagnóstico de TB e realizar uma investigação clínica sobre pontos relevantes e determinantes para o tratamento (Quadro 16.1).[11,36] Além da avaliação com o próprio paciente, muitas vezes é necessário realizar uma avaliação com amigos ou familiares a fim de, por exemplo, obter auxílio na caracterização de episódios hipomaníacos ou maníacos prévios. Antes do início do tratamento medicamentoso, também está indicada a realização de exames laboratoriais (Quadro 16.2).[11]

Após uma avaliação criteriosa, o tratamento inicial se baseia em manejo farmacológico e abordagens psicossociais. Existem diversos consensos e diretrizes sobre o tratamento do TB, cuja abordagem varia de acordo com o diagnóstico (se tipo I ou tipo II) e de acordo com a fase em que o paciente se encontra, havendo uma divisão em manejo agudo da mania, manejo agudo da depressão e tratamento de manutenção.[11,37] Neste capítulo, são abordados os aspectos do tratamento do episódio depressivo no TB. A *guideline* para tratamento TB da Canadian Network for Mood and Anxiety Treatments/International Society for Bipolar Disorders (CANMAT/ISBD) classifica os tratamentos medicamentosos em primeira, segunda ou terceira linha

QUADRO 16.1 Pontos importantes a considerar antes da escolha do tratamento medicamentoso durante episódio depressivo do transtorno bipolar

• Identificar se o paciente possui transtorno bipolar tipo I ou tipo II • Avaliar o risco de suicídio e a necessidade de internação • Investigar tabagismo, uso de substâncias comórbido, intoxicação e risco de abstinência
• Avaliar suporte psicossocial
• Avaliar o comprometimento cognitivo e funcional
• Analisar tolerabilidade, adesão, dose e resposta a tratamentos prévios e atuais
• Examinar os fatores associados com o episódio atual
• Pesquisar as comorbidades clínicas e psiquiátricas • Investigar o uso de métodos contraceptivos e o risco de engravidar em mulheres em idade fértil • Examinar histórico familiar de TB, de outros transtornos mentais, de suicídio e de doenças cardiovasculares
• Determinar o índice de massa corporal (IMC) e mensurar a circunferência abdominal
• Aferir pressão arterial

Fonte: Adaptado de Yatham e colaboradores.[11]

QUADRO 16.2 Exames laboratoriais para pacientes com transtorno bipolar no início do tratamento

• Hemograma completo e plaquetas
• Perfil lipídico em jejum • Glicemia em jejum
• Eletrólitos e cálcio
• Enzimas hepáticas
• Bilirrubinas séricas
• Tempo de protrombina e tempo de tromboplastina parcial
• Creatinina sérica
• Tireotrofina • Prolactina • *Clearance* de creatinina de 24 horas (se houver história de doença renal) • Teste de gravidez (se relevante) • Eletrocardiograma (> 40 anos ou se indicado) • Exame qualitativo de urina • Exame toxicológico de urina para uso de substâncias

Fonte: Adaptado de Yatham e colaboradores.[11]

a partir dos níveis de evidência de eficácia, do suporte clínico baseado na experiência, das classificações consensuais de segurança e tolerabilidade e do risco de virada de episódio associado à farmacoterapia, conforme descrito nas Tabelas 16.2 e 16.3. Além da linha do tratamento, existe uma hierarquia entre os agentes de primeira e segunda linha para o TB tipo I, baseada no impacto de cada intervenção medicamentosa ao longo de todas as fases da doença, em que os medicamentos citados na Tabela 16.4 deveriam ser considerados primeiro, a menos que haja razões específicas para o contrário.[11]

Passo 2: Iniciar ou otimizar o tratamento medicamentoso com agentes de primeira linha

São considerados tratamentos de primeira linha para a depressão em pacientes com TB tipo I: a monoterapia com quetiapina, lítio,

TABELA 16.2

Recomendações de tratamento

Linha	Nível de evidência
Primeira linha	Nível de evidência 1 ou 2 + suporte clínico para segurança/tolerabilidade + ausência de risco para virada
Segunda linha	Nível de evidência ≥ 3 + suporte clínico para segurança/tolerabilidade e baixo risco para virada
Terceira linha	Nível de evidência ≥ 4 + suporte clínico para segurança/tolerabilidade
Não recomendado	Nível de evidência 1 para falta de eficácia ou nível 2 + opinião de especialistas

Fonte: Adaptada de Yatham e colaboradores.[11]

TABELA 16.3

Definições para nível de evidência

Nível de evidência	Evidência
Nível 1	Metanálise com IC estreito ou ECR replicado, duplo-cego, com placebo ou controle ativo (n ≥ 30 em cada braço do tratamento)
Nível 2	Metanálise com IC amplo ou um ECR, duplo-cego, com placebo ou controle ativo (n ≥ 30 em cada braço do tratamento)
Nível 3	Pelo menos um ECR, duplo-cego, com placebo ou controle ativo (n = 10-29 em cada braço do tratamento) ou dados administrativos do sistema de saúde
Nível 4	Estudo não controlado, relatórios ou opinião de especialistas

IC: intervalo de confiança; ECR: ensaio clínico randomizado.
Fonte: Adaptada de Yatham e colaboradores.[11]

lamotrigina ou lurasidona, e a combinação com lamotrigina ou lurasidona (Tab. 16.4).[11]

Entre os tratamentos de primeira linha, a quetiapina foi considerada a primeira escolha, caso não existam história prévia de não resposta nem preocupações maiores com a tolerabilidade, apresentando nível 1 de evidência em todas as fases do tratamento do TB tipo I. As doses estudadas da quetiapina variam entre 300 e 600 mg, sem ter sido demonstrada diferença em eficácia nesse intervalo de dose e sem existir estudos realizados com doses mais baixas.[11,38]

Apesar de dados conflitantes em relação ao uso do lítio na depressão bipolar, ele foi considerado um tratamento de primeira linha pela CANMAT/ISBD, pois resultados negativos em estudos com o lítio no tratamento da depressão bipolar poderiam estar associados com nível sérico baixo e ele comprovadamente age na prevenção de episódios de humor e no manejo da mania. O nível sérico

TABELA 16.4

Recomendações para o tratamento farmacológico agudo da depressão bipolar em pacientes com transtorno bipolar tipo I

Nível de recomendação	Medicamentos
Primeira linha	Quetiapina; lurasidona + lítio/divalproato; lítio; lamotrigina; lurasidona; lamotrigina (adj)
Segunda linha	Divalproato de sódio; ISRS/bupropiona (adj); ECT; cariprazina; olanzapina + fluoxetina
Terceira linha	Aripiprazol (adj); armodafinila (adj); asenapina (adj); carbamazepina; EPA (adj); quetamina (IV, adj); terapia de luz +/- privação de sono (adj); levotiroxina (adj); modafinil (adj); NAC (adj); olanzapina; pramipexol (adj); rTMS(adj); IRSN/IMAO (adj)
Não recomendado	Monoterapia com antidepressivo; aripiprazol; lamotrigina + ácido fólico; mifepristona (adj)

Adj: adjuvante; ISRS: inibidor seletivo da recaptação de serotonina; ECT: eletroconvulsoterapia; EPA: ácido eicosapentaenoico; IV: intravenoso; NAC: N-acetilcisteína; rTMS: estimulação magnético transcraniana repetitiva; IMAO: inibidor da monoaminoxidase; IRSN: inibidor da recaptação de serotonina e noradrenalina.
Fonte: Adaptada de Yatham e colaboradores.[11]

ideal do lítio na depressão bipolar deve ser mantido entre 0,8 e 1,2 mEq/L.[11]

A lamotrigina também se mostrou efetiva em uma metanálise no tratamento da depressão bipolar.[39] Ela tem sua efetividade demonstrada tanto em monoterapia quanto em terapia adjuvante.[11] O tempo prolongado usado na titulação da dose pode ter comprometido o resultado de alguns estudos e deve ser considerado no momento de iniciar o medicamento. Sugere-se o uso de doses de no mínimo 200 mg para o tratamento da depressão. Entre outros benefícios da lamotrigina, pode-se citar também a boa tolerabilidade e a eficácia no tratamento de manutenção.[11]

Em uma metanálise, a lurasidona mostrou-se superior ao placebo e ao aripiprazol.[40] Além disso, existem dados de sua eficácia quando associada ao lítio ou ao divalproato de sódio no episódio depressivo bipolar.[41]

Passo 3: Adicionar ou trocar o tratamento medicamentoso com agentes de primeira linha

Para determinar se um novo medicamento deve substituir o tratamento vigente ou ser adicionado é necessário avaliar a efetividade dos agentes no contexto geral do manejo do TB, examinando se o fármaco em uso tem um papel complementar no tratamento que o novo medicamento não possui, como, por exemplo, na prevenção de virada maníaca ou no tratamento de manutenção.

Passo 4: Adicionar ou trocar o tratamento medicamentoso com agentes de segunda linha

Em pacientes que não responderam ou não toleraram o uso dos medicamentos de primeira linha, recomenda-se o emprego de agentes de segunda linha (Tab. 16.4). O divalproato de sódio tem sua eficácia demonstrada para a depressão bipolar em metanálises.[11,42] O uso de inibidor seletivo da recaptação de serotonina (ISRS) ou bupropiona associado a lítio, divalproato de sódio ou antipsicóticos atípicos também mostrou-se eficaz em uma metanálise recente, embora com um pequeno tamanho de efeito.[43] Além da baixa eficácia, existe associação do uso de antidepressivos com virada maníaca, o que aumenta a recomendação de utilizar com cautela esses medicamentos em paciente com TB tipo I, principalmente na presença de história de mania ou hipomania induzida por antidepressivo, de ciclagem rápida recente ou na presença predominante de características mistas. Os antidepressivos não devem ser utilizados em monoterapia no TB tipo I.[11]

A eletroconvulsoterapia (ECT) deve ser considerada principalmente em pacientes com depressão refratária a outros tratamentos e naqueles cuja resposta rápida é necessária, como em indivíduos com risco de suicídio, catatonia ou depressão psicótica.[11,44] A cariprazina também se mostrou eficaz para o tratamento da depressão bipolar em um grande ensaio clínico randomizado (ECR) e controlado por placebo,[45] embora haja pouca experiência clínica para o suporte de seu uso.[11] A combinação de fluoxetina e olanzapina também evidenciou eficácia em ensaios clínicos, sendo necessária atenção especial ao perfil de segurança e tolerabilidade, principalmente em caso de uso prolongado.[11]

Passo 5: Adicionar ou trocar o tratamento medicamentoso com agentes de terceira linha

Em pacientes que não responderam ou toleraram o uso de diversos agentes de primeira e segunda linhas, o emprego de medicamentos de terceira linha é recomendado. O uso da olanzapina possui nível de evidência 1, e o da carbamazepina,[42] do ácido eicosapentaenoico (EPA),[46] dos antidepressivos da classe dos inibidores da monoaminoxidase (IMAOs) e dos inibidores da recaptação de serotonina e noradrenalina (IRSNs) tem nível de evidência 2.[11] Os IMAOs e IRSNs podem ser prescritos, porém é preciso segurança em relação ao uso adequado de profilaxia com agentes antimaníacos, em função de uma propensão maior de virada maníaca associada a essas classes de antidepressivos em comparação a outras. Além desses, outros agentes podem ser utilizados como adjuvantes, mas com nível de evidência pior (Tab. 16.4).[11]

Tratamento medicamentoso para depressão bipolar em pacientes com TB tipo II

Passo 1: Princípios gerais

Os princípios gerais de avaliação da depressão bipolar em pacientes com TB tipo I se aplicam para os que apresentam o tipo II.

Passo 2: Iniciar ou otimizar o tratamento medicamentoso com agentes de primeira linha

O nível de evidência e a linha de tratamento também seguem os mesmos parâmetros do TB tipo I (Tabs. 16.2 e 16.3). As recomendações das linhas de tratamento para a depressão no TB tipo II são apresentadas na Tabela 16.5. Análise conjunta de cinco estudos demonstrou que a quetiapina é superior ao placebo no tratamento da depressão tanto no TB tipo I quanto no tipo II,[11,38] e esse fármaco é o único tratamento considerado de primeira linha para a depressão bipolar em pacientes com TB tipo II.

Passo 3: Adicionar ou trocar o tratamento medicamentoso com agentes de segunda linha

Entre os tratamentos de segunda linha, encontra-se o lítio,[46,47] que, conforme já mencionado, apresenta dados conflitantes, os quais poderiam ser explicados pelos diferentes níveis séricos nos estudos. O nível sérico ideal deve ser mantido entre 0,8 e 1,2 mEq/L.[11] Um ECR com uso da sertralina em monoterapia não demonstrou diferença em relação ao uso do lítio em monoterapia e à combinação de lítio e sertralina.[47] A venlafaxina em monoterapia demonstrou ser mais efetiva que o lítio em ECR no tratamento agudo da depressão bipolar em pacientes com TB tipo II.[11,48]

Além disso, um ECR de manutenção, de seis meses, com uso de venlafaxina em monoterapia e lítio demonstrou uma taxa de resposta sustentada maior no grupo da venlafaxina, sem haver diferença nos episódios hipomaníacos entre os grupos.[48] Em relação à lamotrigina, existem dados negativos, inclusive em metanálise, porém vários estudos provavelmente subestimaram o efeito do medicamento, visto o tempo necessário para a titulação e o uso de doses baixas nos ECRs.[11] Um ECR apontou efetividade da lamotrigina similar à do lítio em nível sérico entre 0,6 e 1,2 mEq/L.[46] A ECT é considerada uma intervenção de segunda linha e uma boa opção, principalmente em pacientes com depressão refratária a outros tratamentos e naqueles cuja resposta rápida é imprescindível.[11]

Passo 4: Adicionar ou trocar o tratamento medicamentoso com agentes de terceira linha

Os agentes de terceira linha estão listados na Tabela 16.5 e abrangem os tratamentos que apresentam nível de evidência 3 ou 4.[11]

Intervenções psicossociais

De modo geral, a psicoeducação é recomendada a todos os paciente e familiares para auxiliar na prevenção de recaídas, principalmente no início da doença. Durante a depressão, intervenções psicossociais adjuvantes podem ser úteis, porém não existe tratamento de primeira linha, sendo recomendado o uso de opções de segunda linha, que englobam a terapia cognitivo-comportamental (TCC) e a terapia focada na família, ou de terceira linha, que inclui a psicoterapia interpessoal (TIP) e a terapia dos ritmos sociais.[11]

CONSIDERAÇÕES FINAIS

Atualmente, o TB tem sido compreendido como um transtorno sistêmico, em que a neuroprogressão ocorre frequentemente. O ter-

TABELA 16.5

Recomendações para o tratamento farmacológico agudo da depressão em pacientes com transtorno bipolar tipo II

Nível de recomendação	Medicamentos
Primeira linha	Quetiapina
Segunda linha	Lítio; lamotrigina; ECT; sertralina; venlafaxina
Terceira linha	Agomelatina (adj); bupropiona (adj); divalproato de sódio; EPA (adj); fluoxetina; quetamina (IV ou sublingual, adj); NAC (adj); pramipexol (adj); T3/T4 (adj); tranilcipromina; ziprasidona
Não recomendado	Paroxetina

Adj: adjuvante; ECT: eletroconvulsoterapia; EPA: ácido eicosapentaenoico; IV: intravenoso; NAC: N-acetilcisteína.
Fonte: Adaptada de Yatham e colaboradores.[11]

mo neuroprogressão vem sendo utilizado para definir uma reorganização patológica do sistema nervoso central ao longo do curso da doença, que pode ser verificada por alterações inflamatórias, oxidativas e neurotróficas.[33] Essas alterações no substrato neuronal são mediadas por episódios repetidos de alterações do humor que, consequentemente, aumentam a vulnerabilidade ao estresse. Por sua vez, essa vulnerabilidade e as alterações neuroquímicas aumentam o risco para novos episódios, e esse processo acelera o curso da doença, causando maior prejuízo no funcionamento global e pior desempenho cognitivo em pacientes com TB.[33] Diferentes modelos de estadiamento têm sido propostos na tentativa de estratificar a neuroprogressão no curso do TB, identificando marcadores de cada estágio. Tal estadiamento auxilia no planejamento e no prognóstico do tratamento, bem como ressalta a importância da procura por intervenção precoce.[49]

Técnicas de análises de *big data* (termo amplo usado para descrever volumes imensos de dados e de medidas complexas), como o *machine learning*, podem fornecer aos médicos e pesquisadores importantes *insights* em áreas como diagnóstico, tratamento personalizado e orientação de prognóstico no TB.

Considerando a interação significativa entre disfunção imunológica e TB, o sistema imune apresenta-se como um alvo potencial no tratamento. Os agentes anti-inflamatórios podem ter efeitos modificadores da doença, visando aos processos etiológicos subjacentes, em vez de apenas tratar em âmbito sintomático. Assim, medicamentos como a N-acetilcisteína, os anti-inflamatórios, o ômega 3, os inibidores de TNF-alfa e a minociclina estão sendo estudados.[28]

REFERÊNCIAS

1. American Psychiatric Association. Manual diagnóstico e estatístico de transtornos mentais: DSM-5. 5. ed. Porto Alegre: Artmed; 2014.
2. Oldis M, Murray G, Macneil CA, Hasty MK, Daglas R, Berk M, et al. Trajectory and predictors of quality of life in first episode psychotic mania. J Affect Disord. 2016;195:148-55.
3. Van Rheenen TE, Rossell SL. Objective and subjective psychosocial functioning in bipolar disorder: an investigation of the relative importance of neurocognition, social cognition and emotion regulation. J Affect Disord. 2014;162:134-41.
4. Judd LL, Schettler PJ, Akiskal HS, Maser J, Coryell W, Solomon D, et al. Long-term symptomatic status of bipolar I vs. bipolar II disorders. Int J Neuropsychopharmacol. 2003;6(2):127-37.
5. Merikangas KR, Jin R, He JP, Kessler RC, Lee S, Sampson NA, et al. Prevalence and correlates of bipolar spectrum disorder in the world mental health survey initiative. Arch Gen Psychiatry. 2011;68(3):241-51.
6. Ferrari AJ, Stockings E, Khoo JP, Erskine HE, Degenhardt L, Vos T, et al. The prevalence and bur-

den of bipolar disorder: findings from the Global Burden of Disease Study 2013. Bipolar Disord. 2016;18(5):440-50.
7. Joslyn C, Hawes DJ, Hunt C, Mitchell PB. Is age of onset associated with severity, prognosis, and clinical features in bipolar disorder? A meta-analytic review. Bipolar Disord. 2016;18(5):389-403.
8. Crump C, Sundquist K, Winkleby MA, Sundquist J. Comorbidities and mortality in bipolar disorder: a Swedish national cohort study. JAMA Psychiatry. 2013;70(9):931-9.
9. Schaffer A, Isometsä ET, Tondo L, Moreno DH, Sinyor M, Kessing LV, et al. Epidemiology, neurobiology and pharmacological interventions related to suicide deaths and suicide attempts in bipolar disorder: Part I of a report of the International Society for Bipolar Disorders Task Force on Suicide in Bipolar Disorder. Aust N Z J Psychiatry. 2015;49(9):785-802.
10. Webb RT, Lichtenstein P, Larsson H, Geddes JR, Fazel S. Suicide, hospital-presenting suicide attempts, and criminality in bipolar disorder: examination of risk for multiple adverse outcomes. J Clin Psychiatry. 2014;75(8):e809-16.
11. Yatham LN, Kennedy SH, Parikh SV, Schaffer A, Bond DJ, Frey BN, et al. Canadian Network for Mood and Anxiety Treatments (CANMAT) and International Society for Bipolar Disorders (ISBD) 2018 guidelines for the management of patients with bipolar disorder. Bipolar Disord. 2018;20(2):97-170.
12. Altamura AC, Buoli M, Caldiroli A, Caron L, Melter CC, Dobrea C, et al. Misdiagnosis, duration of untreated illness (DUI) and outcome in bipolar patients with psychotic symptoms: a naturalistic study. J Affect Disord. 2015;182:70-5.
13. Song J, Bergen SE, Kuja-Halkola R, Larsson H, Landén M, Lichtenstein P. Bipolar disorder and its relation to major psychiatric disorders: a family-based study in the Swedish population. Bipolar Disord. 2015;17(2):184-93.
14. Craddock N, Sklar P. Genetics of bipolar disorder. Lancet. 2013;381(9878):1654-62.
15. Jansen K, Cardoso TA, Fries GR, Branco JC, Silva RA, Kauer-Sant'Anna M, et al. Childhood trauma, family history, and their association with mood disorders in early adulthood. Acta Psychiatr Scand. 2016;134(4):281-6.
16. Bortolato B, Köhler CA, Evangelou E, León-Caballero J, Solmi M, Stubbs B, et al. Systematic assessment of environmental risk factors for bipolar disorder: an umbrella review of systematic reviews and meta-analyses. Bipolar Disord. 2017;19(2):84-96.
17. Lichtenstein P, Yip B, Björk C, Pawitan Y, Cannon TD, Sullivan PF, et al. Common genetic influences for schizophrenia and bipolar disorder: a population-based study of 2 million nuclear families. Lancet. 2009;373(9659).
18. Ikeda M, Saito T, Kondo K, Iwata N. Genome-wide association studies of bipolar disorder: a systematic review of recent findings and their clinical implications. Psychiatry Clin Neurosci. 2018;72(2):52-63.
19. Nurnberger JI Jr, Koller DL, Jung J, Edenberg HJ, Foroud T, Guella I, et al. Identification of pathways for bipolar disorder: a meta-analysis. JAMA Psychiatry. 2014;71(6):657-64.
20. Sigitova E, Fišar Z, Hroudová J, Cikánková T, Raboch J. Biological hypotheses and biomarkers of bipolar disorder. Psychiatry Clin Neurosci. 2017;71(2):77-103.
21. Van Enkhuizen J, Janowsky DS, Olivier B, Minassian A, Perry W, Young JW, et al. The catecholaminergic-cholinergic balance hypothesis of bipolar disorder revisited. Eur J Pharmacol. 2015;753:114-26.
22. Jun C, Choi Y, Lim SM, Bae S, Hong YS, Kim JE, et al. Disturbance of the glutamatergic system in mood disorders. Exp Neurobiol. 2014;23(1):28-35.
23. Murri MB, Prestia D, Mondelli V, Pariante C, Patti S, Olivieri B, et al. The HPA axis in bipolar disorder: systematic review and meta-analysis. Psychoneuroendocrinology. 2016;63:327-42.
24. Fernandes BS, Molendijk ML, Köhler CA, Soares JC, Leite CMGS, Machado-Vieira R, et al. Peripheral brain-derived neurotrophic factor (BDNF) as a biomarker in bipolar disorder: a meta-analysis of 52 studies. BMC Med. 2015;13(1):289.
25. Scola G, Andreazza AC. The role of neurotrophins in bipolar disorder. Prog Neuropsychopharmacol Biol Psychiatry. 2015;56:122-8.
26. Brown NC, Andreazza AC, Young LT. An updated meta-analysis of oxidative stress markers in bipolar disorder. Psychiatry Res. 2014;218(1-2):61-8.
27. Clay HB, Sillivan S, Konradi C. Mitochondrial dysfunction and pathology in bipolar disorder and schizophrenia. Int J Dev Neurosci. 2011;29(3):311-24.
28. Rosenblat JD, McIntyre RS. Bipolar disorder and immune dysfunction: epidemiological findings, proposed pathophysiology and clinical implications. Brain Sci. 2017;7(11):3-5.
29. Modabbernia A, Taslimi S, Brietzke E, Ashrafi M. Cytokine alterations in bipolar disorder: a meta-analysis of 30 studies. Biol Psychiatry. 2013;74(1):15-25.
30. Dargél AA, Godin O, Kapczinski F, Kupfer DJ, Leboyer M. C-reactive protein alterations in bipolar disorder: a meta-analysis. J Clin Psychiatry. 2015;76(2):142-50.
31. Bora E, Fornito A, Yücel M, Pantelis C. Voxelwise meta-analysis of gray matter abnor-

malities in bipolar disorder. Biol Psychiatry. 2010;67(11):1097-105.
32. Hibar DP, Westlye LT, Doan NT, Jahanshad N, Cheung JW, Ching CRK, et al. Cortical abnormalities in bipolar disorder: an MRI analysis of 6503 individuals from the ENIGMA Bipolar Disorder Working Group. Mol Psychiatry. 2018;23(4):932-42.
33. Passos IC, Mwangi B, Vieta E, Berk M, Kapczinski F. Areas of controversy in neuroprogression in bipolar disorder. Acta Psychiatr Scand. 2016;134(2):91-103.
34. Gildengers AG, Chung KH, Huang SH, Begley A, Aizenstein HJ, Tsai SY. Neuroprogressive effects of lifetime illness duration in older adults with bipolar disorder. Bipolar Disord. 2014;16(6):617-23.
35. Abé C, Ekman C-J, Sellgren C, Petrovic P, Ingvar M, Landén M. Manic episodes are related to changes in frontal cortex: a longitudinal neuroimaging study of bipolar disorder 1. Brain. 2015;138(11):3440-8.
36. Ng F, Mammen OK, Wilting I, Sachs GS, Ferrier IN, Cassidy F, et al. The International Society for Bipolar Disorders (ISBD) consensus guidelines for the safety monitoring of bipolar disorder treatments. Bipolar Disord. 2009;11(6):559-95.
37. Grunze H, Vieta E, Goodwin GM, Bowden C, Licht RW, Mller HJ, et al. The World Federation of Societies of Biological Psychiatry (WFSBP) guidelines for the biological treatment of bipolar disorders: update 2010 on the treatment of acute bipolar depression. World J Biol Psychiatry. 2010;11(2):81-109.
38. Datto C, Pottorf WJ, Feeley L, LaPorte S, Liss C. Bipolar II compared with bipolar I disorder: baseline characteristics and treatment response to quetiapine in a pooled analysis of five placebo-controlled clinical trials of acute bipolar depression. Ann Gen Psychiatry. 2016;15(1):1-12.
39. Geddes JR, Calabrese JR, Goodwin GM. Lamotrigine for treatment of bipolar depression: independent meta-analysis and meta-regression of individual patient data from five randomised trials. Br J Psychiatry. 2009;194(1):4-9.
40. Ostacher M, Ng-Mak D, Patel P, Ntais D, Schlueter M, Loebel A. Lurasidone compared to other atypical antipsychotic monotherapies for bipolar depression: a systematic review and network meta-analysis. World J Biol Psychiatry. 2017;1-11.
41. Loebel A, Cucchiaro J, Silva R, Kroger H, Sarma K, Xu J, et al. Lurasidone as adjunctive therapy with lithium or valproate for the treatment of bipolar I depression: a randomized, double-blind, placebo-controlled study. Am J Psychiatry. 2014;171(2):169-77.
42. Selle V, Schalkwijk S, Vázquez GH, Baldessarini RJ. Treatments for acute bipolar depression: Meta-analyses of placebo-controlled, monotherapy trials of anticonvulsants, lithium and antipsychotics. Pharmacopsychiatry. 2014;47(2):43-52.
43. McGirr A, Vöhringer PA, Ghaemi SN, Lam RW, Yatham LN. Safety and efficacy of adjunctive second-generation antidepressant therapy with a mood stabiliser or an atypical antipsychotic in acute bipolar depression: a systematic review and meta-analysis of randomised placebo-controlled trials. Lancet Psychiatry. 2016;3(12):1138-46.
44. Schoeyen HK, Kessler U, Andreassen OA, Auestad BH, Bergsholm P, Malt UF, et al. Treatment-resistant bipolar depression: a randomized controlled trial of electroconvulsive therapy versus algorithm-based pharmacological treatment. Am J Psychiatry. 2015;172(1):41-51.
45. Durgam S, Earley W, Lipschitz A, Guo H, Laszlovszky I, Németh G, et al. An 8-week randomized, double-blind, placebo-controlled evaluation of the safety and efficacy of cariprazine in patients with bipolar I depression. Am J Psychiatry. 2016;173(3):271-81.
46. Suppes T, Marangell LB, Bernstein IH, Kelly DI, Fischer EG, Zboyan HA, et al. A single blind comparison of lithium and lamotrigine for the treatment of bipolar II depression. J Affect Disord. 2008;111(2-3):334-43.
47. Altshuler LL, Sugar CA, McElroy SL, Calimlim B, Gitlin M, Keck PE, et al. Switch rates during acute treatment for bipolar ii depression with lithium, sertraline, or the two combined: a randomized double-blind comparison. Am J Psychiatry. 2017;174(3):266-76.
48. Amsterdam JD, Lorenzo-Luaces L, Soeller I, Li SQ, Mao JJ, DeRubeis RJ. Safety and effectiveness of continuation antidepressant versus mood stabilizer monotherapy for relapse-prevention of bipolar II depression: a randomized, double-blind, parallel-group, prospective study. J Affect Disord. 2015;185:31-7.
49. Kapczinski F, Dias VV, Kauer-Sant'Anna M, Frey BN, Grassi-Oliveira R, Colom F, et al. Clinical implications of a staging model for bipolar disorders. Expert Rev Neurother. 2009;9(7):957-66.

17

Depressão gestacional e pós-parto

Joel Rennó Júnior
Renan Rocha

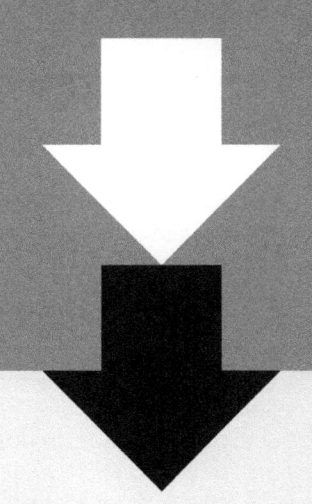

DEPRESSÃO GESTACIONAL

De acordo com a Federação Brasileira das Associações de Ginecologia e Obstetrícia (Febrasgo), a gestante com depressão apresenta uma gravidez de alto risco. De fato, a depressão durante a gestação é um fator de risco independente para a suicidalidade, que é uma das causas mais comuns de mortalidade materna. A grávida com depressão apresenta maior risco de pré-eclâmpsia, diabetes melito gestacional, tabagismo, uso de álcool, depressão pós-parto, abortamento autoinduzido, habilidades de enfrentamento mal-adaptativas (p. ex., redução na busca por cuidados e na capacidade de reavaliação positiva), alterações cerebrais e comportamentais na prole, crescimento intrauterino restrito, prematuridade e bebês com baixo peso ao nascer.[1]

No Brasil, pesquisas com métodos e participantes heterogêneos constataram prevalências entre 12,9 e 37,9% para a depressão na gestação, e um estudo de melhor desenho apresentou prevalência de 14,2%. Entre os fatores de risco para depressão na gravidez, destaca-se o episódio depressivo prévio, que pode elevar o risco em 10 vezes. Aproximadamente 50% das gestações brasileiras são não planejadas e demonstram forte associação com depressão, essas gestações não planejadas consideradas fator de risco independente. Outros fatores de risco relevantes incluem ausência de suporte social, ser mãe solteira, violência doméstica e níveis econômico e educacional baixos.[2]

Etiologia e fisiopatologia da depressão gestacional

Estudos genéticos e de família indicam que um subgrupo de mulheres apresenta maior risco para a depressão na gravidez. Os mecanismos exatos dessa condição ainda são pouco conhecidos, mas parecem estar vinculados às oscilações intensas dos hormônios sexuais e suas implicações nas monoaminas. Os hormônios esteroides femininos, estrogênio e progesterona, além de suas funções reprodutivas, possuem potentes efeitos neurorreguladores em diversas funções mentais, incluindo o humor. Principalmente no segundo e terceiro trimestres de gestação, acontecem mudanças endócrinas marcantes, com grande elevação nos níveis de estrogênio e progesterona. Em mulheres suscetíveis a tais oscilações, essas alterações hormonais significativas compõem a etiopatogênese da depressão na gravidez.[3]

Outros fatores etiológicos gestacionais sugeridos pelos estudos incluem desregulação hormonal da tireoide, níveis reduzidos de melatonina e alterações de cortisol e de fatores imunológicos. A relevância dos mecanismos inflamatórios na etiopatologia da depressão perinatal também é cada vez mais reconhecida. Sintomas depressivos estão relacionados à elevação da expressão de certas citocinas pró-inflamatórias, tais como a interleucina 6 (IL-6), que ativa uma enzima metabolizadora de triptofano, reduzindo a disponibilidade de serotonina na sinapse e, concomitantemente, produzindo substâncias neurotóxicas. De fato, alguns estudos identificam a associação dos níveis de IL-6 com a depressão pré-natal.[4]

Diagnóstico da depressão gestacional

Com frequência, sintomas e sinais francamente depressivos durante a gestação não são percebidos de modo adequado pelas próprias gestantes e por seus familiares, em função da expectativa de que a gravidez seja um período de bem-estar mental e, portanto, protetor de doenças psiquiátricas. Assim, muitas gestantes sentem-se constrangidas por não estarem bem psiquicamente, o que pode as afastar ainda mais da busca por ajuda médica. Nesse contexto cultural, ocorre o estigma aos pacientes, médicos e tratamentos envolvidos, a psicofobia perinatal.[5]

Um estudo realizado em hospital-maternidade da cidade de São Paulo constatou que cerca de 79% das mulheres que apresentavam depressão moderada a grave não foram diagnosticadas ao longo da rotina obstétrica pré-natal. Em outra pesquisa desenvolvida na capital paulista, gestantes de alto risco acompanhadas em programa pré-natal de hospital público universitário foram investigadas a respeito da presença de depressão moderada e grave. Constatou-se que 9% das mulheres participantes apresentavam a doença, porém nenhuma delas encontrava-se sob tratamento com medicamentos para a depressão. De acordo com os pesquisadores, a carência terapêutica indica a provável ausência do diagnóstico. Estudos com desenhos semelhantes demonstraram resultados similares, e, por conseguinte, seus autores sugerem a pertinência do rastreamento de rotina para a depressão na gravidez, preferencialmente por meio do uso de instrumento padronizado.[6]

As seguintes instituições formalmente recomendam o estabelecimento do rastreamento rotineiro da depressão na gestação: a American College of Obstetricians and Gynecologists, a Royal College of Obstetricians and Gynaecologists, a American Medical Association, o National Institute for Health and Care Excellence, a American Pediatrics Association e a American Academy of Family Physicians. Entretanto, existem alguns obstáculos para essa conduta, tais como a carência de tempo, a psicofobia perinatal e o treinamento insuficiente ou inadequado na pós-graduação.[7]

As diretrizes citadas a respeito da prevenção secundária da depressão recomendam que os médicos sejam ativos perante as gestantes e realizem o rastreamento por meio de instrumento padronizado e validado. Na gravidez, a Escala de Depressão Pós-parto de Edimburgo (Edinburgh Postnatal Depression Scale [EPDS]) é o instrumento de rastreamento mais recomendado e utilizado. A EPDS foi traduzida, adaptada e validada para a população brasileira. Sua aplicação é relativamente rápida e simples. É de domínio público, portanto gratuita, e pode ser reproduzida desde que sua referência original seja citada em cada cópia.[8]

A depressão na gestação pode ser subestimada em função da sobreposição de determinadas manifestações depressivas com certas queixas típicas da gravidez, tais como fadiga e distúrbios do sono, da alimentação ou sexuais. Portanto, o médico deve estar particularmente atento a outros sintomas e sinais depressivos importantes, como anedonia e isolamento social.[9]

Tratamento da depressão gestacional

Durante a gestação, a terapia cognitivo-comportamental (TCC) e a psicoterapia interpessoal (TIP) apresentam resultados predominantemente favoráveis em estudos de eficácia e efetividade para depressão. São tratamentos indicados geralmente como monoterapia em quadros de intensidade leve a moderada ou em associação com medicamentos em quadros de intensidade moderada a grave.[10]

Na análise de determinado medicamento psiquiátrico como um possível tratamento para a gestante que apresenta depressão, é fundamental avaliar em conjunto com a mulher a relevância dos benefícios terapêuticos atuais ou prováveis, em curto e em longo prazos, principalmente quando as demais opções terapêuticas são insatisfatórias ou estão indisponíveis. Nesse processo de tomada de decisão, as respostas individuais a tratamentos específicos e a intensidade das manifestações clínicas prévias e atuais são critérios importantes. Também, deve-se considerar que episódios depressivos não tratados estão associados a maior risco de intercorrências obstétricas, puerperais e neonatais significativas, com implicações negativas no desenvolvimento da criança e nas relações familiares.[11]

Evitar o uso racional de medicamento psiquiátrico durante a gestação devido à intenção de garantir uma gravidez livre de riscos é uma estratégia clínica frágil e contestável, pois, infelizmente, até 5,5% dos neonatos podem demonstrar malformação congênita maior, cuja etiologia é predominantemente idiopática ou cromossômica. É necessário considerar também os riscos associados à própria depressão gestacional para o profissional ponderar que, embora haja riscos em qualquer decisão, as evidências científicas permitem que as condutas mais adequadas possam ser identificadas.[12]

Entre os achados positivos de estudos primários e metanálises que investigaram os possíveis riscos do uso de antidepressivos durante a gravidez, destacam-se as seguintes associações:[13]

1. Paroxetina e malformações cardiovasculares – principalmente defeitos septais –, com magnitude de medidas de associação que oscilaram predominantemente entre 1,5 e 2,5.
2. Inibidores seletivos da recaptação de serotonina (ISRSs) e hipertensão pulmonar persistente do neonato, esta estimada em 0,20 a 0,60% das grávidas expostas a antidepressivos, com magnitude de medidas de associação em torno de 1,28.
3. ISRSs e antidepressivos tricíclicos (ADTs) e sinais heterogêneos de má adaptação neonatal aguda, uma síndrome associada a 15 a 30% das grávidas expostas a antidepressivos, habitualmente com duração limitada e sem sequelas para o neonato.
4. Sertralina e atresia anal, com magnitude de medidas de associação que oscilaram entre 2,5 e 4,8.

Tais achados positivos podem ser considerados contraditórios, pois não estiveram presentes em outras pesquisas primárias e metanálises. Ressalte-se que as características das amostras e dos métodos dos estudos citados e as magnitudes dos efeitos estimados não permitem inferências definitivas a respeito dessas associações. As conclusões sobre a segurança reprodutiva de uma substância devem previamente considerar também os critérios de teratogenicidade humana de Sheperd e Brent.[14]

Os resultados de estudos de associação perinatais que envolvem antidepressivos devem ser recebidos com particular cautela, principalmente em função de vieses de pesquisa recorrentes, nos quais predominam elementos confusionais, tais como a severidade da depressão e outros fatores de risco relacionados e subestimados com frequência. Para melhor compreensão das possíveis implicações médicas, deve-se avaliar os prováveis riscos também a partir dos números absolutos dos sujeitos pesquisados e dos critérios diagnósticos empregados para a investigação da severidade clínica dos desfechos.[15]

Portanto, a qualidade do conhecimento profissional do médico sobre a segurança de medicamentos em relação à reprodução humana demanda, necessariamente, dedicação constante à atualização e à capacidade de interpretar estatística e clinicamente as informações da literatura. A percepção de risco e os possíveis vieses cognitivos relacionados são fenômenos humanos complexos, e o psiquiatra deve estar atento a essas influências na produção das pesquisas médicas, na comunicação de seus dados e na prática do processo de tomada de decisão.[16]

Em 2008, a agência governamental Food and Drug Administration (FDA) manifestou oficialmente uma autocrítica contundente a respeito das próprias categorias farmacológicas sobre a segurança reprodutiva dos medicamentos. No ano de 2009, a American College of Obstetricians and Gynecologists e a American Psychiatric Association produziram um documento conjunto intitulado *Managing Depression in Pregnancy*. Esse trabalho histórico tentou atenuar os danos causados pela confiança excessiva e simplista na classificação da FDA. Nesse contexto da interface obstetrícia-psiquiatria, o *Manual de gestação de alto risco*, da Febrasgo, publicado em 2011, pondera que suas recomendações terapêuticas para a depressão na gestação "[...] não substituem a participação do especialista em saúde mental que, à medida do possível, deve participar da tomada de decisões".[17] Com efeito, nesses casos, a referência ao psiquiatra tem sido conduta sugerida com ênfase, baseada em evidências de melhores desfechos em pacientes de serviços de obstetrícia e ginecologia.[17]

Em 2014, a FDA estabeleceu uma nova regulamentação. Em síntese, as categorias A, B, C, D e X estarão ausentes de todas as bulas a partir de junho de 2018, e somente os medicamentos aprovados depois de junho de 2001 podem trazer em suas bulas as informações sobre a segurança do uso na gravidez e na lactação, que são transmitidas por meio de um conteúdo científico narrativo apresentado sob nova estrutura. No Brasil, a Agência Nacional de Vigilância Sanitária (Anvisa) tem utilizado a classificação da FDA como referência. Porém, após anos de estudos, a própria FDA concluiu que as suas categorias de risco perinatal são inadequadas e estão desatualizadas. Consequentemente, é possível que as novas normas em implementação nos Estados Unidos tenham impacto no conteúdo das bulas brasileiras ao longo dos próximos anos, e suas implicações seriam significativas na prática clínica dos médicos que trabalham com a segurança reprodutiva das substâncias terapêuticas.[18]

De modo marcante durante a gravidez, há grande e diversa oscilação na atividade das enzimas hepáticas metabolizadoras do citocromo P450 (CYP450). Assim, alterações farmacocinéticas específicas podem causar grande impacto terapêutico para a gestante e também para a puérpera em uso de antidepressivo, em função de oscilações frequentes e significativas nos níveis séricos. Portanto, o médico deve estar vigilante para a necessidade de aperfeiçoamento de sua conduta diante das particularidades farmacocinéticas perinatais de determinado agente antidepressivo.[19]

Assim sendo, é equivocado concluir que existe um antidepressivo em particular que possa ser considerado a melhor opção para todas as gestantes com depressão, bem como não há um antidepressivo que seja absolutamente contraindicado na gravidez. Recomenda-se que as seguintes condutas sejam consideradas no processo de manutenção ou seleção de antidepressivos na gestação:

1. Investigar minuciosamente a história médica das respostas terapêuticas específicas.
2. Se possível, evitar testes terapêuticos, substituições ou associações medicamentosas.
3. Buscar e manter a dosagem mínima efetiva e estar atento para a necessidade de reduzir ou aumentar a dosagem em intensidade compatível com as peculiaridades farmacocinéticas de antidepressivo específico.
4. Considerando-se que a depressão na gravidez é o principal fator de risco para a depressão pós-parto, a redução de dose ou suspensão de antidepressivo próximo ao parto é uma opção que deve ser bem analisada.

Considerações finais sobre a depressão gestacional

Deve haver diálogo e esclarecimentos médicos prévios à concepção para a mulher na menacma que apresenta ou apresentou manifestações psiquiátricas depressivas ou que está em uso de medicamentos psiquiátricos. A conduta ideal é a realização de um planejamento terapêutico pré-concepcional que envolva obstetra e psiquiatra, em colaboração mútua. Assim, recomenda-se sempre uma conduta individualizada proveniente da análise minuciosa das particularidades de cada caso e do discernimento rigoroso das melhores evidências disponíveis. Portanto, o exame crítico de cada estudo primário à luz do conhecimento em epidemiologia clínica perinatal é um trabalho insubstituível.

DEPRESSÃO PÓS-PARTO

A depressão pós-parto é uma entidade clínica heterogênea, que geralmente se refere a um episódio depressivo maior ou de intensidade grave a moderada, presente nos primeiros meses após o nascimento. De fato, a maior vulnerabilidade da mulher a sintomas e sinais depressivos persiste no mínimo por seis meses depois do parto. No Brasil, amostras de base populacional e populações de unidades hospitalares terciárias demonstraram prevalência aproximada de 20% para depressão pós-parto, semelhante a uma metanálise recente que identificou prevalência de 20% para estudos que empregaram a EPDS. O único estudo brasileiro que investigou a prevalência de depressão pós-parto por meio de entrevista diagnóstica semiestruturada constatou prevalência de 7,2%.[20]

Entre os principais fatores de risco para a depressão pós-parto, destaca-se a depressão na gravidez. De fato, 60% das mulheres com depressão pós-parto já apresentavam a doença na gestação. Outros fatores significativamente associados são cesariana de emergência, estresse constante no cuidado filial, manifestações psiquiátricas pré-natais de ansiedade e suporte social inadequado. Em mulheres com história de depressão pós-parto, há 25% de risco de recorrência na gestação subsequente.[21]

A depressão pós-parto está relacionada a maior risco de descontinuação da amamentação, conflitos familiares e negligência em relação às necessidades físicas e psíquicas da criança. A depressão pós-parto pode influenciar negativamente o relacionamento entre mãe e filho, uma vez que compromete a capacidade da criação de vínculos saudáveis estáveis. Também ocorrem danos ao desenvolvimento psicomotor e da linguagem, possivelmente gerando prejuízos cognitivos e sociais relevantes. A depressão pós-parto pode dificultar que a mulher interprete adequadamente os comportamentos da criança, o que favorece que esta, ao longo do tempo, apresente respostas mal-adaptativas, tornando-se isolada ou inquieta ou manifestando transtornos alimentares ou distúrbios do sono. Essa escalada de eventos exacerba os sofrimentos tanto da mãe quanto da criança. Consequentemente, observam-se reduções na frequência, duração e qualidade da amamentação. Algumas mães passam a temer, evitar ou suspender o ato de amamentar, aumentando os riscos ao desenvolvimento físico e psíquico da criança. Com efeito, adolescentes e adultos cujas mães apresentaram depressão pós-parto demonstram maior risco para doenças psiquiátricas.[22]

Etiologia e fisiopatologia da depressão pós-parto

Além da vulnerabilidade genética, os sinais envolvidos na etiologia da depressão pós-parto incluem redução dos níveis de hormônios reprodutivos, alterações tireoidianas, disfunções no eixo hipotálamo-hipófise-suprarrenal e anormalidades de colesterol e ácidos graxos. As oscilações perinatais de estradiol, corticosterona, hormônio liberador de corticotrofina (CRH) e oxitocina ocorrem em roedores e humanos, embora sob perfis e períodos diferentes. As taxas de progesterona são aproximadamente 20 vezes maiores durante a gestação, e o incremento de estradiol é ainda maior (200 a 300 vezes). Ambos apresentam redução abrupta concomitantemente à expulsão da placenta, levando à hipótese de que um "estado de retirada de estradiol" durante as primeiras semanas após o parto contribui para o desenvolvimento de depressão pós-parto.[23]

Há uma base genética particular para episódios psiquiátricos que começam dentro de quatro semanas após o parto. Fatores genéticos explicam 38% da variância da depressão pós-parto, conforme estudo com gêmeos. Regiões dos cromossomos 1 e 9 e um gene em particular, o HMCN1, foram vinculados à depressão pós-parto, porém os achados necessitam ser replicados em amostras maiores. O HMCN1 é altamente expresso no hipocampo e, em estudo animal, apresentou alteração relacionada à diminuição abrupta de estrogênio após o parto. De fato, algumas mulheres com depressão pós-parto apresentam uma alta sensibilidade à sinalização de estrogênio. Ainda, o polimorfismo da região promotora do gene transportador de serotonina pode desempenhar papel na suscetibilidade à depressão pós-parto no período de pós-parto imediato.[24]

Diagnóstico da depressão pós-parto

Atualmente, o rastreamento da depressão pós-parto por meio de instrumento validado é recomendado pela American College of Obstetricians and Gynecologists, pela Royal College of Obstetricians and Gynaecologists, pela American Medical Association, pelo National Institute for Health and Care Excellence, pela American Pediatrics Association e pela American Academy of Family Physicians. O rastreamento da depressão pós-parto é uma intervenção economicamente viável, cujos benefícios são maiores que os custos. Nesse sentido, a EPDS é o instrumento de rastreamento mais recomendado e mais empregado em ambientes clínicos e de pesquisa.

A EPDS é utilizada para triagem, portanto não define o diagnóstico nem a gravidade da doença. Ela foi desenvolvida sobretudo para evitar o diagnóstico excessivo de depressão pós-parto, pois fadiga, alterações alimentares e distúrbios do sono são relativamente mais comuns no pós-parto. No entanto, esses sintomas também são sugestivos de depressão pós-parto. Por isso, a EPDS contempla sobretudo sintomas cognitivos e afetivos. No Brasil, de acordo com duas das principais pesquisas, o melhor ponto de corte para rastreamento foi o escore igual ou superior a 10.[25]

Deve-se conceder atenção especial à história pessoal ou familiar de depressão, psicose ou transtorno bipolar, sobretudo se estiver associada ao período perinatal. A alta suspeição é pertinente, e o médico deve estar muito atento para sintomas e sinais de mania ou hipomania, pois o puerpério é fase de altíssimo risco para transtorno bipolar. O diagnóstico incorreto de depressão em uma gestante com transtorno bipolar pode levar a um tratamento inefetivo, induzir um episódio maníaco psicótico e aumentar o risco de suicídio.[26]

Para uma mulher com transtorno depressivo, o pós-parto é o momento da vida com maior risco de surgimento do transtorno bipolar. De fato, entre as mães no pós-natal com pontuação da EPDS igual ou superior a 10, cerca de 20% têm alto risco para doença bipolar. O diagnóstico diferencial entre esse transtorno e a depressão pós-parto pode ser particularmente desafiador, pois há certo desconhecimento entre médicos e pacientes de que a depressão pós-parto pode ser uma manifestação de transtorno bipolar. Também, não há recomendações formais para o rastreamento de manifestações maníacas ou hipomaníacas. Ainda, a avaliação de tais manifestações requer anamnese especializada para o diagnóstico diferencial. Assim, de modo equivocado, o transtorno bipolar no pós-parto tem sido diagnosticado como transtorno depressivo. Ademais, recomenda-se para a depressão pós-parto a avaliação laboratorial da função tireoidiana e a investigação de deficiências de micronutrientes (p. ex., vitaminas D e B12) e anemia.[27]

Em caso de diagnóstico psiquiátrico suspeito e confirmado, a paciente deve ser informada e esclarecida sobre todas as opções de tratamento pertinentes ao pós-parto. A seleção terapêutica depende do histórico médico psiquiátrico, da singularidade do conjunto de sintomas e sinais específicos que a paciente apresenta, da gravidade de cada uma das manifestações e de seu impacto funcional, das preferências pessoais da mulher diante das diversas opções de tratamento e do acesso da paciente a tais opções. O êxito terapêutico no pós-parto pode reduzir os riscos de desfechos adversos associados aos quadros psiquiátricos nesse período.[28,29]

Tratamento da depressão pós-parto

As evidências dos benefícios da amamentação para a criança incluem associação a maior quociente de inteligência (QI) e menor risco de obesidade e diabetes melito. Entretanto, a decisão de amamentar também requer uma análise cuidadosa da gravidade da instabilidade do humor e do possível comprometimento do juízo crítico da mãe. Ainda, a amamentação pode causar privação de sono na mãe, o qual representa um fator de risco importante para precipitar ou exacerbar quadros psiquiátricos graves. Portanto, a amamentação e suas rotinas devem ser ponderadas e conduzidas do modo adequado diante do caso de uma mãe com manifestações psiquiátricas. Assim, em conjunto com a paciente e os familiares, podem ser consideradas determinadas medidas destinadas a minimizar a interrupção do sono, incluindo auxílio nos cuidados da criança, sobretudo nos períodos noturnos.[29]

Durante o pós-natal, a TCC e a TIP apresentam resultados predominantemente favoráveis em estudos de eficácia e efetividade para depressão. São tratamentos geralmente indicados como monoterapia em quadros de intensidade leve a moderada ou em associação a medicamentos em quadros de intensidade moderada a grave.[7]

A respeito dos antidepressivos, uma revisão sistemática do Grupo Cochrane identificou três estudos randomizados controlados por placebo que avaliaram a eficácia desses medicamentos na depressão pós-parto. Os índices de resposta terapêutica (52,2 vs. 36,5%; razão de risco agrupado, 1,43; 95% intervalo de confiança [IC], 1,03 a 2,03) e de remissão (46,0 vs. 25,7%; razão de risco agrupado, 1,79; 95% IC, 1,08 a 2,98) foram mais altos no grupo de mulheres que usou antidepressivo.[30]

A maioria dos estudos a respeito da segurança dos antidepressivos durante a lactação inclui relatos de casos e séries de casos. Raras são as pesquisas que incluem um grupo-controle. As reações adversas agudas – quando ocorrem – são reversíveis, e o lactente apresenta geralmente episódio de irritabilidade, inquietude ou distúrbio do sono. Os estudos em neonatos são frequentemente complicados pela exposição pré-natal ao medicamento, o que pode aumentar o risco de efeitos adversos precoces. Poucas pesquisas investigaram a influência dos fatores confusionais associados à depressão, como o tabagismo e o uso de álcool ou outras substâncias pela mãe. Os dados sobre o desenvolvimento em longo prazo da criança cuja mãe tenha utilizado antidepressivo na lactação ainda não permitem conclusões a respeito desse aspecto de segurança reprodutiva.[31]

De modo geral, a exposição a antidepressivos (incluindo-se os ATCs) maternos em lactentes é cinco vezes menor em comparação à exposição uterina. A maioria dos ISRSs e dos inibidores da recaptação de serotonina e norepinefrina (IRSNs) são transferidos para o leite em uma dose inferior a 10% da dose infantil relativa (RID), taxa compatível com uma quantidade marcadamente inferior à gestacional e considerada por expertos como referência para um perfil de segurança mais favorável. Embora, em algumas situações, a fluoxetina e o citalopram possam exibir índices relativamente mais elevados de RID, eles têm sido bem tolerados pelos lactentes, demonstrando associação a sinais adversos em 4 a 5% dos casos, nos quais predominam manifestações breves de irritabilidade. Estudo recente constatou que o uso materno de sertralina e paroxetina estava associado a manifestações adversas em 13 e 11% dos lactentes, respectivamente. Os principais sinais foram insônia (88%) e inquietude motora (55%). Portanto, não há antidepressivo materno livre de riscos para a criança durante a lactação.[32-34]

Com o objetivo de reduzir a exposição da criança a medicamentos, ainda não está clara a evidência de benefício devido ao descarte de leite materno em picos séricos estimados de antidepressivos ou em função de amamentação ou retirada de leite imediatamente após a ingestão de antidepressivo.[35]

Apesar da variabilidade entre os antidepressivos em relação à passagem para o leite materno e seus níveis em lactentes, a substituição de medicamento em função da lactação deve ser examinada atentamente, considerando-se também a efetividade do fármaco para determinada paciente durante a gravidez ou antes. Portanto, deve-se revisar especificamente as evidências de segurança reprodutiva na lactação a respeito de determinados antidepressivos aos quais a mãe tenha apresentado resposta terapêutica favorável.[36]

Os níveis séricos em recém-nascidos prematuros ou naqueles com insuficiência hepática e renal podem ser maiores e, portanto, a consulta com o pediatra também deve orientar as decisões nesses casos. Durante o período perinatal, há uma oscilação ampla e diversa nas atividades das enzimas hepáticas metabolizadoras do CYP450. Assim, alterações farmacocinéticas específicas podem causar grande impacto terapêutico para a puérpera em uso de antidepressivo, em função de alterações potenciais e frequentes nos níveis séricos. Assim sendo, o médico deve estar especialmente atento para a necessidade de aperfeiçoar sua conduta diante das particularidades farmacocinéticas perinatais de determinado antidepressivo.[19,37]

Considerações finais sobre a depressão pós-parto

Deve haver diálogo e esclarecimento médico prévio ao período pós-parto para a gestante que apresenta ou apresentou manifestações depressivas ou que está em uso de medicamentos psiquiátricos. A conduta ideal é a realização de um planejamento terapêutico pré-concepcional e pré-natal que envolva obstetra e psiquiatra, em mútua colaboração. Um diagnóstico diferencial essencial a ser realizado é o de transtorno bipolar, pois o pós-parto é o período de maior vulnerabilidade para recorrência de episódios do transtorno bipolar, e o diagnóstico incorreto de depressão pode acarretar um tratamento inefetivo, induzir um episódio maníaco psicótico e aumentar o risco de suicídio.

Não há um antidepressivo único que possa ser considerado a melhor opção para todas as pacientes com depressão pós-parto. Recomenda-se sempre uma conduta individualizada proveniente da análise minuciosa das particularidades de cada caso e do discernimento rigoroso das melhores evidências disponíveis. O exame crítico de cada estudo primário à luz do conhecimento em epidemiologia clínica perinatal é um trabalho insubstituível.

REFERÊNCIAS

1. Field T. Prenatal depression risk factors, developmental effects and interventions: a review. J Pregnancy Child Health. 2017;4(1):301.
2. Couto TC, Cardoso MN, Brancaglion MY, Faria GC, Garcia FD, Nicolato R, et al. Antenatal depression: prevalence and risk factor patterns across the gestational period. J Affect Disord. 2016;192:70-5.
3. Lokuge S, Frey BN, Foster JA, Soares CN, Steiner M. Depression in women: windows of vulnerability and new insights into the link between estrogen and serotonin. J Clin Psychiatry. 2011;72(11):1563-9.
4. Gelman PL, Flores-Ramos M, López-Martínez M, Fuentes CC, Grajeda JP. Hypothalamic-pituitary-adrenal axis function during perinatal depression. Neurosci Bull. 2015;31(3):338-50.

5. Byatt N, Biebel K, Friedman L, Debordes-Jackson G, Ziedonis D, Pbert L. Patient's views on depression care in obstetric settings: how do they compare to the views of perinatal health care professionals? Gen Hosp Psychiatry. 2013;35(6):598-604.
6. Byatt N, Hicks-Courant K, Davidson A, Levesque R, Mick E, Allison J, et al. Depression and anxiety among high-risk obstetric inpatients. Gen Hosp Psychiatry. 2014;36(6):644-9.
7. O'Connor E, Rossom RC, Henninger M, Groom HC, Burda BU. Primary care screening for and treatment of depression in pregnant and postpartum women: evidence report and systematic review for the US Preventive Services Task Force. JAMA. 2016;315(4):388-406.
8. Couto TC, Brancaglion MYM, Cardoso MN, Protzner AB, Garcia FD, Nicolato R, et al. What is the best tool for screening antenatal depression? J Affect Disord. 2015;178:12-7.
9. Kammerer M, Marks MN, Pinard C, Taylor A, von Castelberg B, Künzli H, et al. Symptoms associated with the DSM IV diagnosis of depression in pregnancy and post partum. Arch Womens Ment Health. 2009;12(3):135-41.
10. van Ravesteyn LM, Lambregtse-van den Berg MP, Hoogendijk WJ, Kamperman AM. Interventions to treat mental disorders during pregnancy: a systematic review and multiple treatment meta-analysis. PLoS One. 2017;12(3):e0173397.
11. Gelaye B, Rondon MB, Araya R, Williams MA. Epidemiology of maternal depression, risk factors, and child outcomes in low-income and middle-income countries. Lancet Psychiatry. 2016;3(10):973-82.
12. Kalfoglou AL. Ethical and clinical dilemmas in using psychotropic medications during pregnancy. AMA J Ethics. 2016;18(6):614-23.
13. Angelotta C, Wisner KL. Treating depression during pregnancy: are we asking the right questions? Birth Defects Res. 2017;109(12):879-87.
14. Grimes DA, Schulz KF. False alarms and pseudo-epidemics: the limitations of observational epidemiology. Obstet Gynecol. 2012;120(4):920-7.
15. Palmsten K, Hernández-Díaz S. Can non-randomized studies on the safety of antidepressants during pregnancy convincingly beat confounding, chance, and prior beliefs? Epidemiology. 2012;23(5):686-8.
16. Grzeskowiak LE, Gilbert AL, Morrison JL. Investigating outcomes associated with medication use during pregnancy: a review of methodological challenges and observational study designs. Reprod Toxicol. 2012;33(3):280-9.
17. Hoffman MC, Wisner KL. Psychiatry and obstetrics: an imperative for collaboration. Am J Psychiatry. 2017;174(3):205-7.
18. Food and Drug Administration, HHS. Content and format of labeling for human prescription drug and biological products; requirements for pregnancy and lactation labeling. Final rule. Fed Regist. 2014;79(233):72063-103.
19. Panchaud A, Weisskopf E, Winterfeld U, Baud D, Guidi M, Eap CB, et al. Pharmacokinetic alterations in pregnancy and use of therapeutic drug monitoring. Therapie. 2014;69(3):223-34.
20. Hahn-Holbrook J, Cornwell-Hinrichs T, Anaya I. Economic and health predictors of national postpartum depression prevalence: a systematic review, meta-analysis, and meta-regression of 291 studies from 56 countries. Front Psychiatry. 2018;8:248.
21. Ghaedrahmati M, Kazemi A, Kheirabadi G, Ebrahimi A, Bahrami M. Postpartum depression risk factors: a narrative review. J Educ Health Promot. 2017;6:60.
22. Brummelte S, Galea LA. Postpartum depression: etiology, treatment and consequences for maternal care. Horm Behav. 2016;77:153-66.
23. Schiller CE, Meltzer-Brody S, Rubinow DR. The role of reproductive hormones in postpartum depression. CNS Spectr. 2015;20(1):48-59.
24. Mendoza BC, Saldivia S, Pihán R. Update on the neurobiological aspects of postpartum depression. EC Neurology. 2017:31-8.
25. Stewart DE, Vigod S. Postpartum depression. N Engl J Med. 2016;375(22):2177-86.
26. Wesseloo R, Kamperman AM, Munk-Olsen T, Pop VJ, Kushner SA, Bergink V. Risk of postpartum relapse in bipolar disorder and postpartum psychosis: a systematic review and meta-analysis. Am J Psychiatry. 2016;173(2):117-27.
27. Sharma V, Doobay M, Baczynski C. Bipolar postpartum depression: an update and recommendations. J Affect Disord. 2017;219:105-11.
28. O'Hara MW, Engeldinger J. Treatment of postpartum depression: recommendations for the clinician. Clin Obstet Gynecol. 2018.
29. Anderson EA, Kim DR. Psychiatric consultation to the postpartum mother. Curr Psychiatry Rep. 2015;17(4):561.
30. Molyneaux E, Howard LM, McGeown HR, Karia AM, Trevillion K. Antidepressant treatment for postnatal depression. Cochrane Database Syst Rev. 2014;(9):CD002018.
31. Orsolini L, Bellantuono C. Serotonin reuptake inhibitors and breastfeeding: a systematic review. Hum Psychopharmacol. 2015;30(1):4-20.
32. Bourke CH, Stowe ZN, Owens MJ. Prenatal antidepressant exposure: clinical and preclinical findings. Pharmacol Rev. 2014;66(2):435-65.
33. Uguz F, Arpaci N. Short-term safety of paroxetine and sertraline in breastfed infants: a retrospective cohort study from a university hospital. Breastfeed Med. 2016;11:487-9.

34. Pinheiro E, Bogen DL, Hoxha D, Ciolino JD, Wisner KL. Sertraline and breastfeeding: review and meta-analysis. Arch Womens Ment Health. 2015;18(2):139-46.
35. Weisskopf E, Fischer CJ, Graz MB, Harari MM, Tolsa JF, Claris O, et al. Risk-benefit balance assessment of SSRI antidepressant use during pregnancy and lactation based on best available evidence. Expert Opin Drug Saf. 2015;14(3):413-27.
36. Fortinguerra F, Clavenna A, Bonati M. Psychotropic drug use during breastfeeding: a review of the evidence. Pediatrics. 2009;124(4):e547-56.
37. Westin AA, Brekke M, Molden E, Skogvoll E, Spigset O. Selective serotonin reuptake inhibitors and venlafaxine in pregnancy: changes in drug disposition. PLoS One. 2017;12(7):e0181082.

18
Depressão na infância e na adolescência

Jader Piccin
Bruna Velasco Velazquez
Pedro H. Manfro
Christian Kieling

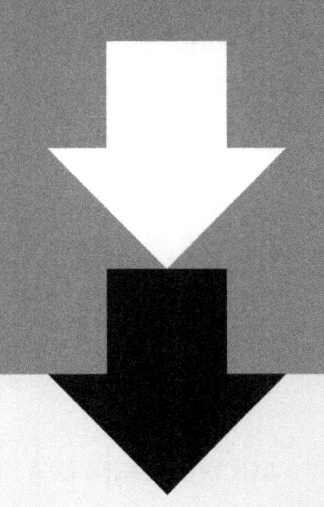

INTRODUÇÃO

O reconhecimento acerca do fenômeno da depressão na infância e adolescência mudou significativamente nas últimas décadas, tanto em termos de compreensão quanto de atenção. O transtorno depressivo maior (TDM) é um dos principais diagnósticos que acometem indivíduos entre 10 e 24 anos de idade em termos de carga de doença, sendo responsável por 6,2% dos anos de vida ajustados para incapacidade nessa faixa etária.[1] O TDM está presente em 49 a 64% dos adolescentes que tentam suicídio, o desfecho mais desfavorável dessa doença.[2] O objetivo deste capítulo é delinear o TDM na infância e na adolescência, bem como destacar as diferenças em relação ao quadro apresentado por adultos, ressaltando os aspectos relacionados a epidemiologia, diagnóstico, tratamento e prevenção.

EPIDEMIOLOGIA

O TDM parece acontecer menos comumente em crianças em idade pré-puberal, com uma prevalência um pouco maior em meninos (1,3%) do que em meninas (0,8%).[3] No entanto, no final da adolescência, sua prevalência é semelhante à apresentada em adultos, com 4 a 9% dos adolescentes vivenciando um episódio depressivo em 12 meses.[4] O risco acumulado para ocorrência de um episódio de depressão na adolescência sobe de 5 para 20% com a idade.[5] Assim como em adultos, o TDM na infância e na adolescência é uma doença crônica e episódica, ou seja, é marcada por períodos de melhora após os episódios.[6]

A duração mediana de um episódio depressivo entre crianças e adolescentes é de 3 a 6 meses em amostras comunitárias e 5 a 8 meses em amostras clínicas.[7] No entanto, até 20% dos casos podem ter duração maior do que dois anos.[8] Acredita-se que a incidência e a recorrência desse transtorno estejam relacionadas a fatores estressores (p. ex., perdas, abusos, frustrações) e ao modo como o jovem interpreta cognitivamente tais eventos.[7,8]

Um achado consistente na literatura dos transtornos depressivos é a maior proporção de mulheres acometidas pelo TDM do que homens. Esse padrão inicia após a puberdade e, assim, mantém-se por toda a vida adulta. É importante ressaltar que essa diferença de prevalência acontece tanto em estudos clínicos quanto em amostragens populacionais, diminuindo a probabilidade de tal achado ser efeito de viés de procura ou seleção dos indivíduos. É possível que alterações hormonais, principalmente relacionadas ao perfil de hormônios sexuais, constituam um dos mecanismos que explicariam essa diferença entre os sexos, mas a literatura não é conclusiva. Torna-se, portanto, um desafio ao clínico reconhecer o TDM em meninos. Mesmo com a menor prevalência entre garotos, o impacto do episódio depressivo no bem-estar e na saúde mental do paciente é semelhante entre os sexos.[9]

ABORDAGEM DIAGNÓSTICA

Frequentemente, os sintomas de TDM e o sofrimento que infligem ao paciente se apresentam de maneira dimensional, mas uma definição diagnóstica se faz necessária, uma vez que auxilia no processo de tomada de decisão do clínico.[10] A American Academy of Child and Adolescent Psychiatry (AACAP) recomenda o rastreamento de todas as crianças e todos os adolescentes para os sintomas cardinais de TDM, que incluem humor deprimido ou irritável, bem como anedonia, nas consultas psiquiátricas.[11]

Uma das particularidades da avaliação do quadro clínico da depressão nessa faixa etária é a investigação junto ao maior número de informantes possível – utilizando informações dadas não apenas pelo jovem, mas também pelos pais e pela escola. Assim, o estabelecimento do vínculo com o paciente torna-se mais complexo, já que, muitas vezes, informações que podem conferir risco de suicídio ou heteroagressão são comunicadas aos pais e/ou responsáveis. Esse contrato deve ser firmado já na primeira aproximação ao caso. O adolescente tende a melhor informar sintomas internalizantes – especialmente de humor triste e anedonia –, enquanto os pais e a escola costumam ser mais confiáveis no relato de sintomas externalizantes – desinibição, comportamento agressivo e desafiante, por exemplo.[11]

Deste modo, é fundamental a inclusão da família nas etapas de avaliação, tratamento e acompanhamento do paciente. Mesmo assim, as principais classificações diagnósticas ainda pouco abordam o envolvimento familiar como fator de risco e prognóstico do quadro depressivo. É importante examinar a situação familiar de maneira global, incluindo a avaliação de aspectos socioculturais que possam influenciar a apresentação, a descrição e a interpretação de sintomas – levando em consideração também situações positivas da vida do adolescente, que podem representar uma via de tratamento.[11]

Os sistemas de classificação diagnóstica mais usados, a quinta edição do *Manual diagnóstico e estatísticos de transtornos mentais* (DSM-5)[12] e a *Classificação internacional de doenças e problemas relacionados à saúde* (CID-10),[13] falham ao não incluir praticamente características específicas da infância e da adolescência. Sendo assim, o diagnóstico de quadros depressivos nessa faixa etária é ainda mais desafiador, uma vez que há peculiaridades próprias do desenvolvimento do jovem. Tanto o DSM-5[12] quanto a CID-10[13] classificam o TDM como uma doença episódica e recorrente, caracterizada por tristeza persistente e pervasiva, e por redução ou perda de prazer nas atividades do dia a dia. Pensamento negativo, falta de energia, dificuldade de concentração e alterações do apetite e do sono também podem estar presentes.

A gravidade do quadro depressivo pode ser estratificada a partir da quantificação dos sintomas, do comprometimento funcional e da associação de sintomas de mania e de psicose.[12,13] O DSM-5[12] aponta a irritabilidade como uma alternativa ao humor triste como sintoma cardinal de diagnóstico e também a possibilidade de concomitância entre processo de luto e episódio depressivo, conforme a gravidade da resposta e da incapacitação funcional. A CID-10,[13] por sua vez, apenas refere que "apresentações atípicas" são comuns na infância e na adolescência. No entanto, mesmo em adolescentes, a depressão tende a ser subvalorizada em relação a adultos, devido muito a fatores entendidos como "naturais" da adolescência, como, por exemplo, flutuação de sintomas, maior reatividade do humor e irritabilidade.[12]

Alguns dos sintomas de alteração na cognição e na forma de pensar, como culpa excessiva, dificuldade de tomada de decisão e ideação suicida, apresentados tipicamente por adolescentes, podem não ser vistos em crianças mais jovens, que podem ter dificuldades em verbalizar e/ou reconhecer seus sentimentos. Assim, deve-se prestar mais atenção a manifestações visíveis por terceiros, como alterações no padrão de sono, irritabilidade, queda no desempenho escolar e retraimento social. Por vezes, a identificação dos sintomas é ainda mais complicada do que seu reconhecimento pelo adolescente em termos temporais. Um diário do humor ou linhas de tempo que usem como âncoras datas marcantes podem ser bastante úteis. O humor é pontuado de "muito feliz" a "muito triste/irritado", sendo que eventos estressantes e eventuais tratamentos também são assinalados. O emprego de linhas de tempo pode ser extremamente valioso na identificação de gatilhos, na avaliação da resposta a tratamentos e no reconhecimento de eventuais episódios maníacos ou hipomaníacos (sobretudo na diferenciação destes em relação ao retorno à eutimia).[11]

Há benefícios em se lançar mão de entrevistas estruturadas/semiestruturadas ou escalas de avaliação, inclusive para documentação objetiva da evolução do quadro. Além de entrevistas gerais para a avaliação de transtornos mentais na infância e na adolescência (p. ex., o Kiddie Schedule for Affective Disorders and Schizophrenia Present and Lifetime [K-SADS-PL]),[14] instrumentos específicos foram desenvolvidos para a avaliação dimensional de sintomas depressivos para essas faixas etárias. Entre as escalas específicas mais utilizadas internacionalmente e disponíveis em versão brasileira estão a Children's Depression Rating Scale (CDRS), o Children's Depression Inventory (CDI) e o Mood and Feelings Questionnaire (MFQ). A CDRS é uma escala baseada no entrevistador e engloba tópicos como humor deprimido, autoestima, ideação suicida, atividades escolares, capacidade para diversão, queixas físicas e irritabilidade. A escala inclui 17 itens, e sua aplicação demanda em média 15 a 20 minutos, podendo-se buscar as informações junto ao paciente e ao responsável. O CDI é outro instrumento frequentemente utilizado. Sua versão original continha 27 itens com base no Inventário de Depressão de Beck. No Brasil, os estudos de adaptação e validação geralmente fazem uso de uma versão atualizada que pode ser aplicada para indivíduos até os 17 anos.[15] O MFQ é um questionário de 33 itens, recentemente traduzido para o português brasileiro,[16] que engloba sintomas comuns da adolescência como alterações de autopercepção (p. ex., "Eu me senti feio", "Senti que ninguém me amava"). Uma vantagem da MFQ é a existência de três versões da escala – uma para o adolescente (MFQ-C), uma para o adulto avaliar o adolescente (MFQ-P) e uma para o adulto sobre a própria sintomatologia (MFQ-A). A existência dessas versões possibilita a comparação entre o que o adulto e o jovem percebem de semelhante e de diferente na sintomatologia. Além disso, informa sobre possíveis sintomas depressivos no responsável, que pode influir sobre o curso da doença e dos sintomas do adolescente.

Nos últimos anos, observou-se uma proliferação de propostas para capturar quadros que não atendem aos critérios para um transtorno do humor pleno. A utilização do sintoma irritabilidade não episódica para o diagnóstico de transtorno bipolar em crianças e adolescentes recebeu inúmeras críticas na literatura, sobretudo por seu baixo valor preditivo para o diagnóstico dessa doença em idades mais avançadas (uma vez que a irritabilidade crônica é mais preditiva de depressão unipolar na idade adulta).[17] Mais recentemente, uma nova categoria diagnóstica, ainda pouco estudada em termos de validade e de relevância clínica, foi proposta: o transtorno disruptivo da desregulação de humor é caracterizado por irritabilidade grave e crônica (não episódica), com crises de raiva ocorrendo no mínimo três vezes na semana, em jovens com no mínimo 6 anos de idade e com início dos sintomas antes dos 10 anos.[12,18]

Várias outras condições podem se apresentar com sintomatologia depressiva na infância e na adolescência, e sempre devem ser consideradas no diagnóstico diferencial: luto ou transtornos da adaptação, transtorno de oposição desafiante, transtornos por uso de substância, hipotireoidismo, anemia, infecções, neoplasias e doenças autoimunes. De modo inverso, cabe lembrar que a depressão pode acabar não sendo diagnosticada nos casos em que a queixa principal ou o motivo da consulta são sintomas físicos ou alimentares, ansiedade, recusa escolar, queda no rendimento acadêmico, uso problemático de substância ou problemas externalizantes.[9]

Conforme o contexto clínico, 40 a 90% das crianças e adolescentes com transtornos depressivos apresentam ao menos uma comorbidade psiquiátrica, sendo que até 50% dos jovens têm dois ou mais diagnósticos concomitantes. Entre os transtornos comórbidos mais prevalentes estão os transtornos de ansiedade, seguidos por transtornos disruptivos, transtorno de déficit de atenção/hiperatividade (TDAH) e, em adolescentes, transtornos por uso de substâncias.[11]

Assim como nos transtornos do humor em adultos, pode ser muito difícil a diferenciação entre um primeiro episódio depressivo relacionado ao TDM ou ao transtorno bipolar. Nesse processo, pode ser útil uma investigação longa e cuidadosa de história familiar e de episódios prévios de mania ou hipomania induzidos por medicamento. Ademais, a esquizofrenia também pode se apresentar com sintomas semelhantes à depressão (p. ex., avolia e anedonia), mas tende a ser um diagnóstico menos comum nessa faixa etária, tornando-se mais frequente no início da vida adulta.[11] Outro desafio diagnóstico é a avaliação de sintomas depressivos em pacientes com deficiência intelectual. A frequente apresentação clínica multifacetada nesses indivíduos leva o profissional a ser mais cuidadoso e detalhista com a identificação de sintomas de humor nessa população – que está em mais risco pela exposição a traumas e *bullying*.[11]

A avaliação de riscos à própria integridade é fundamental na apresentação clínica do TDM em crianças e adolescentes. É importante diferenciar comportamento suicida, com ideação mórbida e pensamentos repetidos sobre a própria morte, de comportamentos autolesivos, os quais frequentemente estão associados ao alívio de sentimentos negativos. Esse tipo de comportamento geralmente envolve cortes repetitivos, buscando mais o alívio de raiva, tristeza ou solidão do que o fim da vida.[19]

TRATAMENTO

Abordagem inicial

Antes de iniciar qualquer intervenção específica para o tratamento de crianças e adolescentes com TDM, é fundamental que sejam observados alguns passos recomendados pelas principais diretrizes clínicas de tratamento, a fim de aprimorar a efetividade das intervenções:[11,20-22]

- Avaliar o risco de suicídio e de maus-tratos e estabelecer um plano de segurança.
- Escolher o ambiente adequado para tratamento (p. ex., internação hospitalar, centro de atenção psicossocial, ambulatório/consultório).
- Reavaliar o diagnóstico diferencial (principalmente com transtorno bipolar) e as comorbidades (principalmente transtorno por uso de substâncias, alimentares e de ansiedade).
- Avaliar a necessidade de investigação laboratorial para anemia, hipotireoidismo, condições inflamatórias ou outras.
- Estabelecer a gravidade do episódio depressivo – leve, moderado ou grave.
- Abordar os estressores psicossociais e familiares que podem contribuir para resistência ao tratamento (p. ex., conflitos familiares, depressão parental, história de abuso, conflitos em relação à sexualidade, *bullying*).
- Proceder à psicoeducação sobre o transtorno depressivo, as opções de tratamento e os aspectos relacionados ao prognóstico.

Plano de tratamento

Após cumprir os passos da abordagem inicial, deve-se estabelecer um plano terapêutico, o qual envolve o planejamento longitudinal das intervenções de acordo com a fase do tratamento, a gravidade do episódio depressivo, a idade e o nível de desenvolvimento do paciente, o grau de exposição a eventos negativos de vida e as comorbidades (p. ex., transtornos de ansiedade ou por uso de substâncias). Essa etapa deve ser estruturada com a família,[22] uma vez que o sucesso do tratamento requer envolvimento parental e cooperação, e a aceitação do paciente e da família é um dos principais preditores para a efetividade de qualquer intervenção.[22]

A seguir, são descritas as principais intervenções para o transtorno depressivo na infância e na adolescência de acordo com as fases do tratamento.

Tratamento da fase aguda

O tratamento da fase aguda dura entre 6 e 12 semanas e tem por objetivo a remissão de sintomas e o retorno ao funcionamento basal.[21] Entretanto, a remissão frequentemente ocorre em menos da metade dos pacientes, apesar de a resposta (redução maior ou igual a 50% dos sintomas) se dar em 70 a 80% deles.[11,22] Na sequência, são revisadas as principais intervenções de acordo com a gravidade do quadro e as evidências atualmente disponíveis.

Depressão leve

As principais diretrizes[20,22] recomendam que casos de depressão leve passem por um período de *espera atenta*, em que é realizado suporte ativo e monitoramento de sintomas antes de se iniciar alguma terapia específica. Geralmente, isso ocorre em, no máximo, 4 a 8 semanas, com visitas semanais ou quinzenais. Essa conduta é bem estabelecida na literatura, uma vez que a maioria dos pacientes responde à terapia não diretiva e de apoio, com medidas dirigidas para estressores ambientais.[20,22] Deve-se deixar combinado com o paciente e com seus familiares que a *espera atenta* é um tipo de tratamento, o qual pode ser direcionado para psicoterapia, caso os sintomas persistam ou o quadro geral piore.[20,22] Nos quadros de depressão leve, deve-se evitar o uso de antidepressivos como manejo terapêutico inicial.[20]

Depressão moderada a grave

Para crianças e adolescentes com depressão moderada a grave, as intervenções com maior evidência científica são as psicoterapias, o tratamento medicamentoso com antidepressivos ou a terapia combinada.[20-22] Para depressões moderadas, algumas diretrizes[20] recomendam como primeira linha o início de alguma psicoterapia antes do uso de medicamento, além de contraindicar o emprego de antidepressivos sem psicoterapia. Contudo, outras[11,22] apontam que o uso de terapia combinada apresenta uma vantagem em relação às demais estratégias isoladas. Além disso, consideram a monoterapia com medicamento uma alternativa aceitável para situações de recusa à psicoterapia ou quando não há disponibilidade de algum tipo de acompanhamento psicoterápico com evidência científica.[11]

A seguir, são revisadas as evidências de eficácia para as psicoterapias, o uso de psicofármacos e a terapia combinada no tratamento da depressão na infância e na adolescência.

Psicoterapias

As duas psicoterapias mais estudadas em relação à evidência de eficácia para o tratamento de episódios depressivos em crianças e adolescentes são a terapia cognitivo-comportamental (TCC) e a psicoterapia interpessoal para adolescentes (TIP-A).

O maior ensaio clínico para adolescentes com depressão realizado até o momento (Treatment of Adolescent Depression Study

[TADS])[23] randomizou 439 jovens para uma das quatro seguintes intervenções: TCC, fluoxetina, combinação TCC e fluoxetina ou placebo. Nesse estudo, contudo, não foram detectadas diferenças de resposta entre os grupos de TCC e placebo (43 e 35%, respectivamente). Outro grande ensaio clínico (Treatment of Resistant Depression in Adolescents [TORDIA]; n = 334)[24] avaliou as estratégias para adolescentes que não responderam ao manejo inicial com antidepressivo e sugeriu que o acréscimo de TCC durante as primeiras 12 semanas de tratamento pode ser benéfico, com taxas de remissão de 37,9% para TCC combinada ao antidepressivo e 15,5% para monoterapia com antidepressivo.

Em relação à TIP-A, há a ideia geral de que seja uma intervenção especialmente benéfica para adolescentes com altos níveis tanto de conflitos interpessoais com os pais como de sintomatologia depressiva ou ansiedade comórbida. Um corpo um pouco mais reduzido de evidências também aponta para a eficácia da TIP-A no tratamento de episódios depressivos em adolescentes. Uma metanálise[25] de 2017 (sete estudos, n = 538) comparou a TIP-A com três diferentes controles (lista de espera, placebo psicológico e tratamento típico) e identificou, após ajustes para viés de publicação, que a TIP-A foi mais eficaz para reduzir sintomas depressivos no pós-tratamento com taxas de resposta/remissão de 45,7 e 22,8% respetivamente.

Em relação à comparação entre as psicoterapias, uma metanálise em rede de 2015, conduzida por Zhou e colaboradores,[26] avaliou a eficácia de intervenções psicoterapêuticas em crianças e adolescentes (52 estudos, n = 3.805) e encontrou que apenas a TCC e a TIP-A demonstraram superioridade, tanto em curto quanto em longo prazo, quando comparadas a intervenções de controle (lista de espera, não tratamento ou tratamento típico, placebo psicológico), sendo que a TIP-A apontou menor taxa de desistência. O trabalho sugere que a TCC e TIP-A deveriam ser consideradas as primeiras opções para depressão na infância e na adolescência, porém conclui que outras opções de psicoterapia ainda foram pouco estudadas para a faixa etária e que novos estudos são necessários.

Nesse sentido, são relevantes dados do ensaio clínico Improving Mood with Psychoanalytic and Cognitive Therapies (IMPACT),[27] publicado em 2011. Nesse estudo, 392 adolescentes foram randomizados para receber intervenção psicossocial breve, terapia psicanalítica de curta duração e TCC. A pesquisa evidenciou que as três intervenções foram igualmente eficazes para a manutenção da redução de sintomas depressivos após 12 meses de tratamento. O IMPACT chamou atenção para o fato de que as intervenções psicológicas específicas (TCC e intervenção psicanalítica breve) demonstraram o mesmo benefício quando comparadas entre si e que ambas não foram superiores à intervenção psicossocial breve, a qual era constituída por um manejo clínico de rotina mais inespecífico, que incluía psicoeducação, atividades orientadas para o funcionamento interpessoal e estímulos para ações e foco em objetivos.

Tratamento farmacológico

Crianças e adolescentes parecem apresentar um padrão de resposta diferente ao observado em adultos em relação aos antidepressivos, tanto em termos de eficácia quanto em termos de efeitos colaterais (Quadro 18.1). Exceto pelo emprego de dosagens iniciais mais baixas para evitar efeitos colaterais, o uso de antidepressivos em crianças e adolescentes geralmente segue a mesma dosagem utilizada em adultos.

Uma metanálise[28] que avaliou o uso de diversos inibidores seletivos da recaptação da serotonina (ISRSs), venlafaxina, mirtazapina e nefazodona, em 13 ensaios clínicos randomizados, totalizando 2.910 participantes, evidenciou que os antidepressivos foram eficazes no tratamento do TDM em crianças e adolescentes. Houve uma resposta significativa de 61% nos pacientes tratados com fármacos ativos *versus* 50% naqueles que receberam placebo (NNT = 10). Dados específicos para a fluoxetina sugerem um NNT de 5, o que possivelmente está associado a maior meia-vida do fármaco (menor repercussão em casos de baixa adesão) e qualidade do desenho dos estudos que avaliaram esse medicamento.[29] De fato, analisando-se os 10 estudos da metanálise citada, para os quais havia resultados agrupados de acordo com a idade, verificou-se que a resposta aos antidepressivos foi significativa em adolescentes (62 vs. 49%), mas irrelevante em crianças (65 vs. 58%), talvez devido à alta resposta ao placebo em tal faixa etária. Nessa metanálise,[28] o único antidepressivo que demonstrou eficácia tanto em crianças quanto em adolescentes foi a fluoxetina.

Outra metanálise em rede,[30] publicada em 2016, sugere que a maioria dos antidepressivos disponíveis atualmente não parece oferecer uma vantagem clara sobre o placebo no tratamento de depressão em crianças e adolescentes, e que a fluoxetina é, provavelmente, a melhor opção a ser considerada quando o tratamento farmacológico for indicado. Os autores[30] consideram que muitas questões permanecem ainda não resolvidas em relação à agregação dos dados de metanálises convencionais e em rede, principalmente em relação aos tamanhos de efeito referenciados pelos estudos e à ausência de agrupamento das análises por faixa etária. Além disso, conforme apontado por Walkup,[29] alguns pontos fracos das metanálises devem ser observados na revisão da literatura dos antidepressivos. O autor[29] argumenta que os estudos negativos, nos quais o tratamento não

QUADRO 18.1 Efeitos adversos dos antidepressivos em crianças e adolescentes

Suicidalidade. Em 2004, a Food and Drug Administration (FDA) tomou a decisão de incluir uma tarja preta alertando acerca do risco de suicídio associado ao uso de antidepressivos em indivíduos com idade inferior a 25 anos. Tal iniciativa foi tomada após uma metanálise, que envolveu mais de 4.400 crianças e adolescentes, sugerir um risco maior de eventos adversos de ideação ou comportamento suicida durante os primeiros meses de tratamento com esses fármacos. O risco desses eventos foi de 4% com ISRSs, em comparação a 2% no grupo que recebeu placebo. Mais recentemente, outra metanálise, que incluiu mais sete ensaios não avaliados na revisão inicial, verificou um aumento de 2,5 e 1,7% no risco de comportamento/pensamentos suicidas com antidepressivos e placebo, respectivamente.[31] Com base no fato de que o NNT para o tratamento dos transtornos depressivos nessa faixa etária é de pelo menos 10 e o número necessário para causar dano (NNH) é 112, concluiu-se que os benefícios associados ao uso dos antidepressivos superariam seus potenciais riscos. Além disso, no ano seguinte à inclusão da advertência da FDA, o número de prescrições de ISRSs nos Estados Unidos caiu e as taxas de suicídio aumentaram pela primeira após 10 anos de queda ou estabilidade.[32]

De todo modo, o uso de ISRSs em crianças e adolescentes deve ser cauteloso, atentando para o surgimento de pensamentos ou comportamentos suicidas e de mudanças inesperadas de comportamento, como, por exemplo, insônia, agitação e retraimento social. O conhecimento acerca das características de tais eventos e uma atitude ativa para mitigar fatores predisponentes devem fazer parte de toda estratégia terapêutica. Eventos suicidas tentem a acontecer mais no início do tratamento (3 a 5 semanas) e entre aqueles que não respondem aos fármacos, tendo como preditores alta ideação suicida no início do tratamento, maior gravidade do quadro, conflitos familiares e uso de álcool e/ou outras substâncias.

Outros efeitos adversos. Crianças e adolescentes tratados com antidepressivos também apresentam um risco aumentado para o desenvolvimento de mania ou hipomania. Uma metanálise[33] demonstrou que 9,8% dos jovens tratados com antidepressivos experimentam sintomas de mania ou hipomania, em comparação a 0,45% daqueles expostos a placebo, com um NNH de 37. Outra metanálise[34] (36 estudos, n = 6.778)[32] revelou que os ISRSs e os inibidores da recaptação de serotonina e norepinefrina (IRSNs) são mais efetivos que o placebo (mesmo com um tamanho de efeito modesto) para o tratamento de TDM, transtorno obsessivo-compulsivo (TOC), transtorno de estresse pós-traumático (TEPT) e transtornos de ansiedade. Contudo, esses fármacos apresentam mais efeitos colaterais emergentes do tratamento (RR = 1,1 ou 1,5, dependendo do método), efeitos colaterais graves (RR = 1,8) e descontinuação devido a efeitos colaterais (RR = 1,8). Esse estudo recomenda cautela e análise individual de riscos e benefícios na prescrição de antidepressivos para crianças e adolescentes.

demonstra ser eficaz, diferenciam-se dos estudos falhos, em que problemas metodológicos tornam impossível quaisquer conclusões acerca da eficácia. Sugere, ainda, que os estudos falhos são pouco informativos e distorcem o panorama da eficácia dos antidepressivos em crianças e adolescentes, devendo permanecer não elegíveis para a inclusão em metanálises de eficácia.

Atualmente, os únicos fármacos aprovados pela Food and Drug Administration (FDA) para o tratamento de depressão na população pediátrica são a fluoxetina (a partir dos 8 anos de idade) e o escitalopram (a partir dos 12 anos). As diretrizes clínicas mais atuais[20-22] recomendam a fluoxetina como o tratamento farmacológico de primeira linha para crianças e adolescentes com TDM. A escolha de um antidepressivo diferente deve ser justificada por razões que incluem o perfil de efeitos adversos, a resposta a outro antidepressivo em episódios prévios, a preferência do paciente ou de sua família e o perfil de interações farmacológicas. Para indivíduos que não respondem à fluoxetina, recomenda-se a troca por outro ISRS, como o escitalopram, a sertralina ou o citalopram. A paroxetina não costuma ser uma opção recomendada para essa população. Aos pacientes com idade superior a 12 anos que não responderam à tentativa de uso de um segundo ISRS (12 semanas em dose adequada), pode-se tentar a venlafaxina como opção de terceira linha.[21]

Já aqueles pacientes que não apresentaram resposta às intervenções descritas podem fazer uso de medicamentos com base em estudos realizados com adultos, como bupropiona ou duloxetina ou potencialização com lítio, por exemplo.[11]

Tratamento combinado

A estratégia de tratamento combinado geralmente é realizada desde o início em casos de depressão moderada a grave. Além dos resultados do estudo TADS, a estratégia de terapia combinada foi avaliada por uma metanálise (5 estudos, n = 1.206),[35] a qual evidenciou que a combinação foi superior ao uso de antidepressivos em relação ao desfecho de prejuízo funcional em curto prazo. Outra metanálise (11 estudos, n = 1.307)[36] avaliou a efetividade de psicoterapia e uso de antidepressivos isolados ou em combinação para o tratamento de TDM em indivíduos de 6 a 18 anos. O estudo apontou evidência limitada (baseada em três pesquisas, n = 378) de que a terapia combinada foi mais efetiva que o antidepressivo em monoterapia para atingir a remissão imediatamente após intervenção (65,9 vs. 57,8%, respectivamente).

Tratamento da fase de continuação e manutenção

Todos os pacientes que respondem ao tratamento na fase aguda devem receber tratamento de continuação para a prevenção de recaídas. As diretrizes atuais sugerem que a intervenção que foi instituída durante a fase aguda para obtenção da remissão deve ser mantida durante a fase de continuação, a menos que haja alguma contraindicação.[11,20-22] Entretanto, para pacientes que apresentaram resposta ou remissão com intervenção farmacológica isolada, recomenda-se a estratégia chamada de *tratamento sequencial*, que é a adição de TCC na fase de continuação. Um ensaio clínico,[37] que randomizou 144 adolescentes respondedores à fluoxetina para receber associação de TCC ou o medicamento em monoterapia evidenciou menor risco de recaída após 78 semanas com o tratamento sequencial em comparação ao uso da fluoxetina isolada (32 vs. 62%).

Pacientes cujos sintomas depressivos estão resolvidos e que permaneceram eutímicos por um período de 6 a 12 meses durante a fase de continuação devem ser avaliados para um possível tratamento de manutenção por aproximadamente um ano. Sugere-se o tratamento de manutenção para pacientes com fatores de risco associados à recorrência alta, pacientes com depressão recorrente (três ou mais episódios) e para aqueles cujo episódio agudo foi extremamente grave, incluindo episódios de longa duração, presença de psicose e alto risco de suicídio.[21]

PREVENÇÃO

O impacto do TDM é proporcionalmente mais alto entre jovens, um grupo de indivíduos para quem os benefícios dos tratamentos atualmente disponíveis são modestos. Como o TDM apresenta uma alta incidência durante as primeiras décadas de vida e segue um curso crônico, parece racional que haja maior investimento em estratégias para preveni-lo.[30] Nesse contexto, uma tarefa importante diz respeito à identificação precoce de indivíduos em risco para o desenvolvimento do transtorno. As intervenções mais seletivas, focadas em pacientes de alto risco, parecem mais eficazes, principalmente em adolescentes com sintomas subsindrômicos e fatores de risco proximais.[38]

Uma metanálise[39] (32 estudos, n = 5.965) revisou intervenções de prevenção em jovens que não preenchiam os critérios para TDM. O estudo revelou que a psicoterapia (TCC ou TIP-A) para populações-alvo de crianças e adolescentes sob alto risco para depressão (presença de sintomas subsindrômicos, morte parental, conflitos familiares, história familiar de depressão) pode prevenir o início de doença depressiva. Contudo, os benefícios são pequenos e parecem não persistir por mais de um ano.[39] De qualquer forma, é aceitável monitorar jovens sob risco com alguma regularidade (p. ex., consultas mensais). O estudo também evidenciou que intervenções universais para a população de jovens em geral, independentemente de fatores de risco, parecem não prover efeitos de prevenção.[39]

De qualquer forma, as estratégias de prevenção ainda precisam ser rigorosamente testadas em estudos futuros, que também devem incluir análises de custo-efetividade. Espera-se que, no futuro, tais avanços possam reduzir o impacto do TDM na infância, na adolescência e na idade adulta.

REFERÊNCIAS

1. Institute for Health Metrics and Evaluation. GBD 2016 [Internet]. Seattle: IHME; c2018 [capturado em 27 jun. 2018]. Disponível em: http://vizhub.healthdata.org/gbd-compare.
2. Hawton K, Saunders K, Topiwala A, Haw C. Psychiatric disorders in patients presenting to hospital following self-harm: a systematic review. J Affect Disord. 2013;151(3):821-30.
3. Douglas J, Scott J. A systematic review of gender-specific rates of unipolar and bipolar disorders in community studies of pre-pubertal children. Bipolar Disord. 2014;16(1):5-15.
4. Costello EJ, Egger H, Angold A. 10-year research update review: the epidemiology of child and adolescent psychiatric disorders: I. methods and public health burden. J Am Acad Child Adolesc Psychiatry. 2005;44(10):972-86.
5. Ruchkin V, Sukhodolsky DG, Vermeiren R, Koposov RA, Schwab-Stone M. Depressive symptoms and associated psychopathology in urban adolescents: a cross-cultural study of three countries. J Nerv Ment Dis. 2006;194(2):106-13.
6. Rocha TBM, Zeni CP, Caetano SC, Kieling C. Mood disorders in childhood and adolescence. Rev Bras Psiquiatr. 2013;35(Supl. 1):22-31.
7. Birmaher B, Arbelaez C, Brent D. Course and outcome of child and adolescent major depressive disorder. Child Adolesc Psychiatr Clin N Am. 2002;11(3):619-37.
8. Costello EJ, Pine DS, Hammen C, March JS, Plotsky PM, Weissman MM, et al. Development and natural history of mood disorders. Biol Psychiatry. 2002;52(6):529-42.
9. Thapar A, Collishaw S, Pine DS, Thapar AK. Depression in adolescence. Lancet. 2012;379(9820):1056-67.
10. Pickles A, Rowe R, Simonoff E, Foley D, Rutter M, Silberg J. Child psychiatric symptoms and psychosocial impairment: relationship and prognostic significance. Br J Psychiatry. 2001;179:230-5.
11. Birmaher B, Brent D, Bernet W, Bukstein O, Walter H, Benson RS, et al. Practice parameter for the assessment and treatment of children and adolescents with depressive disorders. J Am Acad Child Adolesc Psychiatry. 2007;46(11):1503-26.
12. American Psychiatric Association. Manual diagnóstico e estatístico de transtornos mentais: DSM-5. 5. ed. Porto Alegre: Artmed; 2014.
13. Organização Mundial da Saúde. CID-10: Classificação estatística internacional de doenças e problemas relacionados à saúde. 10. ed. São Paulo: Edusp; 1998.
14. Caye A, Kieling RR, Rocha TB, Graeff-Martins AS, Geyer C, Krieger F, et al. Schedule for affec-

14. tive disorders and schizophrenia for school-age children: present and lifetime version (K-SADS-PL), DSM-5 update: translation into Brazilian Portuguese. Rev Bras Psiquiatr. 2017;39(4):384-6.
15. D'Angelo EJ, Augenstein TM. Developmentally informed evaluation of depression: evidence-based instruments. Child Adolesc Psychiatr Clin N Am. 2012;21(2):279-98.
16. Rosa M, Metcalf E, Rocha TB-M, Kieling C. Translation and cross-cultural adaptation into Brazilian Portuguese of the Mood and Feelings Questionnaire (MFQ): long version. Trends Psychiatry Psychother. 2018;40(1):72-8.
17. Stringaris A, Zavos H, Leibenluft E, Maughan B, Eley TC. Adolescent irritability: phenotypic associations and genetic links with depressed mood. Am J Psychiatry. 2012;169(1):47-54.
18. Leibenluft E. Severe mood dysregulation, irritability, and the diagnostic boundaries of bipolar disorder in youths. Am J Psychiatry. 2011;168(2):129-42.
19. Hawton K, Saunders KE, O'Connor RC. Self-harm and suicide in adolescents. Lancet. 2012;379(9834):2373-82.
20. Hopkins K, Crosland P, Elliott N, Bewley S. Diagnosis and management of depression in children and young people: summary of updated NICE guidance. BMJ. 2015;350:h824.
21. MacQueen GM, Frey BN, Ismail Z, Jaworska N, Steiner M, Lieshout RJV, et al. Canadian Network for Mood and Anxiety Treatments (CANMAT) 2016 clinical guidelines for the management of adults with major depressive disorder: section 6. Special populations: youth, women, and the elderly. Can J Psychiatry. 2016;61(9):588-603.
22. Zuckerbrot R, Cheung AH, Jensen PS, Stein REK, Laraque D. Guidelines for Adolescent Depression in Primary Care (GLAD-PC): part I. Practice preparation, identification, assessment, and initial management. Pediatrics. 2018;141(3):1-21.
23. March J, Silva S, Petrycki S, Curry J, Wells K, Fairbank J, et al. Fluoxetine, cognitive-behavioral therapy, and their combination for adolescents with depression: Treatment for Adolescents with Depression Study (TADS) randomized controlled trial. JAMA. 2004;292(7):807-20.
24. Emslie GJ, Mayes T, Porta G, Vitiello B, Clarke G, Wagner KD, et al. Treatment of resistant depression in adolescents: week 24 outcomes. Am J Psychiatry. 2010;167(7):782-91.
25. Pu J, Zhou X, Liu L, Zhang Y, Yang L, Yuan S, et al. Efficacy and acceptability of interpersonal psychotherapy for depression in adolescents: a meta-analysis of randomized controlled trials. Psychiatry Res. 2017;253:226-32.
26. Zhou X, Hetrick SE, Cuijpers P, Qin B, Barth J, Whittington CJ, et al. Comparative efficacy and acceptability of psychotherapies for depression in children and adolescents: a systematic review and network meta-analysis. World Psychiatry [Internet]. 2015 [capturado em 13 jul. 2018];14(2):207-22. Disponível em: https://onlinelibrary.wiley.com/doi/full/10.1002/wps.20217.
27. Goodyer IM, Tsancheva S, Byford S, Dubicka B, Hill J, Kelvin R, et al. Improving mood with psychoanalytic and cognitive therapies (IMPACT): a pragmatic effectiveness superiority trial to investigate whether specialised psychological treatment reduces the risk for relapse in adolescents with moderate to severe unipolar depression: study protocol for a randomised controlled trial. Trials [Internet]. 2011 [capturado em 13 jul. 2018];12(1):175. Disponível em: http://www.trialsjournal.com/content/12/1/175.
28. Hetrick SE, McKenzie JE, Cox GR, Simmons MB, Merry SN. Newer generation antidepressants for depressive disorders in children and adolescents. Cochrane Database Syst Rev [Internet]. 2012 [capturado em 13 jul. 2018]. Disponível em: http://cochranelibrary-wiley.com/doi/10.1002/14651858.CD004851.pub3/full.
29. Walkup JT. Antidepressant efficacy for depression in children and adolescents: industry- and NIMH-funded studies. Am J Psychiatry. 2017;174(5):430-7.
30. Cipriani A, Zhou X, Del Giovane C, Hetrick SE, Qin B, Whittington C, et al. Comparative efficacy and tolerability of antidepressants for major depressive disorder in children and adolescents: a network meta-analysis. Lancet. 2016;388(10047):881-90.
31. Bridge JA, Iyengar S, Salary CB, Barbe RP, Birmaher B, Pincus HA, et al. Clinical response and risk for reported suicidal ideation and suicide attempts in pediatric antidepressant treatment. JAMA. 2007;297(15):1683.
32. Pfeffer CR. The FDA pediatric advisories and changes in diagnosis and treatment of pediatric depression. Am J Psychiatry. 2007;164(6):843-6.
33. Offidani E, Fava GA, Tomba E, Baldessarini RJ. Excessive mood elevation and behavioral activation with antidepressant treatment of juvenile depressive and anxiety disorders: a systematic review. Psychother Psychosom. 2013;82(3):132-41.
34. Locher C, Koechlin H, Zion SR, Werner C, Pine DS, Kirsch I, et al. Efficacy and safety of selective serotonin reuptake inhibitors, serotonin-norepinephrine reuptake inhibitors, and placebo for common psychiatric disorders among children and adolescents: a systematic review and meta-analysis. JAMA Psychiatry. 2017;74(10):1011-20.

35. Dubicka B, Elvins R, Roberts C, Chick G, Wilkinson P, Goodyer IM. Combined treatment with cognitive-behavioural therapy in adolescent depression: meta-analysis. Br J Psychiatry. 2010;197(6):433-40.
36. Cox GR, Callahan P, Churchill R, Hunot V, Marry SN, Parker AG, et al. Psychological therapies versus antidepressant medication, alone and in combination for depression in children and adolescentes. Cochrane Database Syst Rev. 2012;(11):CD008324.
37. Emslie GJ, Kennard BD, Mayes TL, Nakonezny PA, Moore J, Jones JM, et al. Continued effectiveness of relapse prevention cognitive-behavioral therapy following fluoxetine treatment in youth with major depressive disorder. J Am Acad Child Adolesc Psychiatry. 2015;54(12):991-8.
38. Brent DA, Brunwasser SM, Hollon SD, Weersing VR, Clarke GN, Dickerson JF, et al. Effect of a cognitive-behavioral prevention program on depression 6 years after implementation among at-risk adolescents: a randomized clinical trial. JAMA Psychiatry. 2015;72(11):1110-8.
39. Hetrick S, Cox GR, Witt KG, Bir J, Merry SN. Cognitive behavioural therapy (CBT), third-wave CBT and interpersonal therapy (IPT) based interventions for preventing depression in children and adolescents. Cochrane Database Syst Rev. 2016;(8):CD003380.

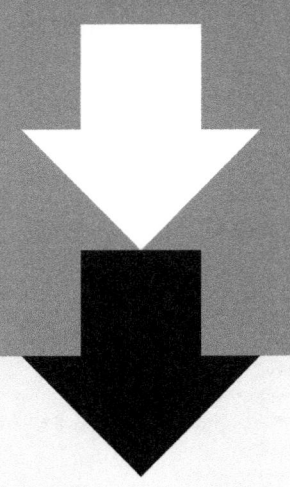

19

Depressão geriátrica

Gilberto Sousa Alves
Bruno Rabinovici Gherman
Valeska Marinho

INTRODUÇÃO

O transtorno depressivo maior (TDM) é uma condição clínica altamente prevalente, com frequência associada à perda de qualidade de vida e funcionalidade.[1,2] Além do humor deprimido persistente, diversos sintomas heterogêneos podem ocorrer, incluindo alterações do sono, peso, agitação psicomotora ou lentificação, falta de concentração, fadiga ou perda de energia, sentimentos de inutilidade e culpa e ideação suicida.[3]

Em indivíduos acima de 60 anos, a depressão é o segundo transtorno mental mais frequente[4] e tem como características grande heterogeneidade clínica e no curso evolutivo, elevada recorrência clínica e maior risco de evolução para o declínio cognitivo e conversão para demência.[5,6] A substancial prevalência de sintomas depressivos subclínicos, em geral insuficientes para caracterizar um episódio depressivo maior, é outro aspecto notável. Do ponto de vista terapêutico, as estratégias envolvem medidas variadas, contemplando o tratamento farmacológico, as abordagens das comorbidades clínicas, a estimulação cognitiva e, em alguns casos, a neuromodulação.

Este capítulo discute, de forma abrangente, as principais manifestações sintomatológicas, bem como a abordagem diagnóstica e terapêutica nos idosos com sintomas depressivos ou episódio maior depressivo.

EPIDEMIOLOGIA

Cada vez mais, estudos investigam a presença de sintomas depressivos em idosos. Todavia, os dados são controversos, visto que, para alguns estudos, a prevalência é muito inferior à de populações mais jovens, enquanto outros não replicam essas conclusões.[7] Estima-se que a prevalência de TDM na terceira idade encontre-se entre 1 e 4%.[8] Entretanto, a prevalência de sintomas depressivos clinicamente relevantes é mais elevada, situando-se entre 8 e 16%. No Brasil, uma metanálise recente, que incluiu mais de 15 mil idosos, demonstrou prevalência média de TDM de 7%. Já a prevalência de sintomas depressivos clinicamente significativos foi de 26%.[9]

Existe grande heterogeneidade na apresentação clínica desse transtorno, e grupos específicos de idosos parecem exibir maiores taxas de sintomas depressivos. Como exemplo, em pacientes com doenças crônicas, a prevalência pode alcançar 25%; e, nos indivíduos institucionalizados, varia de 25 a 50%.[10]

Os fatores de risco e proteção para o desenvolvimento da doença no idoso são similares a outras faixas etárias. Contudo, as alterações degenerativas cerebrais, as comorbidades clínicas e fatores de risco cardiovasculares são bem mais comuns em idades superiores a 60 anos (Tab. 19.1). Outros fatores predisponentes, mais frequentes nessa população, são o luto, as doenças crônicas, as internações hospitalares, a perda de laços sociais, a dependência/a limitação física, a aposentadoria e ser um cuidador (em geral, do cônjuge ou dos pais mais idosos). Entre os fatores de proteção, a percepção de bom suporte social é significativo.[11]

No tocante ao curso evolutivo, uma recorrência elevada, entre 33 e 65%, foi observada em estudos de atenção básica, em período de seguimento entre 3 e 23 anos.[12,13] Além disso, a refratariedade no tratamento pode alcançar 10 a 17% entre indivíduos depressivos.[12,14]

HIPÓTESES ETIOLÓGICAS

Fatores multidimensionais podem interagir na ocorrência de sintomas depressivos em idosos.[15] Embora o substrato dessas modificações seja pouco conhecido, os sintomas clínicos provavelmente resultam de uma interação complexa, a qual envolve os estressores ambientais, o envelhecimento e as próprias modificações neurobiológicas associadas a doenças clínicas comórbidas.[16,17] Apesar dos fatores genéticos receberem menor peso entre os eventos desencadeadores de depressão acima dos 60 anos, as modificações epigenéticas ao longo do ciclo de vida podem propiciar maior vulnerabilidade à apresentação clínica da doença, conforme apontado pela literatura.[16,18]

Fatores ambientais

Grande proporção de indivíduos com depressão geriátrica refere eventos de vida estressores com estreita relação temporal com a eclosão dos sintomas depressivos. É plausível que tais eventos, em particular a doença física, possam desencadear episódios depressivos.[19] Solidão e falta de satisfação na vida também parecem ser fatores de risco relevantes para a depressão em idosos.[20] O aumento da prevalência de doenças físicas, as dificuldades motoras e a exposição à dor crônica são aspectos predisponentes. Um pico de incidência de suicídio, mais comum a partir dos 50 anos, pode ter relação com perda do vínculo laboral, divórcio ou morte de familiar, isolamento e pouca interação social.

TABELA 19.1	
Características diferenciais entre a depressão em adultos e a depressão em idosos	
Depressão em adultos	Depressão em idosos
Sintomas afetivos predominantes (p. ex., ansiedade, ideação de ruína, labilidade afetiva, choro recorrente)	Sintomas afetivos menos proeminentes; queixas físicas (somatoformes) são mais comuns e geram preocupação substancial
Sintomas cognitivos têm frequência mais variável e são menos percebidos pelo paciente	Queixas cognitivas recorrentes e de maior gravidade (p. ex., esquecimento, dificuldades na organização e no gerenciamento)
Menor ocorrência de comorbidades clínicas	Frequentemente associada a doença crônica (p. ex., autoimune, motora), alteração metabólica e cardiovascular, etc.
Possível causalidade multifatorial: genética, ambiente, características de personalidade; sem correlação com alterações macroestruturais do cérebro	Na depressão de início tardio, fatores ligados ao envelhecimento têm papel mais relevante; correlação frequente com lesões vasculares e outras atrofias no hipocampo e no e córtex pré-frontal

Neurobiologia

A depressão geriátrica, sobretudo a de início tardio, tem sido associada a risco mais elevado para todas as causas de demência, sobretudo a demência vascular e a doença de Alzheimer.[21] Mudanças biológicas subjacentes à depressão geriátrica podem estar associadas a desconexão de circuitos neurais e desregulação neuroendócrina.[22] Diversos estudos de neuroimagem demonstram alterações morfológicas no sistema nervoso central (SNC), com variações consideráveis entre os achados.[22] Anormalidades estruturais cerebrais, particularmente no cíngulo, no córtex pré-frontal dorsolateral, no hipocampo e na amígdala, são descritas na depressão geriátrica, sobretudo naquela de início tardio. Lesões vasculares, muitas vezes reconhecidas como hiperintensidades de substância branca, estão associadas com a presença e a intensidade de sintomas depressivos, tal como postulado pela "hipótese vascular da depressão", formulada na década de 1990 por Alexopoulos e colaboradores.[23] A perda neuronal, em especial nos hipocampos, é relacionada consistentemente aos sintomas depressivos. Possivelmente, a apoptose neuronal hipocampal se correlaciona à maior ativação do eixo hipotálamo-hipófise-suprarrenal (HHS), ao aumento das citocinas inflamatórias[24,25] e à alteração do processamento emocional na depressão.[26] Outrossim, alterações corticais e na substância branca também são descritas.[27] Mettenburg e colaboradores[28] descreveram maior difusividade radial em regiões específicas, sobretudo nos circuitos límbicos e frontais, sugerindo lesão subjacente de mielina. Um mecanismo possível para a desmielinização é a isquemia crônica da substância branca induzida pela doença cerebrovascular, sobretudo em artérias de menor calibre (vasos perfurantes).[29]

O papel dos estressores ambientais na neurobiologia da depressão, tanto em adultos como idosos, também está recebendo interesse crescente. Possivelmente, tais eventos desencadeiam uma série de alterações no eixo HHS, como o aumento do cortisol sérico, das citocinas pró-inflamatórias (p. ex., a interleucina 10 [IL-10]) e do fator de necrose tumoral alfa (TNF-alfa), bem como a redução do fator neurotrófico derivado do cérebro (BDNF) e das citocinas anti-inflamatórias, como a IL-6.[30] Aliás, a ativação inflamatória destaca-se como mecanismo-chave para a manutenção e o agravamento de sintomas depressivos, com repercussões na microestrutura cerebral dos pacientes com TDM.[31] Nos idosos com histórico de depressão de longa data e diversos episódios anteriores, também é observado prejuízo na supressão do eixo HHS pelo teste de dexametasona.[32] Mais recentemente, outro fator neurotrófico, o derivado de linha de células da glia (GDNF), mostrou-se associado à neurobiologia da depressão geriátrica,[33] sendo demonstrada uma correlação entre agravidade da depressão e níveis reduzidos de GDNF.[33]

MANIFESTAÇÕES CLÍNICAS

Pacientes acima dos 60 anos com frequência têm sintomas depressivos subsindrômicos, os quais, apesar de insuficientes para o diagnóstico de TDM, geram prejuízo na qualidade de vida e na funcionalidade.

A idade de início é indicador importante na depressão geriátrica, sendo didaticamente dividida em dois grupos: início precoce e tardio (após os 60 anos).[27] Transtornos depressivos iniciados no adulto jovem podem ser persistentes ou recorrentes, continuando a se manifestar na terceira idade, em geral com pior prognóstico em termos de remissão sintomática. Outros fatores de pior prognóstico incluem presença de lesões na substância branca e baixo suporte psicossocial (Quadro 19.1). Contudo, os quadros de início tardio têm mecanismos neurobiológicos distintos relacionados a degeneração neuronal ou doenças clínicas.[18]

A depressão geriátrica pode também estar associada a um contexto de múltiplas comorbidades clínicas. Nesses casos, é comum que os sintomas afetivos e cognitivos característicos da depressão sejam erroneamente in-

QUADRO 19.1 Preditores de gravidade para depressão geriátrica

Fatores de gravidade para depressão geriátrica
Alterações da neuroimagem: atrofia frontal ou temporal, doença vascular isquêmica subcortical, infartos estratégicos
Fatores ambientais: separação, aposentadoria, perda de ente querido, ausência de suporte familiar
Presença de doença crônica e síndrome dolorosa
Episódios depressivos anteriores
Cronicidade ou maior intensidade dos sintomas

terpretados como consequência natural das restrições e da perda da qualidade de vida ocasionadas pela doença clínica. Além disso, idosos costumam focar a atenção em sintomas somáticos da depressão e podem minimizar os aspectos emocionais da doença. Dessa maneira, pode haver preocupação excessiva com sensações corporais (p. ex., constipação, dor, insônia e fadiga), queixas múltiplas e difusas, perda de peso, ansiedade, ruminações obsessivas, dificuldade na tomada de decisões e pessimismo evidente. Em alguns pacientes, com frequência há queixa de ansiedade ou de "sensação ruim" em vez de tristeza. Preocupações de ordem financeira também são comuns.

O diagnóstico também é dificultado pela perda e pelo luto, comuns nessa idade. Obviamente, essas perdas são parte constituinte do envelhecimento, e a tristeza seguida a uma grande perda é natural. No entanto, o critério de luto foi excluído da quinta edição do *Manual diagnóstico e estatístico de transtornos mentais* (DSM-5),[3] em vista da associação frequente entre a perda de um ente querido e a evolução para quadros depressivos clínicos.

Indivíduos idosos costumam ter muito mais perda funcional se comparados a pacientes mais jovens. Os déficits funcionais incluem desistir de atividades, isolar-se do convívio social, permanecer muito tempo na cama, ter a sensação de desamparo e mostrar dependência para atividades cotidianas, bem como negativismo extremo.

Um quadro depressivo no idoso pode ainda se associar a sintomas psicóticos, em geral com temática congruente com o humor. Eventualmente, pode haver sintomas catatoniformes, como rigidez, mutismo e negativismo, com recusa alimentar e de ingesta hídrica. Nesses casos, a gravidade dos sintomas, sobretudo pelo risco de desidratação, desnutrição, infecção e outras complicações clínicas, torna a internação hospitalar necessária.

Em relação a queixas cognitivas, a prevalência delas em idosos deprimidos é maior do que em jovens, e se manifestam sobretudo como déficits de memória, retardo motor e lentificação do pensamento. Sintomas cognitivos são preditores importantes de declínio progressivo de memória na depressão de início tardio.[34,35] A clássica descrição de pseudodemência depressiva é caracterizada por sintomas cognitivos suficientemente graves, ao ponto de mimetizar uma síndrome demencial. Entretanto, sua apresentação é menos insidiosa e é acompanhada por engajamento baixo e desempenho flutuante nas testagens cognitivas. A pseudodemência deve ser manejada sobretudo com antidepressivos, buscando-se, sempre que possível, a remissão sintomática. Contudo, dados demonstram que a conversão para demência pode ocorrer em até 50% dos pacientes nos cinco anos subsequentes, o que relacionaria o estado depressivo a um pródromo de demência.[36] Na depressão associada à doença vascular, é frequente a presença de alterações no planejamento e na execução (funcionamento executivo), a redução da fluência verbal, o retardo psicomotor, a perda funcional e a anedonia.

Outro tema relevante na depressão geriátrica é o suicídio. As taxas de suicídio na população idosa são mais elevadas do que na população mais jovem, segundo a Organização Mundial da Saúde (OMS). Além disso, homens idosos agem mais decisivamente em sua intenção suicida do que as mulheres.[37] Em uma série de autópsias psicológicas realizadas nos Estados Unidos, na Escandinávia e no Reino Unido, mais de 70% dos idosos que faleceram por suicídio tinham diagnóstico de depressão.[38] Sentimentos crônicos de desesperança, sintomas depressivos persistentes e distúrbios do sono foram os preditores mais consistentes de suicídio em idosos,[39] e a presença de comorbidade física, sobretudo associada a dor crônica e incapacidade, aumenta o risco. Muitas vítimas de suicídio tiveram desfecho letal na ocasião do primeiro episódio depressivo, tendo-se perdido, assim, o potencial de intervenção.[40]

Comorbidades clínicas com frequência acompanham os quadros depressivos. Doenças cardiovasculares, diabetes, neoplasias, artrite e fraturas estão associados a sintomas depressivos. Causas endócrinas, como hipotireoidismo e hipogonadismo, podem estar implicadas em alguns casos. A perda de peso pode contribuir para vulnerabilidade a outras condições clínicas. Da mesma forma, a depressão pode contribuir para o pior prognóstico de outras doenças, classicamente no infarto agudo do miocárdio.[29] Muitos medicamentos prescritos para diversas doenças podem contribuir para a piora de sintomas depressivos, entre eles: corticoides, antiparkinsonianos, metoclopramida, interferon e alguns anti-hipertensivos.[41]

AVALIAÇÃO DIAGNÓSTICA

A abordagem diagnóstica na investigação clínica de sintomas depressivos em idosos deve incluir um roteiro minucioso (Fig. 19.1). O exame físico e os testes laboratoriais (p. ex., função tireoidiana, hemograma, vitaminas, sorologias) são importantes para descartar condições clínicas que possam causar ou intensificar os sintomas, já que é abrangente o espectro de doenças que podem ser confundidas com quadros depressivos (Quadro 19.2). A neuroimagem pode ser útil em alguns casos, sobretudo quando doença cerebrovascular, comprometimento cognitivo e/ou demência mostram-se como possibilidades. A contingência de comorbidades clínicas e o uso de medicamentos sempre devem ser considerados como fatores causadores ou intensificadores do quadro depressivo. Portanto, deve-se incluir exames laboratoriais de bioquímica em todos os casos. A avaliação cognitiva em geral é necessária, e o uso de entrevistas estruturadas é de grande valia, como o Miniexame do Estado Mental (MEEM) e a Montreal Cognitive Assessment (MOCA).[42] A avaliação funcional deve incluir a análise da marcha, do peso, do estado nutricional (peso, exames laboratoriais) e da execução de atividades do cotidiano.[43] O ambiente onde vive e o suporte social e familiar que o paciente tem devem ser avaliados. Além disso, sempre que possível, familiares, acompanhantes ou cuidadores com contato mais intensivo devem ser entrevistados. O uso de instrumentos como o Patient Health Questionnaire-9 (PHQ-9) e a Geriatric Depression Scale (GDS) pode ser de grande auxílio no diagnóstico e no acompanhamento dos sintomas ao longo do tratamento.[44]

TRATAMENTO

A depressão tardia é uma condição tratável e deve ser abordada com o objetivo de alcançar a remissão completa dos sintomas. Os idosos com depressão tendem a apresentar respostas satisfatórias com o tratamento vigoroso à semelhança do que ocorre em populações mais jovens.[45] Alguns cuidados adicionais devem ser observados, sobretudo com relação a interações medicamentosas, mudanças farmacocinéticas e, possivelmente, farmacodinâmicas presentes no envelhecimento.[46] Por esse motivo, as informações obtidas a partir de estudos clínicos com antidepressivos conduzidos em populações de adultos não devem ser generalizadas para populações de idosos.

A primeira linha de tratamento, apontada como mais eficaz na literatura atual, sugere que os antidepressivos são mais efetivos do que o placebo no tratamento da depressão em diferentes fases da vida.[47] Em idosos com depressão, além da superioridade em relação ao placebo, os antidepressivos também po-

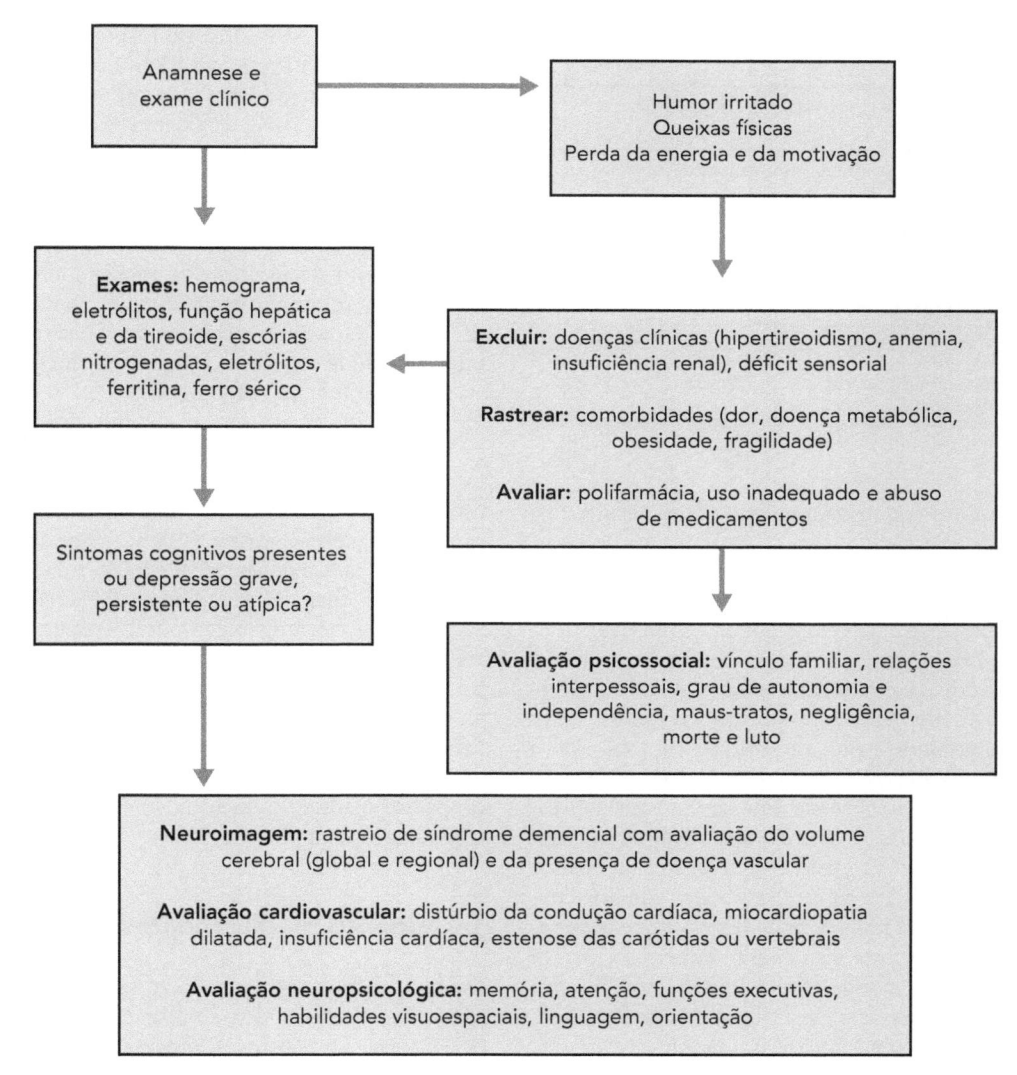

```
┌─────────────────┐         ┌──────────────────────────────┐
│  Anamnese e     │────────▶│      Humor irritado          │
│  exame clínico  │         │      Queixas físicas         │
└─────────────────┘         │ Perda da energia e da motivação│
         │                  └──────────────────────────────┘
         ▼                                  │
┌─────────────────────────┐                 ▼
│ Exames: hemograma,      │  ┌──────────────────────────────────────────┐
│ eletrólitos, função     │◀─│ Excluir: doenças clínicas (hipertireoidismo,│
│ hepática e da tireoide, │  │ anemia, insuficiência renal), déficit sensorial│
│ escórias nitrogenadas,  │  │                                          │
│ eletrólitos, ferritina, │  │ Rastrear: comorbidades (dor, doença      │
│ ferro sérico            │  │ metabólica, obesidade, fragilidade)      │
└─────────────────────────┘  │                                          │
         │                   │ Avaliar: polifarmácia, uso inadequado    │
         ▼                   │ e abuso de medicamentos                  │
┌─────────────────────────┐  └──────────────────────────────────────────┘
│ Sintomas cognitivos     │                  │
│ presentes ou depressão  │                  ▼
│ grave, persistente ou   │  ┌──────────────────────────────────────────┐
│ atípica?                │  │ Avaliação psicossocial: vínculo familiar,│
└─────────────────────────┘  │ relações interpessoais, grau de autonomia│
         │                   │ e independência, maus-tratos, negligência,│
         │                   │ morte e luto                             │
         ▼                   └──────────────────────────────────────────┘
┌────────────────────────────────────────────────────────────────────┐
│ Neuroimagem: rastreio de síndrome demencial com avaliação do       │
│ volume cerebral (global e regional) e da presença de doença vascular│
│                                                                    │
│ Avaliação cardiovascular: distúrbio da condução cardíaca,          │
│ miocardiopatia dilatada, insuficiência cardíaca, estenose das      │
│ carótidas ou vertebrais                                            │
│                                                                    │
│ Avaliação neuropsicológica: memória, atenção, funções executivas,  │
│ habilidades visuoespaciais, linguagem, orientação                  │
└────────────────────────────────────────────────────────────────────┘
```

Figura 19.1
Investigação inicial dos quadros de depressão geriátrica.

dem ter efeito protetor, evitando suicídio.[48] Os antidepressivos são a opção terapêutica com maior nível de evidência, embora alternativas como psicoterapias, exercício físico, antidepressivos associados a antipsicóticos e eletroconvulsoterapia (ECT) também tenham sido estudadas.[49] A evidência na direção da superioridade dos antidepressivos no tratamento da depressão em idosos é confrontada por algumas informações discrepantes encontradas na literatura. Em revisão sistemática recente, Tham e colaboradores[50] questionam o benefício do tratamento medicamentoso em idosos com depressão, reportando taxas de resposta e remissão comparáveis entre tratamento ativo e placebo. Entre

QUADRO 19.2 Diagnóstico diferencial da depressão geriátrica

Diagnóstico diferencial da depressão geriátrica
Demência de Alzheimer ou vascular
Estados confusionais (*delirium* hipoativo)
Demência frontotemporal
Uso nocivo, abuso ou dependência de benzodiazepínicos, polifarmácia
Síndromes paraneoplásicas, doenças autoimunes
Anemias, hipotireoidismo, distúrbio hidroeletrolítico

os fatores que podem explicar os resultados, são destacados o número limitado de estudos, a evidência de baixa/moderada qualidade, a exclusão, em estudos clínicos, de pacientes portadores de queixas cognitivas e comorbidades, os sujeitos com maior duração de doença e as formas mais graves de depressão. Em outra revisão abrangendo uma quantidade maior de estudos clínicos, Kok e Reynolds[49] relataram evidência consistente de benefício para tratamento com antidepressivos e ECT. De acordo com essa metanálise, que incluiu 51 estudos clínicos randomizados e controlados com placebo, em sujeitos com 55 anos ou mais, a taxa de resposta encontrada foi bastante semelhante àquela obtida em adultos com idade média de 42 anos.[49] O número necessário para tratar (NNT) de 6,7 entre idosos também foi comparável ao de coortes mais jovens (NNT = 6,1). A idade superior a 65 anos foi um aspecto associado a pior resposta ao tratamento nessa revisão, e a eficácia dos antidepressivos diminuiu com o aumento da idade.[49] Nessas metanálises, a idade avançada, a presença de comorbidades e a gravidade da doença foram fatores apontados como possivelmente relacionados às taxas de resposta, sugerindo a necessidade de estudos que foquem especificamente na predição de resposta.[49,50]

Segundo dados provenientes de revisão sistemática desenhada de modo específico para identificar preditores de resposta entre idosos, os fatores presentes na linha de base associados à pior resposta ao tratamento foram: idade avançada, maior gravidade de doença, melhora lenta, duração mais longa do episódio atual, comorbidade com transtornos de ansiedade, doença física concomitante e prejuízo na função executiva.[51] O reconhecimento de fatores que modifiquem a resposta ao tratamento pode auxiliar na identificação dos pacientes com pior prognóstico ou para os quais maiores esforços são necessários para obtenção de remissão.

A falha em obter remissão com a primeira linha de tratamento medicamentoso com inibidor seletivo da recaptação de serotonina (ISRS) e inibidor da recaptação de serotonina e norepinefrina (IRSN) entre idosos deprimidos alcança 55 a 81% dos sujeitos tratados, tornando fundamental conhecer algoritmos e estratégias terapêuticas sequenciais que abordem situações de resistência ao tratamento também nessa população.[52] Entre as estratégias de segunda linha, a potencialização com lítio ou aripiprazol, a adição de psicoterapia interpessoal (TIP) e a ECT foram propostas avaliadas em estudos duplo-cegos controlados com placebo.[52]

Tratamento medicamentoso

O objetivo do tratamento deve ser atingir a remissão completa dos sintomas, incluindo a resolução de sintomas residuais.[53] Assim como ocorre entre adultos, o risco de novos episódios da doença torna-se maior entre idosos com sintomas residuais e aqueles recuperados que permanecem com prejuízo funcional e/ou psicossocial.[53] Nesse cenário, deve-se considerar a adesão terapêutica um dos pilares do tratamento medicamentoso. Estigma em relação à doença, preocupações com eventos adversos, comorbidades e polifarmácia influenciam a busca e a adesão ao tratamento e devem ser abordados e discutidos com pacientes e familiares como parte do plano terapêutico.

O princípio básico da prescrição de antidepressivos em idosos é iniciar com doses baixas e aumentar paulatinamente até os níveis terapêuticos. Os ISRSs costumam ser a primeira opção de escolha, sobretudo citalopram, escitalopram e sertralina. Outras opções utilizadas são duloxetina, mirtazapina, venlafaxina, desvenlafaxina e bupropiona. Os antidepressivos tricíclicos (ADTs) são menos empregados por conta dos efeitos colaterais e perfil de segurança, e são reservados para casos resistentes ao tratamento com outros agentes, em especial a nortriptilina. Em alguns casos, pode-se potencializar o antidepressivo com antipsicóticos atípicos em pacientes agitados, psicóticos ou resistentes ao tratamento de primeira linha.[49]

Considerando os efeitos colaterais, há a tendência a melhor tolerabilidade entre os ISRSs. Alguns cuidados adicionais devem ser considerados, entre eles o potencial de interações medicamentosas (via CYP450) e outros eventos adversos comuns nesse grupo etário, tais como a hiponatremia (em torno de 10% dos idosos), o prolongamento do intervalo QT (citalopram), as quedas, a perda de peso, a disfunção sexual, a agitação, o sangramento gastrintestinal, a síndrome serotonérgica e os efeitos anticolinérgicos.

Um efeito colateral possivelmente relacionado aos ISRSs e que tem particular relevância na população idosa é a perda de massa óssea, que, por conseguinte, aumenta o risco de fraturas. O aumento do risco de fraturas vertebrais, de quadril e não vertebrais na população idosa ocorreu em 38, 47 e 42%, respectivamente, conforme dados provenientes de metanálise que avaliou o risco de fraturas e o uso de antidepressivos.[54] O uso de ISRSs esteve relacionado com a perda de densidade mineral óssea (DMO) na coluna lombar em idosos de acordo com dados de metanálise sobre o tema.[55] Os dados sobre DMO não são consistentes na literatura, pois, em estudos recentes, não foi encontrada associação entre perda de DMO e uso de ISRSs em mulheres idosas.[56] Os principais efeitos colaterais e recomendações de usos em idosos encontram-se resumidos na Tabela 19.2.

A recomendação de escolha de antidepressivos e tratamentos sequenciais em idosos ainda é pouco estabelecida na literatura. Os dados apontam taxas de resposta a um primeiro ensaio com antidepressivo entre 50 e 65%.[57] Em caso de falha com o uso de determinado medicamento em dose máxima tolerada e aprovada, deve-se decidir entre trocar o antidepressivo, associar um novo fármaco ao anterior ou potencializar o primeiro com outro agente.[49]

A potencialização com lítio em idosos tem evidência a partir um estudo clínico controlado com placebo com taxa de resposta de 42% (95% IC; 21 a 65%). Em relação ao aripiprazol, um ensaio clínico controlado com placebo com adição de aripiprazol (dose-alvo de 10 mg até o máximo de 15 mg ao dia) à venlafaxina em dose de 300 mg, em uma amostra de 181 pacientes, com idade média de 66 anos, resultou em taxa de remissão de 42 versus 29% com placebo (NNT = 6,6; 95% IC; 3,5 a 81,8). Os efeitos colaterais encontrados com mais frequência foram acatisia e parkinsonismo.[49,52]

O tempo de manutenção do tratamento, uma vez que a remissão foi alcançada, ainda é objeto de debate. Segundo protocolos de especialistas no assunto, é recomendável considerar a retirada do antidepressivo um ano após a remissão alcançada nos casos de primeiro episódio depressivo. Os pacientes que tiveram dois episódios de depressão devem continuar com a terapia por dois anos e, nos casos de três ou mais episódios, há indicação de uso do medicamento por tempo indefinido.[49,58] Outros fatores que influenciam na decisão de manutenção do tratamento são a preferência do paciente, a gravidade do episódio, a quantidade de esquemas necessários para se atingir a remissão, o número de anos entre episódios de depressão, a tolerabilidade do medicamento e a presença de fatores de risco para recorrência do quadro depressivo, como cronicidade, deficiência relacionada a doenças médicas e falta de apoio social. A manutenção do antidepressivo após remissão resultou em NNT igual a 3,6 (95% IC; 2,8 a 4,8) para evitar nova recaída.[49]

TABELA 19.2
Recomendações para uso de antidepressivos em idosos

Classe	Efeitos colaterais comuns	Observações
ISRSs		Exceto para citalopram, não é necessário redução da dose em idosos.
Citalopram	Náusea, vômitos, diarreia, dispepsia, disfunção sexual, hiponatremia	Prolongamento do intervalo QT, recomenda-se doses menores do que as utilizadas em adultos.
Escitalopram		
Paroxetina		Várias interações medicamentosas, atenção especial com anticoagulantes e medicamentos que afetam a função plaquetária.
Sertralina		
Fluoxetina		
IRSNs		Em geral, não é necessário reduzir a dose em idosos.
(Des)venlafaxina	Náusea, tontura, xerostomia, cefaleia	
Duloxetina	Náusea, xerostomia, sonolência, cefaleia	
ADTs		Iniciar e aumentar mais lentamente do que em adultos.
Amitriptilina	Sedação, xerostomia, constipação, hipotensão postural, taquicardia/arritmia	
Nortriptilina		
IMAOs		
Tranilcipromina	Hipotensão postural, distúrbios do sono	Poucas evidências em idosos. A restrição dietética pode limitar seu uso.
OUTROS		Em geral, não é necessário reduzir a dose em idosos.
Agomelatina	Ansiedade, cefaleia, tontura, sonolência	
Bupropiona	Tremor, tontura, cefaleia	
Mirtazapina	Aumento de apetite, ganho de peso, sonolência	
Vortioxetina	Náusea, perda de apetite, pesadelos	

ISRSs: inibidores seletivos da recaptação de serotonina; IMAOs: inibidores da monoaminoxidase; ADTs: antidepressivos tricíclicos.

Eletroconvulsoterapia

A ECT pode ser usada de forma segura e eficaz em idosos nos quadros depressivos graves ou resistentes ao tratamento, sendo também indicada para pacientes que obtiveram resposta terapêutica satisfatória no passado.[59]

A resposta à ECT costuma ser superior à ao medicamento, em torno de 60 a 80%,[60] sobretudo quando há sintomas catatoniformes ou psicóticos associados. A ECT costuma ser segura em idosos, e a relação de risco-benefício é favorável à sua aplicação.[61] Os principais efeitos colaterais estão relacionados às queixas cognitivas, sobretudo memória e o risco de desenvolvimento de demência. Os déficits cognitivos relacionados à memória são mais frequentes com o uso de eletrodos bilaterais e com o aumento no número de aplicações, mas costumam ter resolução espontânea em algumas semanas.[62] Em relação ao desenvolvimento de demência, em estudo de coorte de seguimento por cinco anos de 5.901 pacientes com transtorno do humor grave submetidos à ECT, o desenvolvimento de demência ocorreu em 3,6% daqueles que passaram pelo procedimento, em comparação a 3,1% daqueles que não receberam ECT. Os dados desse estudo sugerem que o procedimento não esteve associado ao aumento no risco de incidência de demência no seguimento de cinco anos.[63]

Intervenções psicológicas

A maioria das revisões sistemáticas sobre o tema inclui pacientes mais jovens, e a generalização dos resultados para a população mais idosa é incerta.

Em uma recente revisão sistemática, Jonsson e colaboradores[64] avaliaram 14 ensaios clínicos que abordavam diversas modalidades de psicoterapia como forma de tratamento da depressão/dos sintomas depressivos em pacientes de 65 anos ou mais. Os estudos incluíam a terapia de resolução de problemas, terapia cognitivo-comportamental (TCC) e a terapia de reminiscências/revisão de vida. Grande parte dos estudos avaliados foi classificada como de baixa qualidade de evidência (por conta de tamanho amostral, vieses, inconsistências), e a impressão global foi de que a abordagem baseada em resolução de problemas é eficaz e pode ser indicada em casos leves a moderados, como potencialização de antidepressivo, ou, na impossibilidade do tratamento medicamentoso, como monoterapia. Um fator pouco abordado nos estudos foi o impacto da cognição no sucesso do tratamento, mas como a terapia de resolução de problemas é uma intervenção menos complexa do que a TCC clássica, provavelmente seria mais adequada nesses casos. Os resultados com TCC e terapia de reminiscência também foram promissores, porém limitados devido ao pequeno número de estudos.[64]

Abordagens como a terapia em grupo e outros subtipos de psicoterapia não são recomendadas por um painel de especialistas em função da escassez de evidência científica. Técnicas de reabilitação e terapia ocupacional foram avaliadas em número suficiente de estudos e não são recomendadas pelos resultados ineficazes.[65]

Exercício físico

Uma recente revisão, contendo três metanálises, 16 estudos e quase 1.500 indivíduos, avaliou o impacto do exercício físico nos sintomas depressivos em idosos. De forma geral, o exercício físico reduz significativamente a intensidade dos sintomas depressivos, sobretudo a realização de exercícios físicos aeróbicos. Os autores recomendam que o exercício seja incluído como parte essencial do tratamento da depressão em idosos, já que, além de melhorar os sintomas da doença, previnem a doença cardiovascular e as quedas. Por fim, não houve relatos de eventos adversos sérios, portanto o exercício deve ser considerado intervenção segura nessa população.[66]

REFERÊNCIAS

1. Falagas ME, Vardakas KZ, Vergidis PI. Under-diagnosis of common chronic diseases: prevalence and impact on human health. Int J Clin Pract. 2007;61(9):1569-79.
2. Williams DR, González HM, Neighbors H, Nesse R, Abelson JM, Sweetman J, et al. Prevalence and distribution of major depressive disor-

der in African Americans, Caribbean blacks, and non-Hispanic whites: results from the National Survey of American Life. Arch Gen Psychiatry. 2007;64(3):305-15.
3. American Psychiatric Association. Diagnostic and statistical manual of mental disorders: DSM-5. 5th ed. Washington: APA; 2013.
4. Panza F, Frisardi V, Capurso C, D'Introno A, Colacicco AM, Imbimbo BP, et al. Late-life depression, mild cognitive impairment, and dementia: possible continuum? Am J Geriatr Psychiatry. 2010;18(2):98-116.
5. Keller MB, Boland RJ. Implications of failing to achieve successful long-term maintenance treatment of recurrent unipolar major depression. Biol Psychiatry. 1998;44(5):348-60.
6. Alexopoulos GS, Kiosses DN, Choi SJ, Murphy CF, Lim KO. Frontal white matter microstructure and treatment response of late-life depression: a preliminary study. Am J Psychiatry. 2002;159(11):1929-32.
7. Osborn DP, Fletcher AE, Smeeth L, Stirling S, Bulpitt CJ, Breeze E, et al. Factors associated with depression in a representative sample of 14 217 people aged 75 and over in the United Kingdom: results from the MRC trial of assessment and management of older people in the community. Int J Geriatr Psychiatry. 2003;18(7):623-30.
8. Steffens DC, Skoog I, Norton MC, Hart AD, Tschanz JT, Plassman BL, et al. Prevalence of depression and its treatment in an elderly population: the Cache County study. Arch Gen Psychiatry. 2000;57(6):601-7.
9. Barcelos-Ferreira R, Izbicki R, Steffens DC, Bottino CM. Depressive morbidity and gender in community-dwelling Brazilian elderly: systematic review and meta-analysis. Int Psychogeriatr. 2010;22(5):712-26.
10. Jongenelis K, Pot AM, Eisses AM, Beekman AT, Kluiter H, Ribbe MW. Prevalence and risk indicators of depression in elderly nursing home patients: the AGED study. J Affect Disord. 2004;83(2-3):135-42.
11. Abou-Saleh MT, Katona CLE, Kumar A. Principles and practice of geriatric psychiatry. 3rd ed. Hoboken: John Wiley & Sons; 2011.
12. Steinert C, Hofmann M, Kruse J, Leichsenring F. The prospective long-term course of adult depression in general practice and the community. A systematic literature review. J Affect Disord. 2014;152-154:65-75.
13. Licht-Strunk E, van der Windt DA, van Marwijk HW, de Haan M, Beekman AT. The prognosis of depression in older patients in general practice and the community. A systematic review. Fam Pract. 2007;24(2):168-80.
14. Eaton WW, Anthony JC, Gallo J, Cai G, Tien A, Romanoski A, et al. Natural history of diagnostic interview schedule/DSM-IV major depression. The Baltimore epidemiologic catchment area follow-up. Arch Gen Psychiatry. 1997;54(11):993-9.
15. Akiskal HS, McKinney WT Jr. Overview of recent research in depression. Integration of ten conceptual models into a comprehensive clinical frame. Arch Gen Psychiatry. 1975;32(3):285-305.
16. Alexopoulos GS. Depression in the elderly. Lancet. 2005;365(9475):1961-70.
17. Maletic V, Robinson M, Oakes T, Iyengar S, Ball SG, Russell J. Neurobiology of depression: an integrated view of key findings. Int J Clin Pract. 2007;61(12):2030-40.
18. Alexopoulos GS, Kelly RE Jr. Research advances in geriatric depression. World Psychiatry. 2009;8(3):140-9.
19. Murphy M, O'Leary E. Depression, cognitive reserve and memory performance in older adults. Int J Geriatr Psychiatry. 2010;25(7):665-71.
20. Murphy E, Smith R, Lindesay J, Slattery J. Increased mortality rates in late-life depression. Br J Psychiatry. 1988;152:347-53.
21. Diniz BS, Butters MA, Albert SM, Dew MA, Reynolds CF 3rd. Late-life depression and risk of vascular dementia and Alzheimer's disease: systematic review and meta-analysis of community-based cohort studies. Br J Psychiatry. 2013;202(5):329-35.
22. aan het Rot M, Mathew SJ, Charney DS. Neurobiological mechanisms in major depressive disorder. CMAJ. 2009;180(3):305-13.
23. Alexopoulos GS, Meyers BS, Young RC, Campbell S, Silbersweig D, Charlson M. 'Vascular depression' hypothesis. Arch Gen Psychiatry. 1997;54(10):915-22.
24. Rajkowska G, Miguel-Hidalgo JJ, Dubey P, Stockmeier CA, Krishnan RR. Prominent reduction in pyramidal neurons density in the orbitofrontal cortex of elderly depressed patients. Biol Psychiatry. 2005;58(4):297-306.
25. Auning E, Selnes P, Grambaite R, Šaltytė Benth J, Haram A, Løvli Stav A, et al. Neurobiological correlates of depressive symptoms in people with subjective and mild cognitive impairment. Acta Psychiatr Scand. 2015;131(2):139-47.
26. MacQueen GM, Campbell S, McEwen BS, Macdonald K, Amano S, Joffe RT, et al. Course of illness, hippocampal function, and hippocampal volume in major depression. Proc Natl Acad Sci U S A. 2003;100(3):1387-92.
27. Khandai AC, Aizenstein HJ. Recent advances in neuroimaging biomarkers in geriatric psychiatry. Curr Psychiatry Rep. 2013;15(6):360.
28. Mettenburg JM, Benzinger TL, Shimony JS, Snyder AZ, Sheline YI. Diminished performance on neuropsychological testing in late life depression is correlated with microstructu-

ral white matter abnormalities. Neuroimage. 2012;60(4):2182-90.
29. Barnes DE, Alexopoulos GS, Lopez OL, Williamson JD, Yaffe K. Depressive symptoms, vascular disease, and mild cognitive impairment: findings from the cardiovascular health study. Arch Gen Psychiatry. 2006;63(3):273-9.
30. Anisman H. Cascading effects of stressors and inflammatory immune system activation: implications for major depressive disorder. J Psychiatry Neurosci. 2009;34(1):4-20.
31. Carvalho AF, Miskowiak KK, Hyphantis TN, Kohler CA, Alves GS, Bortolato B, et al. Cognitive dysfunction in depression: pathophysiology and novel targets. CNS Neurol Disord Drug Targets. 2014;13(10):1819-35.
32. Hatzinger M, Hemmeter UM, Baumann K, Brand S, Holsboer-Trachsler E. The combined DEX-CRH test in treatment course and long-term outcome of major depression. J Psychiatr Res. 2002;36(5):287-97.
33. Diniz BS, Nunes PV, Machado-Vieira R, Forlenza OV. Current pharmacological approaches and perspectives in the treatment of geriatric mood disorders. Curr Opin Psychiatry. 2011;24(6):473-7.
34. Zahodne LB, Stern Y, Manly JJ. Depressive symptoms precede memory decline, but not vice versa, in non-demented older adults. J Am Geriatr Soc. 2014;62(1):130-4.
35. Rapp MA, Dahlman K, Sano M, Grossman HT, Haroutunian V, Gorman JM. Neuropsychological differences between late-onset and recurrent geriatric major depression. Am J Psychiatry. 2005;162(4):691-8.
36. Saczynski JS, Beiser A, Seshadri S, Auerbach S, Wolf PA, Au R. Depressive symptoms and risk of dementia: the Framingham Heart Study. Neurology. 2010;75(1):35-41.
37. Dombrovski AY, Szanto K, Duberstein P, Conner KR, Houck PR, Conwell Y. Sex differences in correlates of suicide attempt lethality in late life. Am J Geriatr Psychiatry. 2008;16(11):905-13.
38. Waern M, Rubenowitz E, Runeson B, Skoog I, Wilhelmson K, Allebeck P. Burden of illness and suicide in elderly people: case-control study. BMJ. 2002;324(7350):1355.
39. Turvey CL, Conwell Y, Jones MP, Phillips C, Simonsick E, Pearson JL, et al. Risk factors for late-life suicide: a prospective, community-based study. Am J Geriatr Psychiatry. 2002;10(4):398-406.
40. Alexopoulos GS, Chester JG. Outcomes of geriatric depression. Clin Geriatr Med. 1992;8(2):363-76.
41. Dhondt TD, Beekman AT, Deeg DJ, Van Tilburg W. Iatrogenic depression in the elderly. Results from a community-based study in the Netherlands. Soc Psychiatry Psychiatr Epidemiol. 2002;37(8):393-8.
42. Nasreddine ZS, Phillips NA, Bédirian V, Charbonneau S, Whitehead V, Collin I, et al. The Montreal Cognitive Assessment, MoCA: a brief screening tool for mild cognitive impairment. J Am Geriatr Soc. 2005;53(4):695-9.
43. Charlson M, Peterson JC. Medical comorbidity and late life depression: what is known and what are the unmet needs? Biol Psychiatry. 2002;52(3):226-35.
44. Phelan E, Williams B, Meeker K, Bonn K, Frederick J, LoGerfo J, et al. A study of the diagnostic accuracy of the PHQ-9 in primary care elderly. BMC Fam Pract [Internet]. 2010 [capturado em 4 maio 2018];11(1):63. Disponível em: http://bmcfampract.biomedcentral.com/articles/10.1186/1471-2296-11-63.
45. Mitchell AJ, Subramaniam H. Prognosis of depression in old age compared to middle age: a systematic review of comparative studies. Am J Psychiatry. 2005;162(9):1588-601.
46. Pollock BG. The pharmacokinetic imperative in late-life depression. J Clin Psychopharmacol. 2005;25(4 Suppl 1):S19-23.
47. Cipriani A, Furukawa TA, Salanti G, Chaimani A, Atkinson LZ, Ogawa Y, et al. Comparative efficacy and acceptability of 21 antidepressant drugs for the acute treatment of adults with major depressive disorder: a systematic review and network meta-analysis. Lancet. 2018;391(10128):1357-66.
48. Alexopoulos GS. Pharmacotherapy for late-life depression. J Clin Psychiatry. 2011;72(1):e04.
49. Kok RM, Reynolds CF 3rd. Management of depression in older adults: a review. JAMA. 2017;317(20):2114-22.
50. Tham A, Jonsson U, Andersson G, Söderlund A, Allard P, Bertilsson G. Efficacy and tolerability of antidepressants in people aged 65 years or older with major depressive disorder: a systematic review and a meta-analysis. J Affect Disord. 2016;205:1-12.
51. Tunvirachaisakul C, Gould RL, Coulson MC, Ward EV, Reynolds G, Gathercole RL, et al. Predictors of treatment outcome in depression in later life: a systematic review and meta-analysis. J Affect Disord. 2018;227:164-82.
52. Lenze EJ, Mulsant BH, Blumberger DM, Karp JF, Newcomer JW, Anderson SJ, et al. Efficacy, safety, and tolerability of augmentation pharmacotherapy with aripiprazole for treatment-resistant depression in late life: a randomised, double-blind, placebo-controlled trial. Lancet. 2015;386(10011):2404-12.
53. Kupfer DJ. Achieving adequate outcomes in geriatric depression: standardized criteria for remission. J Clin Psychopharmacol. 2005;25(4 Suppl 1):S24-8.

54. Rabenda V, Nicolet D, Beaudart C, Bruyère O, Reginster JY. Relationship between use of antidepressants and risk of fractures: a meta-analysis. Osteoporos Int. 2013;24(1):121-37.
55. Zhou C, Fang L, Chen Y, Zhong J, Wang H, Xie P. Effect of selective serotonin reuptake inhibitors on bone mineral density: a systematic review and meta-analysis. Osteoporos Int. 2018;29(6):1243-51.
56. Saraykar S, John V, Cao B, Hnatow M, Ambrose CG, Rianon N. Association of selective serotonin reuptake inhibitors and bone mineral density in elderly women. J Clin Densitom. 2018;21(2):193-9.
57. Taylor WD, Doraiswamy PM. A systematic review of antidepressant placebo-controlled trials for geriatric depression: limitations of current data and directions for the future. Neuropsychopharmacology. 2004;29(12):2285-99.
58. Alexopoulos GS, Katz IR, Reynolds CF 3rd, Carpenter D, Docherty JP. The expert consensus guideline series: pharmacotherapy of depressive disorders in older patients. Postgrad Med. 2001;(Spec No pharmacotherapy):1-86.
59. Flint AJ, Gagnon N. Effective use of electroconvulsive therapy in late-life depression. Can J Psychiatry. 2002;47(8):734-41.
60. UK ECT Review Group. Efficacy and safety of electroconvulsive therapy in depressive disorders: a systematic review and meta-analysis. Lancet. 2003;361(9360):799-808.
61. van der Wurff FB, Stek ML, Hoogendijk WJ, Beekman AT. The efficacy and safety of ECT in depressed older adults: a literature review. Int J Geriatr Psychiatry. 2003;18(10):894-904.
62. Semkovska M, McLoughlin DM. Objective cognitive performance associated with electroconvulsive therapy for depression: a systematic review and meta-analysis. Biol Psychiatry. 2010;68(6):568-77.
63. Osler M, Rozing MP, Christensen GT, Andersen PK, Jørgensen MB. Electroconvulsive therapy and risk of dementia in patients with affective disorders: a cohort study. Lancet Psychiatry. 2018;5(4):348-356.
64. Jonsson U, Bertilsson G, Allard P, Gyllensvärd H, Söderlund A, Tham A, et al. Psychological treatment of depression in people aged 65 years and over: a systematic review of efficacy, safety, and cost-effectiveness. PLoS One. 2016;11(8):e0160859.
65. Steinman LE, Frederick JT, Prohaska T, Satariano WA, Dornberg-Lee S, Fisher R, et al. Recommendations for treating depression in community-based older adults. Am J Prev Med. 2007;33(3):175-81.
66. Catalan-Matamoros D, Gomez-Conesa A, Stubbs B, Vancampfort D. Exercise improves depressive symptoms in older adults: an umbrella review of systematic reviews and meta-analyses. Psychiatry Res. 2016;244:202-9.

20

Depressão resistente ao tratamento

Walter dos Santos Gonçalves
Jose Carlos Appolinario
Michelle N. Levitan
Antonio Egidio Nardi

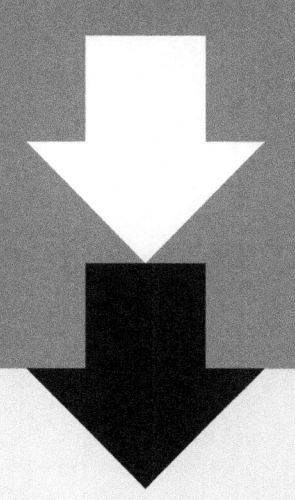

INTRODUÇÃO

Existem diversas conceituações distintas acerca do diagnóstico de depressão resistente ao tratamento (DRT). De forma geral, o paciente é considerado resistente ao tratamento quando não obtém uma resposta terapêutica adequada apesar do uso correto dos medicamentos antidepressivos vigentes.[1] Por ser um conceito geral e pouco preciso, vários algoritmos surgiram para auxiliar o profissional da saúde a identificar a resistência ao tratamento.[2] Na prática, a maioria dos autores considera resistência ao tratamento, a ausência de resposta terapêutica satisfatória após o uso de dois antidepressivos sequenciais (no episódio depressivo atual), que foram administrados em dose igual ou superior à mínima efetiva preconizada em bula e por no mínimo seis semanas.[1]

EPIDEMIOLOGIA

Como esperado, a prevalência de pacientes com DRT é bastante variada, devido às diferentes conceituações do termo. Um estudo de 2014, denominado Insight, que teve como um de seus objetivos avaliar a prevalência de DRT, observou uma taxa de 21% de resistência ao tratamento em 1.212 pacientes deprimidos na atenção primária do Canadá. Nesse estudo, foi também observado que os pacientes resistentes ao tratamento possuíam episódios depressivos mais longos, faziam uso de maior quantidade de medicamentos psiquiátricos e clínicos, bem como apresentavam mais efeitos colaterais aos antidepressivos.[3]

Diferentemente do Insight, no estudo Sequenced Treatment Alternatives to Relieve Depression (STAR*D), a prevalência de não respondedores foi ainda mais elevada. Como um dos estudos pioneiros na avaliação da evolução dos pacientes com depressão, o STAR*D consistiu na realização de intervenções terapêuticas sequenciais, divididas em quatro fases, nessa população. Cada fase possuía modelos terapêuticos intervencionais distintos, sendo cada vez mais complexos em caso de não remissão dos sintomas. O STAR*D observou, por exemplo, que apenas 25% dos pacientes que não remitiram os sintomas com o uso de citalopram (fase 1) obtiveram remissão após a troca do antidepressivo na fase 2 do estudo.[4] No entanto, ao se considerar as quatro fases intervencionais, a taxa de remissão aumenta, contemplando cerca de dois terços dos pacientes deprimidos.[5] Cabe ressaltar que o STAR*D avaliou pacientes tanto de atenção primária quanto de clínicas especializadas, diferentemente do trabalho canadense, que apenas analisou população atendida em nível primário.

Atualmente, sabe-se que algumas condições aumentam o risco de desenvolvimento de depressão resistente. Além das comorbidades médicas e psiquiátrica (citadas em tópico separado), algumas características da depressão estão associadas à resistência farmacológica. Transtornos depressivos com características melancólicas, início dos sintomas antes dos 18 anos, episódios recorrentes, quadros de maior gravidade, hospitalizações prévias, ausência de resposta terapêutica ao primeiro antidepressivo e risco de suicídio em curso são fatores independentes associados ao desenvolvimento de DRT.[6] É importante destacar que um dos fatores responsáveis pelo aumento de mortalidade nessa população foi o suicídio. O risco de suicídio em DRT foi o dobro em comparação a deprimidos não resistentes (27-31 vs. 15%).[7]

Apesar do pior prognóstico em comparação com deprimidos não resistentes, a presença de determinados sintomas pode influenciar o desfecho de pacientes com DRT. A anedonia, por exemplo, se apresenta como um fator prognóstico negativo relevante em adolescentes com DRT, predizendo menores períodos livres de depressão. Esse sintoma, portanto, torna-se um importante alvo terapêutico para melhor desfecho clínico dos pacientes.[8] No entanto, alguns fatores são indicativos de melhor prognóstico em pacientes deprimidos, tais como presença de pensamento positivo (otimismo e autoconfiança), retorno do paciente a seu "eu" normal, assim como retomada do funcionamento social.[9]

COMORBIDADES

Doenças clínicas

Muitas vezes negligenciada pelos psiquiatras, determinadas patologias orgânicas são importantes causadoras de pseudorresistência, sendo as doenças endocrinológicas, como hipotireoidismo, doença de Cushing e doença de Addison, as mais estudadas. Uma revisão sobre depressão e doenças tireoidianas, por exemplo, observou que 52% dos pacientes com depressão resistente possuíam hipotireoidismo subclínico. Outras patologias, como vírus da imunodeficiência humana [HIV], câncer, doença coronariana, diabetes e dor crônica, também podem contribuir para a DRT, caso não tenham sido diagnosticadas e tratadas adequadamente. No entanto, nem sempre a doença clínica é a causa de resistência, mas sim seu tratamento. O uso crônico de determinados medicamentos como glicocorticoides e anti-hipertensivos são responsáveis, por vezes, pelo aparecimento e pela piora dos sintomas depressivos, dificultando o tratamento dos pacientes.[10]

Transtornos mentais

Após descartada a existência de baixa adesão terapêutica, comorbidades clínicas e tratamento inadequado do quadro depressivo, torna-se necessária a avaliação da presença de comorbidades psiquiátricas que possam estar dificultando a resposta terapêutica. O estudo Insight, já mencionado, detectou um aumento na prevalência de transtornos dos eixos I e II da quarta edição do *Manual diagnóstico e estatístico de transtornos mentais* (DSM-IV) comórbidos nos pacientes resistentes ao tratamento, sendo os mais comuns os de ansiedade, os de uso de substância e os da personalidade (cerca de 30%) dos grupos B e C.[3]

Também é essencial prestar atenção na possibilidade de quadros resistentes serem, na realidade, depressões bipolares em pacientes ainda não diagnosticados com transtorno bipolar. Atualmente, na literatura, foram encontrados indícios que já corroboram tal associação.[11]

TRATAMENTOS BIOLÓGICOS

Tratamentos farmacológicos

Como já mencionado, antes de se iniciar o tratamento farmacológico para depressão resistente, é necessário avaliar e tratar as possíveis causas de pseudorresistência. Não adesão, depressão induzida por substâncias, comorbidades somáticas ou psiquiátricas não reconhecidas, diagnóstico errôneo de depressão em pacientes com doença somática ou outra doença psiquiátrica, tratamento incorreto, ganho secundário com a doença e fatores psicossociais não conhecidos que causam ou mantêm a depressão são alguns causadores potenciais de pseudorresistência.[12]

Atualmente, os protocolos de tratamento de depressão resistente englobam quatro formas distintas de ação: 1) utilizar doses elevadas do antidepressivo em uso, 2) substituir o antidepressivo por outro, 3) combinar dois antidepressivos; ou 4) potencializá-los com outros medicamentos. A otimização do medicamento antidepressivo na ausência de resposta satisfatória com doses menores é prática comum da clínica psiquiátrica. No entanto, uma revisão sistemática de 2005 mostrou que apenas altas doses de antidepressivos tricíclicos (ADTs) e de inibidores da monoaminoxidase (IMAOs) forneceram maior resposta terapêutica, enquanto o mesmo não ocorreu com os inibidores da recaptação de serotonina (IRSs) quando resposta e uso de doses medianas ou elevadas foram analisadas comparativamente.[13]

A estratégia de troca de antidepressivos, apesar de também ser frequentemente utilizada, ainda carece de maiores validações na literatura. Mesmo com a existência de estudos que confirmem a vantagem na troca do antidepressivo,[14] há pesquisas que não corroboram essa afirmativa, como um estudo de Souery e colaboradores,[15] realizado em 2011, e uma metanálise executada em 2010.[16] No entanto, apesar de controverso, uma das mais importantes *guidelines* de tratamento utilizadas atualmente, a Canadian Network for Mood and Anxiety Treatments (CANMAT), em sua versão de 2016, ainda recomenda a substituição por outro antidepressivo como estratégia terapêutica em pacientes com resposta inadequada a um antidepressivo inicial.[17]

Assim como na troca, a combinação de antidepressivos também possui resultados conflitantes na literatura. Um estudo grande, randomizado, realizado por Rush e colaboradores,[18] em 2011, não mostrou, por exemplo, diferença estatisticamente significativa entre monoterapia e terapia combinada. Entretanto, outros estudos já relataram vantagens de determinadas combinações, principalmente em associações entre fármacos com mecanismos de ação distintos, como mirtazapina e paroxetina, mirtazapina e venlafaxina, mirtazapina e fluoxetina, mirtazapina e bupropiona, entre outras.[19] Cabe ressaltar que as combinações, por vezes, não têm por objetivo a melhora do quadro depressivo, mas sim o alívio de eventuais sintomas residuais (p. ex., trazodona para insônia)[20] ou a minimização de efeitos adversos (p. ex., bupropiona para disfunção sexual induzida por IRSs).[21]

Antes de apresentar as diferentes estratégias de potencialização de antidepressivos, é importante discutir sobre o uso de IMAOs. Apesar de seu uso ser limitado devido a eventos adversos potencialmente graves, esses fármacos apresentam muitos benefícios para pacientes com depressão resistente. Apesar de controverso, há casos de sucesso terapêutico com baixa incidência de efeitos colaterais na combinação de IMAOs e ADTs. Para tanto, o antidepressivo deve ser iniciado antes ou durante a administração do IMAO, sendo a única contraindicação o uso de clomipramina, devido a sua potente inibição da recaptação de serotonina.[22]

Lítio

Diversas estratégias de potencialização são utilizadas nos pacientes com DRT. Um dos medicamentos mais utilizados, principalmente no Brasil, é o lítio. Em uma metanálise de 2014, a potencialização de ADTs e IRSs com lítio mostrou-se bastante eficaz, apresentando um número necessário para tratar (NNT) de 5.[23] Esse número é bastante expressivo, principalmente quando comparado à potencialização com antipsicóticos atípicos, cujo NNT, em estudo de 2009, foi de 9.[24]

Hormônio tireoidiano

Assim como os estudos de potencialização com lítio, os artigos envolvendo essa estratégia com hormônio tireoidiano são mais antigos. A maioria desses estudos usou a combinação de hormônios tireoidianos com ADTs. O uso do hormônio tri-iodotironina (T3) recebeu destaque após um trabalho de Goodwin e colaboradores,[25] que relatou uma resposta clínica rápida em pacientes que não haviam respondido a apenas um ensaio terapêutico adequado com ADT. Esses dados foram posteriormente confirmados em metanálises, como a de Aronson e colaboradores[26] e a de Altshuler e colaboradores,[27] apesar da amostra desses estudos serem pequenas.

O mesmo padrão de melhora foi observado na segunda fase do estudo STAR*D, no qual as taxas de remissão e resposta com o uso de T3 (doses entre 25 e 50 μg/dia) foram semelhantes à dos pacientes que receberam tratamento com lítio como potencializador.[5] É importante destacar que, apesar de o Brasil utilizar o hormônio tiroxina (T4) como potencializador no lugar do T3, existem poucos estudos comparativos entre eles na literatura, sendo sua eficácia aparentemente menor, conforme apontado por um estudo publicado em 1990.[28]

Antipsicóticos atípicos

Os ADTs são os agentes de potencialização mais estudados para pacientes com DRT. Atualmente, os únicos antipsicóticos aprovados como potencializadores pela Food and Drug Administration (FDA) são a olanzapina, a quetiapina, o aripiprazol e o brexpiprazol (ainda não disponível no Brasil).[29] Entretanto, nenhum deles é aprovado como monoterapia para depressão.

Uma metanálise de 2015 avaliou 11 estratégias distintas de potencialização dos antidepressivos. Nesse estudo, a quetiapina, o aripiprazol, o lítio e o hormônio T3 se mostraram mais eficazes do que o placebo. Entre eles, o aripiprazol e a quetiapina apresentaram maior evidência de eficácia do que o lítio e o hormônio T3; no entanto, desses quatros medicamentos, o hormônio T3 foi o que apresentou melhor tolerabilidade.[30] Já em metanálise recente, a potencialização com risperidona (0,25 a 2 mg/dia) e quetiapina (800 mg/dia) apresentou melhor resposta do que outros antipsicóticos.[31] É importante ressaltar que se deve avaliar sempre os efeitos adversos do uso dessas associações, tanto em curto quanto em longo prazo, principalmente com relação aos antipsicóticos que, em sua maioria, aumentam os riscos de distúrbios cardiometabólicos, entre outros efeitos colaterais.[32]

Psicoestimulantes

Apesar de utilizado por alguns psiquiatras como potencializadores, principalmente para casos de anergia e retardo psicomotor, o uso de psicoestimulantes ainda carece de maior validação científica. Embora Fawcett e colaboradores,[33] em 1991, tenham observado eficácia com a associação entre IMAO e psicoestimulantes em uma série de casos, isso acabou por não ser replicado nos estudos mais recentes. Dois ensaios clínicos randomizados atuais, que avaliaram a associação entre metilfenidato e antidepressivos, não mostraram, por exemplo, benefício estatisticamente significativo.[34,35]

A utilização do modafinil, diferentemente do metilfenidato, já apresentou algumas vantagens em casos de DRT. Apesar de não ser efetivo no tratamento da depressão *per se*, seu uso mostrou eficácia na melhora de determinados sintomas residuais, como fadiga e sonolência. Contudo, como o modafinil não apresentou melhora do quadro depressivo geral, seu uso como potencializador no tratamento de depressão também não é recomendado.[36-38]

Em 2013, um estudo promissor de Trivedi e colaboradores[39] mostrou que a potencialização com lisdexanfetamina seria capaz de trazer benefícios em pacientes que não remitiram os sintomas depressivos com o uso de escitalopram. No entanto, tal resultado não se repetiu em ensaios clínicos posteriores. Em 2016 e 2017, dois estudos realizados por Richards e colaboradores[40,41] não observaram resposta superior ao placebo no uso da lisdexanfetamina como potencializador em pacientes com resposta inadequada ao uso de antidepressivos.

Outros medicamentos

Muitos outros medicamentos já foram testados como potencializadores, entre eles a buspirona, a lamotrigina, a memantina e o pindolol. Na maioria das revisões e metanálises realizadas, esses fármacos apresentaram resultados negativos ou conflitantes na DRT. Cabe destacar, no entanto, que, em 2004, uma metanálise constatou que o uso do pindolol acelerou o processo de resposta ao antidepressivo nessa população, apesar de o efeito final não ter sido superior ao do grupo que havia recebido placebo.[39]

Neuroestimulação

A eletroconvulsoterapia (ECT) é considerada, ainda na atualidade, o método mais eficaz no tratamento de DRT, com taxas de resposta entre 50 e 85% em geral. No entanto, as taxas de recaída nessa população são elevadas, podendo chegar a 80% dentro dos primeiros seis meses nos casos em que a terapia medicamentosa não foi mantida após sucesso terapêutico inicial. É importante destacar que as taxas de remissão com ECT foram significativamente maiores em pacientes sem falência terapêutica prévia em comparação àqueles com má resposta a antidepressivos. Foi constatado, inclusive, que o adiamento do procedimento por muito tempo e após vários ensaios terapêuticos aumenta as chances de pior resposta ao procedimento.[42]

A estimulação magnética transcraniana (EMT) e a estimulação do nervo vago (ENV) são as mais novas modalidades aprovadas pela FDA para o tratamento de DRT. A EMT, aprovada em 2008, consiste em um aparelho que gera campos magnéticos que induzem uma corrente elétrica em determinada área do córtex cerebral. Com relação a sua eficácia em pacientes com DRT, a EMT mostrou resultados significativos, como fora evidenciado em metanálise recente de 2017. Todavia, seu resultado se apresentou inferior ao da ECT, conforme observado em outros artigos.[31,43]

A ENV também recebeu aprovação para DRT pela FDA recentemente (2005), sendo direcionada a casos de falência terapêutica a pelo menos quatro antidepressivos. O aparelho é implantado na parede do tórax esquerdo e conectado com o nervo vago esquerdo. O tempo de duração do procedimento é em torno de 1 a 2 horas, e se utiliza anestesia local ou geral. A ENV não é indicada para casos de exacerbação aguda de sintomas depressivos, uma vez que seus efeitos só são percebidos no longo prazo (meses). No geral, o NNT encontra-se entre 4 a 10, o que é um valor significativo quando considerado o alto grau de resistência ao tratamento de portadores de depressão.[43]

TRATAMENTOS NÃO BIOLÓGICOS

Psicoterapia

Diversos modelos psicoterapêuticos já foram estudados em adultos com transtorno depressivo maior (TDM), sendo o modelo cognitivo-comportamental atualmente uns dos mais estudados em pacientes resistentes ao tratamento. Um artigo de 2017 com 80 pacientes mostrou que a terapia cognitivo-comportamental (TCC) é eficaz como método complementar ao tratamento convencional para pacientes com DRT.[44] Além de eficaz, sua prática associada ao tratamento farmacológico ocasiona maiores índices de adesão terapêutica em pacientes deprimidos, assim como menores taxas de recaídas após o encerramento da psicoterapia (em comparação ao término da farmacoterapia).[45]

Atualmente, novas formas de psicoterapia estão em desenvolvimento para pacientes com DRT. No ambulatório de pesquisa em Depressão Resistente ao Tratamento (DeReTrat) do Instituto de Psiquiatria da Universidade Federal do Rio de Janeiro (IPUB-UFRJ), estudos com TCC baseada em *mindfulness* (atenção plena) estão sendo realizados. Essa modalidade psicoterapêutica vem mostrando eficácia no tratamento de DRT, como observado em um estudo randomizado de 2016, que evidenciou uma resposta significativa dos sintomas depressivos em comparação ao grupo que havia recebido placebo. No entanto, é importante ressaltar que o mesmo não foi observado ao se compararem as taxas de remissão entre os grupos.[46]

Atividade física

Apesar do exercício isolado não possuir evidência consistente de eficácia no tratamento de TDM, uma revisão sistemática de Mura e colaboradores,[47] em 2014, demonstrou que a prática de atividades físicas aeróbicas são úteis em potencializar a ação dos antidepressivos. A maioria dos estudos inclusos e avaliados na revisão utilizou caminhadas com duração de 30 a 45 minutos, cinco vezes por semana. O principal mecanismo postulado para tal benefício seria a indução de neurogênese pelo aumento de expressão do fator neurotrófico derivado do cérebro (BDNF), conforme demonstrado em pesquisas anteriores.[47]

PERSPECTIVAS FUTURAS

Devido aos altos índices de DRT mesmo com as modalidades terapêuticas existentes, grande parte das pesquisas está concentrada na busca por novos alvos terapêuticos para o tratamento dessa condição. Portanto, muitos fármacos cujos mecanismos de ação não estão associados diretamente aos neurotransmissores monoaminérgicos vêm sendo alvo de estudos.

Moduladores glutamatérgicos

A hipótese glutamatérgica da depressão sugere a utilização potencial de intervenções tanto diretas (p. ex., cetamina e riluzol) quanto indiretas (p. ex., escopolamina) na modulação da função glutamatérgica em indivíduos com TDM.[48] A cetamina é um medicamento antagonista do receptor N-metil-D-aspartato (NMDA) utilizado principalmente como anestésico, no entanto seu exato mecanismo de ação antidepressiva ainda é desconhecido. Estudos duplos-cegos, controlados e randomizados com cetamina intravenosa foram realizados, demonstrando melhora rápida (em 110 minutos) e consistente de sintomas, assim como baixa duração de seus efeitos (aproximadamente sete dias). Além disso, foram notadas reduções rápidas de ideação suicida e de anedonia, sintomas reconhecidamente difíceis de tratar.[49] Uma metanálise recente de 2017 demonstrou superioridade do uso da cetamina em comparação a outras estratégias farmacológicas e somáticas no tratamento de DRT. Entretanto, cabe ressaltar que os estudos com a cetamina, até então, apresentam algumas limitações, como, por exemplo, um baixo "n" amostral, e a ausência de dados de longo prazo.[31]

Recentemente, a forma de liberação intranasal da cetamina vem sendo considerada promissora no tratamento de depressão resistente. Por isso, atualmente, a escetamina, um S-enanciômetro da cetamina, encontra-se em fase III de estudo. A vantagem de seu uso se deve ao perfil de efeitos colaterais menos intensos e também à facilidade de administração quando comparada à formulação intravenosa. Em um pequeno ensaio clínico, uma redução expressiva dos sintomas depressivos foi observada em 24 horas após a administração do medicamento em comparação ao placebo. No entanto, esse efeito deixou de se tornar significativo após 72 horas da administração de escetamina.[49]

Outros agentes com mecanismos de ação voltados para modulação glutamatérgica, tais como lanicemina, óxido nítrico, riluzol,

MK-0657, GLYX-13 e AVP-786, encontram-se sob estudo. Contudo, ainda estão em fase II de pesquisa ou possuem baixo nível de evidência de resposta.[49]

Outros agentes

Diversos outros ensaios clínicos vêm sendo realizados com base em outras hipóteses etiológicas para depressão. Atualmente, tem sido estudada para o tratamento de depressão resistente a utilização de imunomoduladores anti-inflamatórios, como o infliximabe, assim como fármacos com ação moduladora do sistema opioide, como o ALKS-5461 (combinação de buprenorfina e samidorfan), que se encontra em fase III de estudo. Agentes como psilocibina e *ayahuasca* também apresentam resultados promissores na redução de sintomas depressivos em longo prazo. Em paralelo a essas estratégias farmacológicas, também se encontram sob desenvolvimento alternativas no campo da neuromodulação, como a estimulação cerebral profunda e a magnetoconvulsoterapia. É importante ressaltar que essas abordagens ainda carecem de evidências mais consistentes que justifiquem seu uso sistemático em pacientes com DRT.

CONSIDERAÇÕES FINAIS

A DRT ainda é um transtorno de alta prevalência, gravidade e de grande impacto na qualidade de vida dos pacientes. No entanto, nos últimos anos, houve um grande avanço na compreensão desse transtorno, assim como o desenvolvimento de novas estratégias terapêuticas que visem tratá-lo. Apesar de muitas delas ainda encontrarem-se sob desenvolvimento, ou serem inacessíveis à maioria da população devido ao alto custo e à baixa disponibilidade (principalmente nos serviços públicos no Brasil), cada vez mais o arsenal terapêutico dos psiquiatras vem aumentando, o que permite maior conforto e qualidade de vida para os pacientes.

REFERÊNCIAS

1. Berlim MT, Turecki G. Definition, assessment, and staging of treatment-resistant refractory major depression: a review of current concepts and methods. Can J Psychiatry. 2007;52(1): 46-54.
2. Ruhé HG, Van Rooijen G, Spijker J, Peeters FPML, Schene AH. Staging methods for treatment resistant depression: a systematic review. J Affect Disord. 2012;137(1-3):35-45.
3. Rizvi SJ, Grima E, Tan M, Rotzinger S, Lin P, McIntyre RS, et al. Treatment-resistant depression in primary care across Canada. Can J Psychiatry [Internet]. 2014 [capturado em 9 jul. 2018];59(7):349-57. Disponível em: http://www.pubmedcentral.nih.gov/articlerender.fcgi?artid=4086317&tool=pmcentrez&rendertype=abstract.
4. Rush AJ, Trivedi MH, Wisniewski SR, Stewart JW, Nierenberg AA, Thase ME, et al. Bupropion-SR, Sertraline, or Venlafaxine-XR after failure of SSRIs for depression. N Engl J Med [Internet]. 2006 [capturado em 9 jul. 2018];354:1231-42. Disponível em: http://www.nejm.org/doi/abs/10.1056/NEJMoa052963.
5. Gaynes BN, Warden D, Trivedi MH, Wisniewski SR, Fava M, Rush AJ. What did STAR*D teach us? Results from a large-scale, practical, clinical trial for patients with depression. Psychiatr Serv. 2009;60(11):1439-45.
6. Souery D, Oswald P, Massat I, Bailer U, Bollen J, Demyttenaere K, et al. Clinical factors associated with treatment resistance in major depressive disorder: results from a European multicenter study. J Clin Psychiatry. 2007;68(7): 1062-70.
7. Fekadu A, Wooderson SC, Markopoulo K, Donaldson C, Papadopoulos A, Cleare AJ. What happens to patients with treatment-resistant depression? A systematic review of medium to long term outcome studies. J Affect Disord. 2009;116(1-2):4-11.
8. McMakin DL, Olino TM, Porta G, Dietz LJ, Emslie G, Clarke G, et al. Anhedonia predicts poorer recovery among youth with selective serotonin reuptake inhibitor treatmentresistant depression. J Am Acad Child Adolesc Psychiatry. 2012;51(4):404-11.
9. Zimmerman M, McGlinchey JB, Posternak MA, Friedman M, Attiullah N, Boerescu D. How should remission from depression be defined? The depressed patient's perspective. Am J Psychiatry. 2006;163(1):148-50.
10. Kornstein SG, Schneider RK. Clinical features of treatment-resistant depression. J Clin Psychiatry. 2001;62 Suppl 1:18-25.

11. Correa R, Akiskal H, Gilmer W, Nierenberg AA, Trivedi M, Zisook S. Is unrecognized bipolar disorder a frequent contributor to apparent treatment resistant depression? J Affect Disord. 2010;127(1-3):10-8.
12. Bschor T, Bauer M, Adli M. Chronische und therapieresistente Depression: Diagnostik und Stufentherapie. Dtsch Arztebl Int. 2014;111(45):766-76.
13. Adli M, Baethge C, Heinz A, Langlitz N, Bauer M. Is dose escalation of antidepressants a rational strategy after a medium-dose treatment has failed? A systematic review. Eur Arch Psychiatry Clin Neurosci. 2005;255(6):387-400.
14. Tundo A, Filippis R, Proietti L. Pharmacologic approaches to treatment resistant depression: evidences and personal experience. World J Psychiatr [Internet]. 2015 [capturado em 9 jul. 2018];5(3):330-41. Disponível em: http://www.wjgnet.com/2220-3206/full/v5/i3/330.htm.
15. Souery D, Serretti A, Calati R, Oswald P, Massat I, Konstantinidis A, et al. Switching antidepressant class does not improve response or remission in treatment-resistant depression. J Clin Psychopharmacol. 2011;31(4):512-6.
16. Bschor T, Baethge C. No evidence for switching the antidepressant: systematic review and meta-analysis of RCTs of a common therapeutic strategy: review. Acta Psychiatr Scand. 2010;121(3):174-9.
17. Kennedy SH, Lam RW, McIntyre RS, Tourjman SV, Bhat V, Blier P, et al. Canadian Network for Mood and Anxiety Treatments (CANMAT) 2016 clinical guidelines for the management of adults with major depressive disorder: section 3. Pharmacological Treatments. Can J Psychiatry. 2016;61(9):540-60.
18. Rush AJ, Trivedi MH, Stewart JW, Nierenberg AA, Fava M, Kurian BT, et al. Combining Medications to Enhance Depression Outcomes (CO-MED): acute and long-term outcomes of a single-blind randomized study. Am J Psychiatry. 2011;168(7):689-701.
19. Si T, Wang P. When is antidepressant polypharmacy appropriate in the treatment of depression? Shanghai Arch Psychiatry. 2014;26(6):357-9.
20. Jindal RD. Insomnia in patients with depression: some pathophysiological and treatment considerations. CNS Drugs. 2009;23:309-29.
21. Pereira VM, Arias-Carrión O, Machado S, Nardi AE, Silva AC. Bupropion in the depression-related sexual dysfunction: a systematic review. CNS Neurol Disord Drug Targets. 2014;13(6):1079-88.
22. Thomas SJ, Shin M, McInnis MG, Bostwick JR. Combination therapy with monoamine oxidase inhibitors and other antidepressants or stimulants: strategies for the management of treatment-resistant depression. Pharmacotherapy. 2015;35(4):433-49.
23. Nelson JC, Baumann P, Delucchi K, Joffe R, Katona C. A systematic review and meta-analysis of lithium augmentation of tricyclic and second generation antidepressants in major depression. J Affect Disord. 2014;168:269-75.
24. Nelson JC, Papakostas GI. Atypical antipsychotic augmentation in major depressive disorder: a meta-analysis of placebo-controlled randomized trials. Am J Psychiatry [Internet]. 2009 [capturado em 9 jul. 2018];166:980-91. Disponível em: http://ajp.psychiatryonline.org/doi/full/10.1176/appi.ajp.2009.09030312.
25. Goodwin FK, Prange AJ Jr, Post RM, Muscettola G, Lipton MA. Potentiation of antidepressant effects by L-triiodothyronine in tricyclic nonresponders. Am J Psychiatry. 1982;139(1):34-8.
26. Aronson R, Offman HJ, Joffe RT, Naylor CD. Triiodothyronine augmentation in the treatment of refractory depression: a meta-analysis. Arch Gen Psychiatry. 1996;53(9):842-8.
27. Altshuler LL, Bauer M, Frye MA, Gitlin MJ, Mintz J, Szuba MP, et al. Does thyroid supplementation accelerate tricyclic antidepressant response? A review and meta-analysis of the literature. Am J Psychiatry. 2001;158(10):1617-22.
28. Joffe RT, Singer W. A comparison of triiodothyronine and thyroxine in the potentiation of tricyclic antidepressants. Psychiatry Res. 1990;32(3):241-51.
29. Wang S-M, Han C, Lee S-J, Jun T-Y, Patkar AA, Masand PS, et al. Second generation antipsychotics in the treatment of major depressive disorder: an update. Chonnam Med J [Internet]. 2016 [capturado em 9 jul. 2018];52(3):159-72. Disponível em: http://www.pubmedcentral.nih.gov/articlerender.fcgi?artid=PMC5040765.
30. Zhou X, Ravindran A V, Qin B, Del Giovane C, Li Q, Bauer M, et al. Comparative efficacy, acceptability, and tolerability of augmentation agents in treatment-resistant depression: systematic review and network meta-analysis. J Clin Psychiatry. 2015;76(4):e487-98.
31. Papadimitropoulou K, Vossen C, Karabis A, Donatti C, Kubitz N. Comparative efficacy and tolerability of pharmacological and somatic interventions in adult patients with treatment-resistant depression: a systematic review and network meta-analysis. Curr Med Res Opin. 2017;33(4):701-11.
32. Cha DS, McIntyre RS. Treatment-emergent adverse events associated with atypical antipsychotics. Expert Opin Pharmacother. 2012;13(11):1587-98.
33. Fawcett J, Kravitz HM, Zajecka JM, Schaff MR. CNS stimulant potentiation of monoamine oxidase inhibitors in treatment-refractory depres-

sion. J Clin Psychopharmacol. 1991;11(2):127-32.
34. Patkar AA, Masand PS, Pae CU, Peindl K, Hooper-Wood C, Mannelli P, et al. A randomized, double-blind, placebo-controlled trial of augmentation with an extended release formulation of methylphenidate in outpatients with treatment-resistant depression. J Clin Psychopharmacol. 2006;26(6):653-6.
35. Ravindran AV, Kennedy SH, O'Donovan MC, Fallu A, Camacho F, Binder CE. Osmotic-release oral system methylphenidate augmentation of antidepressant monotherapy in major depressive disorder: results of a double-blind, randomized, placebo-controlled trial. J Clin Psychiatry. 2008;69(1):87-94.
36. DeBattista C, Doghramji K, Menza M, Rosenthal MH, Fieve RR. Adjunct modafinil for the short-term treatment of fatigue and sleepiness in patients with major depressive disorder: a preliminary double-blind, placebo-controlled study. J Clin Psychiatry. 2003;64(9):1057-64.
37. Dunlop BW, Crits-Christoph P, Evans DL, Hirschowitz J, Solvason HB, Rickels K, et al. Coadministration of modafinil and a selective serotonin reuptake inhibitor from the initiation of treatment of major depressive disorder with fatigue and sleepiness: a double-blind, placebo-controlled study. J Clin Psychopharmacol. 2007;27(6):614-9.
38. Fava M, Thase ME, DeBattista C. A multicenter, placebo-controlled study of modafinil augmentation in partial responders to selective serotonin reuptake inhibitors with persistent fatigue and sleepiness. J Clin Psychiatry. 2005;66(1):85-93.
39. Trivedi MH, Cutler AJ, Richards C, Lasser R, Geibel BB, Gao J, et al. A randomized controlled trial of the efficacy and safety of lisdexamfetamine dimesylate as augmentation therapy in adults with residual symptoms of major depressive disorder after treatment with escitalopram. J Clin Psychiatry. 2013;74(8):802-9.
40. Richards C, McIntyre RS, Weisler R, Sambunaris A, Brawman-Mintzer O, Gao J, et al. Lisdexamfetamine dimesylate augmentation for adults with major depressive disorder and inadequate response to antidepressant monotherapy: results from 2 phase 3, multicenter, randomized, double-blind, placebo-controlled studies. J Affect Disord. 2016;206:151-60.
41. Richards C, Iosifescu DV, Mago R, Sarkis E, Reynolds J, Geibel B, et al. A randomized, double-blind, placebo-controlled, dose-ranging study of lisdexamfetamine dimesylate augmentation for major depressive disorder in adults with inadequate response to antidepressant therapy. J Psychopharmacol. 2017;31(9):1190-203.
42. UK ECT Review Group. Efficacy and safety of electroconvulsive therapy in depressive disorders: a systematic review and meta-analysis. Lancet. 2003;361(9360):799-808.
43. Cusin C, Dougherty DD. Somatic therapies for treatment-resistant. Biol Mood Anxiety Disord. 2012;2:14:1-9.
44. Nakagawa A, Mitsuda D, Sado M, Abe T, Fujisawa D, Kikuchi T, et al. Effectiveness of supplementary cognitive-behavioral therapy for pharmacotherapy-resistant depression: a randomized controlled trial. J Clin Psychiatry. 2017;78(8):1126-35.
45. Hollon SD, DeRubeis RJ, Shelton RC, Amsterdam JD, Salomon RM, O'Reardon JP, et al. Prevention of relapse following cognitive therapy vs medications in moderate to severe depression. Arch Gen Psychiatry. 2005;62(4):417-22.
46. Eisendrath SJ, Gillung E, Delucchi KL, Segal ZV, Nelson JC, McInnes LA, et al. A randomized controlled trial of mindfulness-based cognitive therapy for treatment-resistant depression. Psychother Psychosom. 2016;85(2):99-110.
47. Mura G, Moro MF, Patten SB, Carta MG. Exercise as an add-on strategy for the treatment of major depressive disorder: a systematic review. CNS Spectr. 2014;19(6):496-508.
48. McIntyre RS, Filteau MJ, Martin L, Patry S, Carvalho A, Cha DS, et al. Treatment-resistant depression: definitions, review of the evidence, and algorithmic approach. J Affect Disord. 2014;156:1-7.
49. Papakostas GI, Ionescu DF. Towards new mechanisms: an update on therapeutics for treatment-resistant major depressive disorder. Mol Psychiatry. 2015;20(10):1142-50.

21

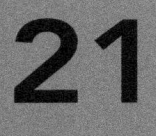

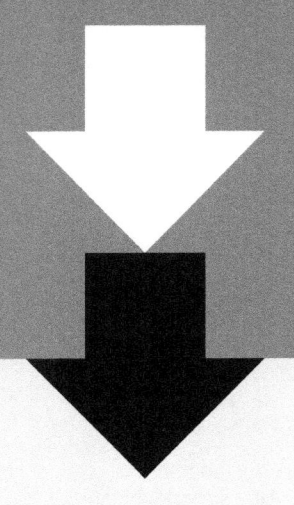

Terapias biológicas não farmacológicas não invasivas

Andre Russowsky Brunoni
Bernardo de Sampaio

INTRODUÇÃO

O uso da eletricidade como forma de tratamento para doenças psiquiátricas não é novo. Há relatos de uso médico da neuromodulação mesmo antes da invenção de armazenamento e descarga de energia elétrica. Por exemplo, Scribonius Largus, médico do imperador romano Claudius (10 a.C. a 54 d.C.), descreveu a descarga elétrica do "peixe torpedo" para o tratamento da cefaleia em seu livro *Compositiones medicae*. A partir do século XVIII, após o desenvolvimento da "pilha voltaica", de Alessandro Volta, a investigação do uso terapêutico da estimulação elétrica foi impulsionada.

O maior avanço nessa área, entretanto, aconteceu no século XX, com o desenvolvimento da técnica de eletroconvulsoterapia (ECT), introduzida por Ugo Cerletti e Lucino Bini, como uma forma mais segura de induzir convulsão em pacientes portadores de transtornos mentais graves em comparação às alternativas vigentes na época, como injeção intramuscular de óleo de cânfora ou choque insulínico. Quase 50 anos mais tarde, o desenvolvimento da estimulação magnética transcraniana (EMT), feito por Barker, em 1985, a reutilização da estimulação transcraniana por corrente contínua (ETCC) e o advento da EMT profunda mostraram a importância da neuroestimulação cerebral não invasiva (ECNI) como modalidade terapêutica.

Nesse sentido, a aprovação do uso clínico (não experimental) da estimulação magnética transcraniana repetitiva (EMTr) em vários países abriu alternativas para o tratamento de diversos transtornos mentais, como depressão unipolar e bipolar e alguns sintomas de esquizofrenia. Pulsos simples de EMT sobre o córtex motor provocam contrações musculares na mão contralateral devido ao potente campo eletromagnético gerado pela bobina. Em contrapartida, pulsos repetitivos de EMT (EMTr) podem induzir efeitos facilitadores ou inibitórios de longo prazo sobre a atividade do cérebro de acordo com a frequência aplicada: a alta frequência da EMTr (geralmente ≥ 5 Hz) induz um aumento na excitabilidade cortical, enquanto a EMTr lenta ou de baixa frequência (geralmente ≤ 1 Hz) apresenta efeitos opostos. Interferem, ainda, nos efeitos da EMT, a forma da bobina (p. ex., figura-de-oito, bobina H, bobina de cone duplo), padrão de estimulação (alta frequência, baixa frequência, *theta-burst* [TBS]) e local de estimulação.

Outras modalidades emergentes de tratamento dos transtornos mentais são a ETCC, que consiste na aplicação de uma corrente elétrica contínua que circula entre dois eletrodos relativamente grandes, do ânodo para o cátodo, induzindo alterações corticais polaridade-dependentes (o ânodo aumenta a excitabilidade cortical, e o cátodo a diminui).[1] Os efeitos também são influenciados pela intensidade da corrente e pelo local de estimulação.

A EMT profunda, por sua vez, "promete" ser capaz de alcançar, com a geração de um campo eletromagnético, regiões subcorticais mais profundas, que não são alcançadas diretamente por outras técnicas.[2]

Uma vez que a ECNI está sendo crescentemente incorporada à prática clínica, o objetivo do presente capítulo é fornecer uma visão geral de suas principais técnicas, EMTr e ETCC, no tratamento do transtorno depressivo maior (TDM).

MECANISMOS DE AÇÃO

Estimulação magnética transcraniana

O princípio da EMT é a indução eletromagnética decorrente de uma corrente elétrica que passa através de uma bobina. O campo magnético gerado, em contato com tecidos condutores (como o cérebro), induz um campo elétrico secundário.[3] Ao contrário de um ímã, o campo magnético gerado pelo dispositivo não é estático, mas variável, o que leva à indução de um campo elétrico na região sob a bobina. Os campos magnéticos são produzidos com linhas de fluxo perpendiculares ao plano da bobina, têm cerca de 2 teslas e duram cerca de 0,1 milissegundo.

Os efeitos excitatórios e inibitórios da EMT são a potencialização de longo prazo (long term potentiation, LTP) e a depressão de longo prazo (long term depression, LTD). A LTP e a LTD são dois mecanismos de plasticidade sináptica que envolvem vários fenômenos biológicos e, por fim, levam ao fortalecimento sináptico (LTP) ou enfraquecimento (LTD) (i.e., aumenta ou diminui a eficiência sináptica).

As semelhanças entre os efeitos da EMTr e da LTP/LTD incluem: 1) induzem efeitos além do período de estimulação; 2) o padrão temporal da estimulação é importante para a direção do efeito; 3) seus efeitos dependem da atividade anterior da rede neural; 4) estão envolvidas na expressão do fator neurotrófico derivado do cérebro (BDNF), molécula associada à LTP; 5) seus efeitos são inibidos pelo bloqueio do receptor N-metil-D-aspartato (NMDA); e 6) seus efeitos estão associados a polimorfismos do BDNF.

A EMTr é considerada excitatória quando protocolos de alta frequência (AF, ≥ 10 Hz) ou *theta-burst* intermitente (TBi) são utilizados, e inibitória quando protocolos de baixa frequência (BF, ≤ 1 Hz) ou *theta-burst* contínuo (TBc) são empregados. Os efeitos clínicos da EMTr também são influenciados pelo número de sessões, pela duração da sessão, pela intensidade dos pulsos (indexados de acordo com o limiar de estimulação motora do sujeito), pelo método utilizado para posicionar a bobina e pela forma da bobina (Tab. 21.1).

Estimulação transcraniana por corrente contínua

Na ETCC, uma corrente elétrica de baixa intensidade (1 a 3 mA) é injetada no sistema nervoso central (SNC) por meio de eletrodos colocados sobre o couro cabeludo. A corrente passa pela pele, pelo tecido subcutâneo, pelo crânio e pelo líquido cerebrospinal (LCS), atingindo, depois, a substância cinzenta. Como as três primeiras camadas exibem alta impedância, apenas 10% da corrente injetada atinge o cérebro. Além disso, como o conjunto eletrodo/esponja é grande (25 a 35 cm^2), a área estimulada é difusa.[4]

A direção dos elétrons é do cátodo ao ânodo, de forma radial. Nos primeiros protocolos utilizados por Nitsche e Paulus,[1] as correntes elétricas de 1 mA, de 7 a 13 minutos de duração, induziram efeitos excitatórios (estimulação anódica) ou inibitórios (estimulação catódica). A corrente elétrica injetada não gera potenciais de ação *per se*, mas facilita ou inibe a transmissão sináptica, que

TABELA 21.1
Parâmetros clínicos da estimulação magnética transcraniana repetitiva

Modalidade de EMTr	Padrão	Tipo de pulso	Pulsos por burst	Frequência	Total de trains	Pulsos por train	Intervalo entre os trains (segundos)	Pulsos por sessão	Tempo total por sessão (minutos)
AF	10Hz rTMS	Pulso simples	1	≥10 Hz	60	50	25	3.000	30
BF	1Hz rTMS	Pulso simples	1	≤1 Hz	1	1.200	0	1.200	20
TBi	iTBS	Burst	3 (a 50 Hz)	5 Hz	20 a 30	30	8	600 a 900	4 a 7
TBc	cTBS	Burst	3 (a 50 Hz)	5 Hz	1	600 a 900	0	600 a 900	2 a 3

EMTr: estimulação magnética transcraniana repetitiva; AF: alta frequência; BF: baixa frequência; TBi: *theta-burst* intermitente; TBc: *theta-burst* contínuo.

é expressa pelo aumento ou pela diminuição da frequência de potenciais de ação.

Estudos recentes mostraram que os efeitos da ETCC na excitabilidade cortical motora não são lineares. Por exemplo, as estimulações catódicas e anódicas de 2 mA, durante 13 minutos, geram efeitos excitatórios, enquanto as estimulações catódicas e anódicas de 1 mA, por 26 minutos, produzem efeitos inibitórios.

Os efeitos não lineares da ETCC são atribuídos à influência da corrente elétrica na concentração de cátion de cálcio (Ca^{+2}) intracelular, que pode reverter a "direção" da neuroplasticidade de LTP para LTD (p. ex., corrente elétrica catódica com maior intensidade leva a um aumento da concentração de Ca^{+2}) ou de LTD para LTP (p. ex., corrente anódica de baixa intensidade com duração prolongada leva a uma diminuição progressiva na concentração de Ca^{+2}). No entanto, esses efeitos foram observados no córtex motor de indivíduos saudáveis, sendo desconhecido, assim, até que ponto podem ser transpostos para a estimulação pré-frontal de pacientes com depressão ou outros transtornos mentais. Como na EMTr, vários mecanismos da ETCC parecem ser do tipo LTP ou LTD, tais como: 1) efeitos dependentes da atividade neural anterior; 2) perda de efeitos com bloqueio de NMDA ou canais de cálcio; 3) potenciação do efeito com agonistas NMDA; e 4) aumento da expressão de BDNF após a estimulação.

Eletroconvulsoterapia

Os mecanismos de ação da ECT ainda não estão completamente esclarecidos. É provável que vários fenômenos ocorram de forma concomitante. A crise convulsiva generalizada é um aspecto fundamental para a resposta do paciente. Além da generalização da crise, é necessário que ela se mantenha durante um tempo mínimo, ao redor de 20 segundos.[1-3] Três mecanismos de ação da ECT já foram propostos. A ECT ocasiona melhora da neurotransmissão em certas regiões do cérebro. Ocorre também aumento da liberação de hormônios da neuro-hipófise e do hipotálamo, entre outros. Além disso, o limiar convulsivo de pacientes submetidos a aplicações repetidas de ECT tende a elevar-se com o tempo. Encontram-se também alterações de fluxo cerebral secundário ao aumento do metabolismo neuronal. Outros trabalhos sugerem uma associação entre BDNF e resposta à ECT.

TABELA 21.2
Parâmetros da estimulação transcraniana por corrente contínua

Padrão	Polaridade	Parâmetro variável	Corrente (mA)	Duração de cada sessão (minutos)
	Positiva	Estimulação anódica: efeito excitatório	0,5 a 2	5 a 30
	Negativa	Estimulação catódica: efeito inibitório	0,5 a 2	5 a 30

ETCC: estimulação transcraniana por corrente contínua.

CONTRAINDICAÇÕES, EFEITOS COLATERAIS E SEGURANÇA

As contraindicações para EMTr e ETCC são, em geral, semelhantes e incluem presença de placas de metal ferromagnético ou dispositivos eletrônicos perto da área de estimulação, pois podem ser aquecidos ou danificados pelas correntes elétricas ou pulsos eletromagnéticos.

A EMTr pode, em certas condições, induzir convulsões. No entanto, o número de episódios relatados é muito pequeno (< 0,1%), e nenhum paciente apresentou sequelas irreversíveis ou morte.

Os eventos adversos comuns do EMTr incluem dor e desconforto local, bem como cefaleia, enquanto os da ETCC incluem formigamento, parestesia, vermelhidão na pele e desconforto no local de aplicação (ocorrem em aproximadamente 30% dos casos).[5] Metanálises recentes sugeriram que não há risco aumentado de indução de mania/hipomania por EMTr ou ETCC no tratamento de pacientes com depressão unipolar ou bipolar.

Os indivíduos submetidos à ECT podem sofrer de diversos efeitos colaterais de natureza somática, incluindo cefaleia, náuseas e mialgia. Tais sintomas, no entanto, são muitas vezes benignos e desaparecerem espontaneamente após algumas horas. Se necessário, tais queixas podem ser tratadas com analgésicos e antieméticos de forma profilática. Os efeitos colaterais cognitivos são os mais preocupantes. A amnésia anterógrada, ou seja, a incapacidade de armazenar novas informações, é uma queixa comum, mas, apesar de intensa, tende a desaparecer alguns dias após a última aplicação da ECT.

Não existem contraindicações absolutas à ECT; no entanto, há várias contraindicações relativas. Assim, uma avaliação clínica abrangente é necessária para identificar essas condições antes do início do tratamento, assim como propor condutas para contorná-las, permitindo, assim, que as medidas necessárias para garantir a segurança do paciente sejam tomadas. Quaisquer doenças clínicas já conhecidas devem ser tratadas de forma adequada antes de se iniciar um curso de ECT, exceto em situações nas quais o risco do procedimento é sobrepujado pela gravidade do quadro psiquiátrico e por outros aspectos subjacentes. As contraindicações relativas são as seguintes:

- **Condições cardiovasculares.** Por exemplo, hipertensão arterial sistêmica (HAS) e arritmias.
- **Doenças respiratórias.** A ECT deve ser evitada em pacientes com infecções agudas do sistema respiratório, uma vez que o procedimento envolve a administração de anestesia geral e ventilação assistida.
- **Medicamentos psicoativos.** Há uma escassez de informações a respeito do uso concomitante de agentes psicoativos durante o curso de ECT. No entanto, é geralmente seguro administrar antidepressivos e antipsicóticos em pacientes submetidos a um ciclo de ECT. Na verdade, algumas evidências sugerem que essa associação pode trazer resultados mais satisfatórios do que a ECT em monoterapia.
- **Hipertensão intracraniana.** É o quadro que mais se aproxima de uma contraindicação absoluta para a realização de ECT. Uma convulsão leva a um aumento no metabolismo neuronal, resultando em elevação do fluxo de sangue cerebral, o que, por sua vez, pode exacerbar ainda mais a pressão intracraniana e ocasionar hérnia tonsilar e, consequentemente, parada respiratória.

RACIONAL FISIOPATOLÓGICO DO TRANSTORNO DEPRESSIVO MAIOR

O TDM é um transtorno mental crônico e prevalente, com estudos mostrando a prevalência ao longo da vida entre 6 e 12%, e anual entre 3 e 11% em todo o mundo.[6] Além disso, aproximadamente 80% dos pacientes recaem após um ano de tratamento com antidepressivo, e até 33% não atingem remissão completa após o uso de 2 a 3 desses psicofármacos, o que caracteriza depressão resistente ao tratamento.[7] Tendo em vista a complexidade e a heterogeneidade do transtorno, com variações na etiologia, nos sintomas, no curso e na resposta ao tratamento, é fundamental aprofundar as investigações que visam ao refinamento da compreensão da neurobiologia subjacente, com o objetivo de identificar circuitos e regiões cerebrais mais intimamente ligadas ao TDM.

Um grande corpo de evidências a partir de estudos de neuroimagem sugere que a depressão seja o resultado de interrupções de circuitos neurais abrangendo grande parte do córtex pré-frontal, sistema límbico e outras estruturas subcorticais.[8] Os modelos neurais atuais da depressão propõem que a desregulação emocional seja decorrente de anormalidades no funcionamento do sistema neural dorsal (controle cognitivo) e do sistema neural ventral (avaliação emocional).[9] O sistema dorsal, que compreende o córtex pré-frontal dorsolateral (CPFDL), o córtex pré-frontal dorsomedial (CPFDM), o giro do cíngulo dorsoanterior e o hipocampo, está envolvido tanto no processamento cognitivo de entrada das emoções quanto na regulação das emoções voluntárias. O sistema ventral, que compreende a amígdala, a ínsula, o estriado ventral, o giro do cíngulo dorsal e o córtex pré-frontal ventral (CPFV), é fundamental para a identificação do significado emocional dos estímulos internos ou externos, para a geração e regulação automática (regulação sem esforço consciente) de estados afetivos e para a mediação de respostas autonômicas, que dependem dos estímulos e do contexto, resultando na produção de estados afetivos. Foi proposto que o aumento da atividade do sistema neural ventral e a diminuição da atividade do sistema neural dorsal podem resultar principalmente em prejuízo na atenção, na identificação de emoções negativas e em outros sintomas cognitivos e vegetativos do transtorno depressivo.[10]

Outro modelo atual para explicar o TDM é o da assimetria cortical inter-hemisférica, que entende a depressão como uma disfunção em diversas áreas corticais e subcorticais, especialmente (como mostrado em estudos de neuroimagem e eletroencefalografia [EEG]) o CPFDL, o córtex pré-frontal ventromedial (CPFVM), a amígdala e o hipocampo – áreas associadas a sintomas de retardo psicomotor, disfunção executiva, anedonia, sentimento de culpa e desesperança. Além disso, pacientes portadores de depressão apresentariam um "desequilíbrio" entre os hemisférios cerebrais, com aumento da excitabilidade cortical no lado direito e diminuição no esquerdo. Supostamente, essa alteração está ligada ao julgamento emocional alterado para aspectos negativos.

ESTIMULAÇÃO MAGNÉTICA TRANSCRANIANA NO TRANSTORNO DEPRESSIVO MAIOR

De acordo com o guia da Canadian Network for Mood and Anxiety Treatments (CANMAT),[11] a EMTr é um tratamento de primeira linha para pacientes que falharam em pelo menos um antidepressivo. Os parâmetros recomendados de estimulação são: 110 a 120% do limiar motor, cinco vezes por semana e 20 a 30 sessões – ou menos, se a resposta clínica for obtida. Estimulações de AF e BF, assim como EMTr bilateral, têm alto nível de eficácia.[12]

Uma metanálise em rede recente avaliou a eficácia e a tolerabilidade de diferentes modalidades de EMTr.[12] A revisão incluiu não apenas as técnicas mais utilizadas, como a EMTr de AF, BF e bilateral, mas também TBS, H1 ("*deep*"), EMT acelerada (i.e., EMT realizada quatro vezes ao dia), EMTr *priming* e sincronizada. Os resultados mostraram que a EMT em AF, BF, bilateral e TBS foram mais eficazes do que o placebo. Além disso, observou-se uma tendência de superioridade para a EMTr *priming* e bilateral em comparação às demais técnicas. Surpreendentemente, a EMTr com a bobina H1 não foi mais eficaz do que a estimulação placebo na metanálise em rede, apesar de um grande ensaio clínico randomizado mostrar a superioridade daquela condição em relação à estimulação placebo.[13] Essa discrepância pode ser explicada pelo fato de que a metanálise adotou diferentes critérios de avaliação final, mais comparáveis com os outros estudos incluídos, do que com a avaliação final utilizada nesse ensaio clínico. Além disso, a metanálise foi insuficientemente alimentada para comparações distintas de EMTr de AF, BF e bilateral, devido à baixa quantidade de estudos das outras modalidades (Fig. 21.1).

A eficácia da EMTr e dos antidepressivos parece semelhante em pacientes com grau moderado e alta refratariedade. Dois ensaios clínicos randomizados compararam a EMTr com a venlafaxina em dose plena, mostrando similaridade de eficácia entre ambas as terapias.[14,15] Além disso, a combinação de medicamentos antidepressivos e EMTr é mais eficaz do que a EMTr isolada.[16]

Em contrapartida, a EMTr é inferior à ECT para o tratamento da depressão, especialmente em pacientes psicóticos. Além disso, a resposta da EMTr é baixa em pacientes resistentes à ECT, indicando que não deve ser utilizada se o tratamento com ECT foi malsucedido.[17]

Os subtipos de depressão podem responder preferencialmente à estimulação do CPFDL esquerdo ou direito. Por exemplo, depressão bipolar e depressão com sintomas ansiosos podem responder melhor à EMTr de BF sobre o CPFDL direito em comparação à de AF sobre o CPFDL esquerdo.[18,19] A técnica com bobina H1 sobre o CPFDL esquerdo também foi eficaz para a depressão bipolar.[20]

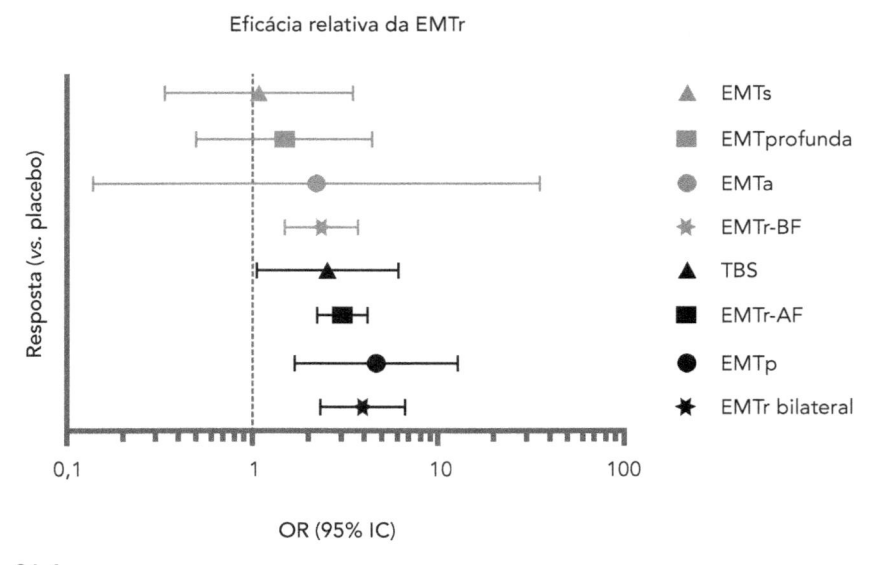

Figura 21.1
Eficácia relativa da EMTr em comparação à técnica placebo. O gráfico *forest plot* mostra os resultados de uma metanálise em rede[13] que avaliou 4.233 pacientes deprimidos de 81 ensaios clínicos randomizados. Os símbolos (quadrado, círculo, triângulo, etc.) representam a razão de chance (OR) da taxa de resposta observada para determinada intervenção em comparação às taxas de resposta de estimulação placebo, as barras de erro representam 95% de intervalo de confiança (IC).

EMTs: estimulação magnética transcraniana sincronizada; EMTprofunda: estimulação magnética transcraniana profunda (bobina-H1); EMTa: estimulação magnética transcraniana acelerada; EMTr-BF, estimulação magnética transcraniana repetitiva de baixa frequência; TBS: estimulação *theta-burst*; EMTr-AF: estimulação magnética transcraniana repetitiva de alta frequência; EMTp: estimulação magnética transcraniana *priming*.

Fonte: Levkovitz e colaboradores.[13]

Finalmente, a EMTr pode não apenas melhorar os sintomas depressivos, mas também o desempenho em testes cognitivos envolvidos na fisiopatologia da depressão. Uma metanálise achou que os efeitos sobre a melhora cognitiva são modestos e específicos para a velocidade psicomotora, a varredura visual e a capacidade de mudança de foco.[21]

Uma questão importante é o uso da EMT no seguimento (*follow-up*) após a obtenção da remissão. Aqui, estratégias possíveis envolvem a manutenção do uso de antidepressivos, a realização de sessões de EMTr de 1 a 2 vezes por semana ou a observação cuidadosa com novo ciclo de estimulação na recaída.

Apesar de ainda pouco explorados, os principais preditores de resposta clínica para EMT parecem ser idade e refratariedade a tratamentos antidepressivos, sendo que maior idade e maior número de tratamentos malsucedidos são preditores de resposta clínica insatisfatória na depressão unipolar e de maior número de tratamentos fracassados na depressão bipolar.[22,23]

ESTIMULAÇÃO TRANSCRANIANA POR CORRENTE CONTÍNUA NO TRANSTORNO DEPRESSIVO MAIOR

A evidência da eficácia da ETCC, quando comparada à EMTr, é menor. No entanto, na última edição da CANMAT[11] e em um consenso europeu de especialistas,[24] a técnica foi considerada provavelmente eficaz no tratamento da depressão (Tab. 21.3).

Uma metanálise[25] que reuniu dados individuais de cinco centros de países diferentes (Brasil, Canadá, Austrália, França e Alemanha) descobriu que a ETCC ativa é superior à ETCC placebo em termos de resposta, remissão e melhora da depressão. No entanto, apesar da constatação positiva, os resultados foram influenciados pelos achados de um grande ensaio clínico,[26] pois os outros estudos, possivelmente devido a características da amostra, não encontraram superioridade da ETCC. A metanálise também identificou que a depressão resistente ao tratamento era um mau preditor de resposta clínica da ETCC.

O papel da ETCC como um tratamento adicional e substitutivo para antidepressivos foi investigado em dois grandes ensaios clínicos. O Sertraline vs. Electric Current Therapy for Treating Depression Clinic Study (SELECT-TDCS)[26] recrutou 120 pacientes com depressão moderada a grave, os quais foram randomizados em quatro grupos (desenho 2×2): ETCC placebo e medicamento placebo, ETCC placebo e sertralina, ETCC ativa e medicamento placebo e ETCC ativa e sertralina. Os parâmetros foram: 2 mA, 30 minutos/dia durante duas semanas e duas sessões de ETCC extras a cada duas semanas até a sexta semana (final do estudo). A dose de sertralina foi de 50 mg/dia. As principais conclusões foram as seguintes: 1) o tratamento combinado foi significativamente mais eficaz do que cada intervenção isolada; 2) a ETCC ativa, como monoterapia, foi mais eficaz do que o tratamento placebo; 3) a ETCC foi tolerada, com efeitos colaterais leves, embora cinco casos de hipomania/mania tenham sido relatados no grupo de tratamento combinado.

Outro grande ensaio clínico[27] abordou a questão da não inferioridade da ETCC em relação ao escitalopram em dose plena: escitalopram vs. Electric Current Therapy for Treating Depression Clinical Study (ELECT-TDCS). A margem de não inferioridade foi estabelecida como 50% da eficácia do escitalopram em relação ao placebo. Em outras palavras, a ETCC, em comparação ao escitalopram, teria que reter pelo menos 50% da eficácia do fármaco em relação ao placebo. O ELECT-TDCS teve uma duração maior do que a do SELECT-TDCS (10 semanas em vez de seis) e aplicou mais sessões de ETCC (22 em vez de 12). No final do estudo, 245 pacientes foram distribuídos aleatoriamente para receber escitalopram, ETCC ou placebo.

O ELECT-TDCS demonstrou que a ETCC não era inferior ao escitalopram. Análises revelaram superioridade do fármaco em relação à ETCC e ao placebo, assim como supe-

TABELA 21.3
Tratamento da depressão com EMT e ETCC

Ferramentas	Recomendação geral	Fase aguda	Fase de manutenção	Uso	Intensidade
EMT	1ª linha	Nível A (1 vez/dia – entre 5 e 20 sessões)	Nível C	AF no CPFDL esquerdo OU BF no CPFDL direito	Campo magnético: 110-120% do limiar motor
ETCC	3ª linha	Nível B (1 vez/dia – 10 sessões)	Nível C	Ânodo em CPFDL esquerdo e cátodo extracefálico OU ânodo em CPFDL esquerdo e cátodo em CPFDL direito	Corrente: 2 mA

AF: alta frequência; BF: baixa frequência; CPFDL córtex pré-frontal dorsolateral.
Fonte: Milev e colaboradores.[11]

rioridade da ETCC em relação ao placebo. Houve também um perfil adverso diferente entre ETCC (mais formigamento e vermelhidão no local de estimulação e dois casos de hipomania) e escitalopram (sedação e constipação mais intensas).[27]

ELETROCONVULSOTERAPIA NO TRANSTORNO DEPRESSIVO MAIOR

A ECT é um dos tratamentos mais eficazes para a depressão. As taxas de remissão e de resposta chegam a 50 e 80%, respectivamente. Em um ensaio clínico randomizado multicêntrico, com 230 pacientes com depressão unipolar e bipolar, obteve-se taxa de remissão de 55% para estimulação frontal unilateral direita, 61% para bifrontal e 64% para bitemporal. Em pacientes com maior grau de resistência a tratamentos farmacológicos e psicológicos, as taxas de resposta com ECT aproximam-se de 50%, em comparação às de 65% observadas em pacientes sem fracasso terapêutico anterior, mostrando, assim, que o grau de resistência a tratamentos é um preditor de pior resposta. Todavia, melhores taxas de resposta foram associadas a características como presença de sintomas psicóticos, idade avançada e episódios depressivos mais curtos.

Apesar de as taxas de recorrência após curso agudo de tratamento com ECT serem relativamente altas, pouco se sabe sobre a eficácia real do uso da técnica durante o tratamento de manutenção. Embora alguns estudos demonstrarem que a manutenção da ECT reduz a taxa de recidiva nos seis meses posteriores à fase aguda, esses resultados se mostram semelhantes ao uso de medicamentos (p. ex., venlafaxina e lítio).

Normalmente, a ECT é apresentada como segunda linha no tratamento da depressão devido aos efeitos colaterais. Todavia, em situações especiais, como ideação suicida e sintomas psicóticos, a técnica passa a ser opção de primeira linha.

CONSIDERAÇÕES FINAIS

As terapias biológicas não farmacológicas não invasivas se apresentam de maneira promissora na psiquiatria, sobretudo a EMTr para o TDM. Apesar das incertezas acerca dos parâmetros ideais de uso, quer em termos metodológicos, quer em termos clínicos, a EMTr apresenta um número notável de vantagens, como a virtual ausência de efeitos colaterais e de interações farmacológicas, podendo ser usada como método terapêutico substituto ou, preferencialmente, como terapia adjuvante (combinação ou potencialização) aos psicofármacos.

Visto o crescente interesse da comunidade psiquiátrica em relação às técnicas de neuroestimulação cerebral não invasivas, se faz necessária a realização de mais pesquisas randomizadas, duplo-cegas, controladas por placebo, a fim de expandir e sedimentar o uso das modalidades descritas, sobretudo nos transtornos resistentes ao tratamento.

REFERÊNCIAS

1. Nitsche MA, Paulus W. Excitability changes induced in the human motor cortex by weak transcranial direct current stimulation. J Physiol. 2000;527 Pt 3:633-9.
2. Roth Y, Amir A, Levkovitz Y, Zangen A. Three-dimensional distribution of the electric field induced in the brain by transcranial magnetic stimulation using figure-8 and deep H-coils. J Clin Neurophysiol. 2007;24(1):31-8.
3. Hallett M. Transcranial magnetic stimulation: a primer. Neuron. 2007;55(2):187-99.
4. Woods AJ, Antal A, Bikson M, Boggio PS, Brunoni AR, Celnik P, et al. A technical guide to tDCS, and related non-invasive brain stimulation tools. Clin Neurophysiol. 2016;127(2):1031-48.
5. Brunoni AR, Amadera J, Berbel B, Volz MS, Rizzerio BG, Fregni F. A systematic review on reporting and assessment of adverse effects associated with transcranial direct current stimulation. Int J Neuropsychopharmacol. 2011;14(8):1133-45.
6. Kessler RC, Birnbaum H, Bromet E, Hwang I, Sampson N, Shahly V. Age differences in major depression: results from the National Comorbidity Survey Replication (NCS-R). Psychol Med. 2010;40(2):225-37.
7. Nemeroff CB. Prevalence and management of treatment-resistant depression. J Clin Psychiatry. 2007;68 Suppl 8:17-25.
8. Price JL, Drevets WC. Neurocircuitry of mood disorders. Neuropsychopharmacology. 2010;35(1):192-216.
9. Ochsner KN, Silvers JA, Buhle JT. Functional imaging studies of emotion regulation: a synthetic review and evolving model of the cognitive control of emotion. Ann N Y Acad Sci. 2012;1251:E1-24.
10. Phillips ML, Drevets WC, Rauch SL, Lane R. Neurobiology of emotion perception I: the neural basis of normal emotion perception. Biol Psychiatry. 2003;54(5):504-14.
11. Milev RV, Giacobbe P, Kennedy SH, Blumberger DM, Daskalakis ZJ, Downar J, et al. Canadian Network for Mood and Anxiety Treatments (CANMAT) 2016 clinical guidelines for the management of adults with major depressive disorder: section 4. Neurostimulation treatments. Can J Psychiatry. 2016;61(9):561-75.
12. Brunoni AR, Chaimani A, Moffa AH, Razza LB, Gattaz WF, Daskalakis ZJ, et al. Repetitive transcranial magnetic stimulation for the acute treatment of major depressive episodes: a systematic review with network meta-analysis. JAMA Psychiatry. 2017;74(2):143-52.
13. Levkovitz Y, Isserles M, Padberg F, Lisanby SH, Bystritsky A, Xia G, et al. Efficacy and safety of deep transcranial magnetic stimulation for major depression: a prospective multicenter randomized controlled trial. World Psychiatry. 2015;14(1):64-73.
14. Bares M, Kopecek M, Novak T, Stopkova P, Sos P, Kozeny J, et al. Low frequency (1-Hz), right prefrontal repetitive transcranial magnetic stimulation (rTMS) compared with venlafaxine ER in the treatment of resistant depression: a double-blind, single-centre, randomized study. J Affect Disord. 2009;118(1-3):94-100.
15. Brunelin J, Jalenques I, Trojak B, Attal J, Szekely D, Gay A, et al. The efficacy and safety of low frequency repetitive transcranial magnetic stimulation for treatment-resistant depression: the results from a large multicenter French RCT. Brain Stimul. 2014;7(6):855-63.
16. Berlim MT, Van den Eynde F, Daskalakis ZJ. High-frequency repetitive transcranial magnetic stimulation accelerates and enhances the clinical response to antidepressants in major depression: a meta-analysis of randomized, double-blind, and sham-controlled trials. J Clin Psychiatry. 2013;74(2):e122-9.
17. Ren J, Li H, Palaniyappan L, Liu H, Wang J, Li C, et al. Repetitive transcranial magnetic stimulation versus electroconvulsive therapy for major depression: a systematic review and meta-analysis. Prog Neuropsychopharmacol Biol Psychiatry. 2014;51:181-9.
18. McGirr A, Karmani S, Arsappa R, Berlim MT, Thirthalli J, Muralidharan K, et al. Clinical efficacy and safety of repetitive transcranial magnetic stimulation in acute bipolar depression. World Psychiatry. 2016;15(1):85-6.
19. Luber BM, Davis S, Bernhardt E, Neacsiu A, Kwapil L, Lisanby SH, et al. Using neuroimaging

to individualize TMS treatment for depression: toward a new paradigm for imaging-guided intervention. Neuroimage. 2017;148:1-7.
20. Tavares DF, Myczkowski ML, Alberto RL, Valiengo L, Rios RM, Gordon P, et al. Treatment of bipolar depression with deep TMS: results from a double-blind, randomized, parallel group, sham-controlled clinical trial. Neuropsychopharmacology. 2017;42(13):2593-601.
21. Martin DM, McClintock SM, Forster JJ, Lo TY, Loo CK. Cognitive enhancing effects of rTMS administered to the prefrontal cortex in patients with depression: a systematic review and meta-analysis of individual task effects. Depress Anxiety. 2017;34(11):1029-39.
22. Fregni F, Marcolin MA, Myczkowski M, Amiaz R, Hasey G, Rumi DO, et al. Predictors of antidepressant response in clinical trials of transcranial magnetic stimulation. Int J Neuropsychopharmacol. 2006;9(6):641-54.
23. Cohen RB, Brunoni AR, Boggio PS, Fregni F. Clinical predictors associated with duration of repetitive transcranial magnetic stimulation treatment for remission in bipolar depression: a naturalistic study. J Nerv Ment Dis. 2010;198(9):679-81.
24. Perera T, George MS, Grammer G, Janicak PG, Pascual-Leone A, Wirecki TS. The clinical TMS society consensus review and treatment recommendations for TMS therapy for major depressive disorder. Brain Stimul. 2016;9(3):336-46.
25. Brunoni AR, Moffa AH, Fregni F, Palm U, Padberg F, Blumberger DM, et al. Transcranial direct current stimulation for acute major depressive episodes: meta-analysis of individual patient data. Br J Psychiatry. 2016;208(6):522-31.
26. Brunoni AR, Valiengo L, Baccaro A, Zanão TA, de Oliveira JF, Goulart A, et al. The sertraline vs. electrical current therapy for treating depression clinical study: results from a factorial, randomized, controlled trial. JAMA Psychiatry. 2013;70(4):383-91.
27. Brunoni AR, Moffa AH, Sampaio-Junior B, Borrione L, Moreno ML, Fernandes RA, et al. Trial of electrical direct-current therapy versus escitalopram for depression. N Engl J Med. 2017;376(26):2523-33.

22

Terapias biológicas não farmacológicas invasivas

José Francisco Pereira Jr.
Clement Hamani

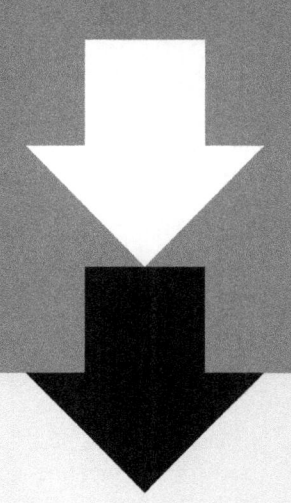

INTRODUÇÃO

A depressão é uma condição muito comum e altamente debilitante. Enquanto a maioria dos pacientes responde a medicamentos e/ou psicoterapia, aproximadamente 30% mostram-se refratários. Para esses indivíduos, as opções são limitadas, e mesmo terapias de alta eficácia, como a eletroconvulsoterapia (ECT), são inefetivas em 30% dos casos.[1] Dessa forma, as abordagens neurocirúrgicas apresentam uma vasta história no tratamento da depressão. De procedimentos ablativos, praticados com certo nível de sucesso em alguns centros há décadas, até as terapias mais atuais, como a estimulação do nervo vago (ENV) e a estimulação cerebral profunda (ECP), os tratamentos cirúrgicos são considerados uma proposta terapêutica para o transtorno.[2-4] Neste capítulo, serão revisadas as abordagens cirúrgicas mais comumente utilizadas ou estudadas para o tratamento da depressão, incluindo procedimentos ablativos e neuromodulatórios.

ESTIMULAÇÃO DO NERVO VAGO

Em um estudo aberto inicial, 30 pacientes com depressão refratária receberam ENV por 10 semanas com 40% de resposta.[5] Em um ano, 28 desses pacientes foram avaliados, dos quais 46% foram caracterizados como respondedores.[6] Em uma segunda série de publicações com 60 pacientes tratados, 30,5% responderam à ENV após 10 semanas.[7] Em 1 a 2 anos, esse número aumentou para 42 a 44%. Em tais estudos, os pacientes que haviam sido submetidos a menos tentativas com diferentes antidepressivos apresentaram uma resposta clínica mais satisfatória.[8]

Após a publicação desses relatos abertos, seguiu-se uma série de estudos multicêntricos randomizados controlados.[9-11] No primeiro, uma avaliação cega foi realizada em pacientes recebendo ENV ou cirurgia placebo por 10 semanas.[10] Não foram encontradas diferenças significativas entre os dois grupos na maioria das pontuações, incluindo a Escala de Depressão de Hamilton (HAM-D) e a Escala de Avaliação da Depressão de Montgomery-Åsberg (MADRS). No geral, 15,2% dos indivíduos no grupo experimental e 10% daqueles no grupo placebo apresentaram respostas positivas. Após 10 semanas de estimulação, os pacientes passaram por uma fase aberta e receberam a estimulação por mais um ano.[11] Nessa etapa, 29,8% dos sujeitos foram considerados responsivos.

A ENV é associada a uma alta incidência de efeitos colaterais induzidos – ainda que transitórios e reversíveis –, como alterações na voz (53%), tosse (13%), dispneia (17%) e dor cervical (17%). Essas queixas, no entanto, tendem a melhorar em algum grau ao longo de um ano (alteração da voz em 21%, dispneia em 7% e dor cervical em 7%).[6]

ESTIMULAÇÃO CEREBRAL PROFUNDA

A utilização da ECP para tratamento dos transtornos mentais ocorreu após seu uso bem-sucedido no manejo clínico dos transtornos do movimento. De forma geral, a técnica consiste na implantação de eletrodos em regiões profundas do cérebro e em sua conexão a um marca-passo, geralmente implantado na região infraclavicular. Os resultados de ECP em vários alvos cirúrgicos são descritos a seguir.

Cíngulo subcaloso (SGC)

O SGC foi a primeira região identificada como alvo potencial para a ECP nos transtornos depressivos refratários. Mayberg e colaboradores[12] mostraram que pacientes com depressão apresentavam aumento de atividade metabólica no SGC, um padrão que foi revertido com medicamento antidepressivo. Estudos com tomografia por emissão de pósitrons (PET) identificaram a região subcalosa do cíngulo (incluindo a área 25 de Broadmann) como hipermetabólica em indivíduos normais em uma situação de tristeza transitória.[13] Após tratamento com ECT, foi observado um declínio no metabolismo dessa região.[14] De forma similar, Goldapple e colaboradores[15] e Kennedy e colaboradores[16] mostraram que o uso de inibidores seletivos da recaptação de serotonina (ISRSs) estava associado à queda do hipermetabolismo no SGC em pacientes com transtorno depressivo que responderam ao tratamento, um achado ausente em indivíduos que respondiam às terapias cognitivas.

Alguns desses trabalhos embasaram a ideia de eleger o SGC como possível alvo para a ECP. Em 2005, seis pacientes com depressão refratária foram submetidos a seis meses de estimulação crônica, por meio de eletrodos implantados no SGC, como parte de um estudo-piloto.[17] Nesses indivíduos, as imagens pré-operatórias de PET mostraram um padrão caracterizado por aumento de fluxo na região subgenual do cíngulo e diminuição no córtex pré-frontal dorsolateral. Em relação ao resultado clínico, boa resposta foi observada em 66% dos pacientes. As imagens pós-operatórias de PET, por sua vez, mostraram reversão do padrão de fluxo sanguíneo em relação às imagens pré-operatórias.

Seguindo esse estudo-piloto, Lozano e colaboradores[18] e Kennedy e colaboradores[19] publicaram estudos com seguimento de longo prazo incluindo 20 pacientes implantados com eletrodos no SGC, os quais apresentaram uma melhora clínica em 1 a 3 anos de 45 a 75%. Holtzheimer e colaboradores[20] relataram seus resultados em sete pacientes com transtorno bipolar tipo II e em 10 com transtorno depressivo maior (TDM) e mostraram uma tendência ao aumento da eficácia da estimulação com o passar do tempo. Em um ano, houve 36% de remissão e 36% de resposta. Em dois anos, esses números atingiram 58 e 92%, respectivamente. Lozano e colaboradores[21] publicaram resultados iniciais de um estudo multicêntrico prospectivo aberto que mostravam uma taxa de respondedores de 62% com mais de 40% de melhora na HAM-D. Quando os respondedores foram definidos como pacientes com mais de 40% de melhora na HAM-D, a taxa de respondedores aumentou para 62%.

Devido ao sucesso dos estudos inicias, foi criado um estudo multicêntrico randomizado patrocinado pela empresa St. Jude Medical (Broadmann Area 25 Deep Brain Neuromodulation [BROADEN]).[22] Pacientes com eletrodos implantados no SCG foram randomizados para receber ECP (n = 60) ou tratamento placebo (n = 30) por seis meses, seguidos por mais seis meses de uma fase aberta, na qual todos os participantes receberam tratamento. Quando esses dois grupos foram comparados, não houve diferença na escala HDRS. Após dois anos de tratamento, no entanto, cerca de 50% dos pacientes responderam à ECP, sugerindo que um intervalo prolongado possa ser necessário para uma resposta terapêutica adequada.[22]

Apesar desses achados negativos, vários grupos estão conduzindo ensaios clínicos para melhorar a terapia com resultados satisfatórios. Novas estratégias propostas incluem a caracterização de preditores de resposta, o refinamento do alvo e um melhor entendimento do perfil de pacientes mais indicado ao procedimento. A localização dos eletrodos em respondedores e não respondedores é bastante similar.[23] Todavia, em estudo recente, imagens de tratografia e de volume de tecido ativado pela estimulação mostraram que os respondedores dividiam bilateralmente vias de ativação para o córtex frontomesial, cíngulo rostral e dorsal via feixe de fibras, e núcleos subcorticais.[24]

Cápsula ventral, estriado ventral e *nucleus accumbens*

Um ensaio inicial aberto em 15 pacientes com depressão mostrou 40% de melhora após seis meses de ECP na cápsula ventral (VC)/no estriado ventral (VS) e 53,3% no último seguimento. A taxa de remissão foi na ordem de 20% em seis meses e de 40% no último seguimento.[25]

Em 2008, Schlaepfer e colaboradores[26] publicaram resultados positivos em três pacientes com depressão refratária implantados com ECP bilateral no *nucleus accumbens* (NAc). Esse alvo é sobreposto de certa forma à VC/ao VS, com um dos contatos dos eletrodos posicionado na própria VC. Em um estudo subsequente, 10 pacientes foram implantados, dos quais cinco tiveram resposta adequada à terapia em 12 meses.[27] Estudos com seguimento de longo prazo mostraram durabilidade do efeito da ECP sem a presença de recidivas substanciais por mais de quatro anos.[28]

O sucesso dos ensaios inicias levou ao desenvolvimento de um estudo multicêntrico prospectivo randomizado controlado, que foi publicado em 2015.[29] Em uma fase encoberta, 30 pacientes foram submetidos a 16 semanas de estimulação ativa *versus* tratamento placebo. Resultados dessa parte do ensaio foram negativos, com 20% do grupo estimulado e 14,3% do grupo-controle respondendo ao tratamento. O estudo, então, prosseguiu para a fase aberta, na qual as respostas avaliadas com 12 e 24 meses foram de 20 a 25%, respectivamente.[29]

Em um estudo duplo-cego randomizado recente com desenho alternativo, 25 pacientes foram tratados com ECP na VC/no VS em uma fase aberta de até 52 semanas.[30] A partir daí, 16 pacientes (nove respondedores e sete não respondedores) participaram da fase de cruzamento randomizado. Nessa fase, somente nos pacientes respondedores a estimulação resultou em diferença significativa na HDRS em relação ao grupo que havia recebido placebo. Isso sugere que a ECP possa ser efetiva em um seleto grupo de indivíduos. Atualmente, a identificação dessa população é alvo de investigação intensa.

Outros alvos

Schlaepfer e colaboradores[31] alvejaram o ramo superolateral do feixe medial prosencefálico em sete pacientes com depressão refratária. Seis desses indivíduos tiverem respostas agudas proeminentes, caracterizadas por 50% de redução na MADRS. Além dos resultados de curto prazo, também foram observadas respostas positivas nos seguimentos de até quatro anos após a cirurgia.[32] Em um estudo conduzido por diferentes investigadores, a eficácia da ECP do MFB foi observada em quatro pacientes com depressão refratária pelo período de 52 semanas. O desenho do estudo inclui um período cego de quatro semanas com estimulação placebo antes da estimulação inicial.[33] Enquanto alterações de humor significativas durante a fase placebo não foram detectadas, 75% dos indivíduos obtiveram melhora maior que 50% na MADRS sete dias após a estimulação ativa. Com 26 semanas, dois pacientes apresentaram um declínio de mais de 80% na MADRS, ao passo que um indivíduo não respondeu à ECP.

O pedúnculo talâmico inferior (ITP) foi proposto com alvo para o tratamento da depressão por Velasco e colaboradores, em 2005.[34] Poucos relatos com ECP bilateral do ITP para depressão foram publicados até o presente momento, apesar dos resultados preliminares animadores.[34,35]

Em 2010, Sartorius e colaboradores[36] descreveram sua experiência com ECP bilateral da habênula lateral em uma paciente de 64 anos que sofria de depressão refratária. Apesar de não ter apresentado resposta imediata, ela referiu melhora dos sintomas depressivos após cerca de quatro semanas. A descontinuação acidental da estimulação resultou em piora importante dos sintomas, sugerindo posteriormente efeito da ECP.

ESTIMULAÇÃO CORTICAL EPIDURAL

Outra modalidade de neuromodulação invasiva estudada em pacientes com depressão é a estimulação epidural do córtex cerebral. Em um estudo inicial, eletrodos em placa foram implantados bilateralmente sobre os polos frontais anteriores e o córtex pré-frontal em cinco pacientes.[37] O procedimento cirúrgico foi bem tolerado, e a estimulação mostrou alterações significativas de humor em condições cegas. Então, os pacientes foram acompanhados por sete meses, mostrando uma melhora média de 55% na HDRS.[37] Esses resultados foram sustentados em longo prazo com 40 a 55% de melhora entre 1 e 5 anos.[38]

Em outra série de estudos, Kopell e colaboradores[39] estimularam 12 pacientes na região do córtex pré-frontal dorsolateral esquerdo. Durante a fase de estímulo placebo, não foram observadas diferenças significativas nos indivíduos que receberam a estimulação placebo ou ativa. Durante a fase aberta do estudo, uma melhora significativa foi observada nos pacientes estimulados.[40]

CIRURGIAS ABLATIVAS

Atualmente, existem quatro principais procedimentos ablativos em uso para o tratamento de doenças psiquiátricas: cingulotomia anterior, tratotomia subcaudada, leucotomia límbica e capsulotomia anterior.

Cingulotomia anterior

A cingulotomia anterior consiste na lesão de parte da porção anterior do giro do cíngulo, que, *grosso modo*, corresponde à área 24 de Broadmann. De maneira geral, esse procedimento mostra benefícios principalmente no transtorno obsessivo-compulsivo (TOC). No entanto, há inúmeros casos de sucesso com sua aplicação para a depressão. Em 2008, Shields e colaboradores[41] publicaram uma análise prospectiva com 33 pacientes portadores de depressão refratária submetidos à cingulotomia. Dos indivíduos tratados, 17 não necessitaram de outras intervenções, enquanto 16 doentes foram submetidos à nova cingulotomia ou à tratotomia subcaudada. Um terço foi considerado respondedor (pelo menos 50% de redução no Inventário de Depressão de Beck [BDI]). Outros 42% responderam parcialmente, com reduções no BDI entre 35 e 50%. Nos 17 pacientes que não necessitaram de outros procedimentos, 41% foram respondedores, e 35%, respondedores parciais.[41]

Tratotomia subcaudada

A tratotomia subcaudada consiste na lesão de tratos abaixo do núcleo caudado, na região da substância inominada.[42] Realizada, no início, por meio de cirurgia aberta, o procedimento desenvolveu-se com o método estereotático, que utilizava, a princípio, sementes radioativas e, posteriormente, termocoagulação.[43] Em cerca de mil casos operados desde 1961, a taxa de sucesso estimada era entre 40 e 60%.[43] Em estudo prospectivo recente com 23 pacientes, os resultados também mostraram-se positivos (p. ex., redução importante na HDRS).[44] Em um relato de caso utilizando ablação por *Gamma knife,* a redução na pontuação da HDRS mostrou sustentação a longo prazo.[45]

Leucotomia límbica

A combinação de cingulotomia anterior e tratotomia subcaudada é conhecida como leucotomia límbica. Em relato recente, Montoya e colaboradores[46] estudaram 21 pacientes submetidos a esse procedimento para tratamento do TOC ou da depressão. Os autores relataram benefícios consideráveis em aproximadamente metade dos indivíduos, com baixo índice de efeitos colaterais ao longo de até dois anos de seguimento. Em uma série de casos, Cho e colaboradores[47] estudaram retrospectivamente 16 pacientes operados com radiofrequência para tratamento de TDM ao longo de sete anos. Os escores de depressão baixaram em média 50%.

Capsulotomia anterior

A capsulotomia anterior consiste na lesão do braço anterior da cápsula interna. Descrita inicialmente para o tratamento do TOC e de transtornos de ansiedade, existem alguns relatos da utilização bem-sucedida dessa técnica em casos de depressão. Recentemente, Christmas e colaboradores[48] publicaram uma série de 20 pacientes com depressão refratária tratados com capsulotomia anterior. Após um seguimento médio de sete anos, 50% dos indivíduos foram classificados como respondedores (50% de redução na HDRS).

CONSIDERAÇÕES FINAIS

Após um histórico controverso, nas últimas décadas a intervenção cirúrgica para os transtornos mentais parece estar atraindo atenção novamente. Os trabalhos atuais são conduzidos em instituições de saúde sob pré-requisitos éticos rigorosos. Hoje, há consenso de que a abordagem cirúrgica apropriada dessas condições, que incluem a depressão refratária, requerem avaliação e seguimento multidisciplinar, além da documentação adequada dos resultados.

Pelo sucesso inicial dos estudos abertos e devido à aparente falha dos testes cegos, ainda é necessário muito empenho para a caracterização dos alvos cirúrgicos e dos pacientes ideais, assim como para a identificação dos melhores preditores de resposta terapêutica a esse tipo de intervenção.

REFERÊNCIAS

1. Kessler RC, Berglund P, Demler O, Jin R, Koretz D, Merikangas KR, et al. The epidemiology of major depressive disorder: results from the national comorbidity survey replication (NCS-R). JAMA. 2003;289(23):3095-105.
2. Harat M, Rudas M, Rybakowski J. Psychosurgery: the past and present of ablation procedures. Neuro Endocrinol Lett. 2008;29 Suppl 1:105-22.
3. Mashour GA, Walker EE, Martuza RL. Psychosurgery: past, present, and future. Brain Res Brain Res Rev. 2005;48(3):409-19.
4. Cleary DR, Ozpinar A, Raslan AM, Ko AL. Deep brain stimulation for psychiatric disorders: where we are now. Neurosurg Focus. 2015;38(6):E2.
5. Rush AJ, George MS, Sackeim HA, Marangell LB, Husain MM, Giller C, et al. Vagus nerve stimulation (VNS) for treatment-resistant depressions: a multicenter study. Biol Psychiatry. 2000;47(4):276-86.
6. Marangell LB, Martinez M, Jurdi RA, Zboyan H. Neurostimulation therapies in depression: a review of new modalities. Acta Psychiatr Scand. 2007;116(3):174-81.
7. Sackeim HA, Rush AJ, George MS, Marangell LB, Husain MM, Nahas Z, et al. Vagus nerve stimulation (VNS) for treatment-resistant depression: efficacy, side effects, and predictors of outcome. Neuropsychopharmacology. 2001;25(5):713-28.
8. Nahas Z, Marangell LB, Husain MM, Rush AJ, Sackeim HA, Lisanby SH, et al. Two-year outcome of vagus nerve stimulation (VNS) for treatment of major depressive episodes. J Clin Psychiatry. 2005;66(9):1097-104.
9. George MS, Rush AJ, Marangell LB, Sackeim HA, Brannan SK, Davis SM, et al. A one-year

comparison of vagus nerve stimulation with treatment as usual for treatment-resistant depression. Biol Psychiatry. 2005;58(5):364-73.
10. Rush AJ, Marangell LB, Sackeim HA, George MS, Brannan SK, Davis SM, et al. Vagus nerve stimulation for treatment-resistant depression: a randomized, controlled acute phase trial. Biol Psychiatry. 2005;58(5):347-54.
11. Rush AJ, Sackeim HA, Marangell LB, George MS, Brannan SK, Davis SM, et al. Effects of 12 months of vagus nerve stimulation in treatment-resistant depression: a naturalistic study. Biol Psychiatry. 2005;58(5):355-63.
12. Mayberg HS, Brannan SK, Mahurin RK, Jerabek PA, Brickman JS, Tekell JL, et al. Cingulate function in depression: a potential predictor of treatment response. Neuroreport. 1997;8(4):1057-61.
13. Mayberg HS, Liotti M, Brannan SK, McGinnis S, Mahurin RK, Jerabek PA, et al. Reciprocal limbic-cortical function and negative mood: converging PET findings in depression and normal sadness. Am J Psychiatry. 1999;156(5):675-82.
14. Nobler MS, Oquendo MA, Kegeles LS, Malone KM, Campbell CC, Sackeim HA, et al. Decreased regional brain metabolism after ect. Am J Psychiatry. 2001;158(2):305-8.
15. Goldapple K, Segal Z, Garson C, Lau M, Bieling P, Kennedy S, et al. Modulation of cortical-limbic pathways in major depression: treatment-specific effects of cognitive behavior therapy. Arch Gen Psychiatry. 2004;61(1):34-41.
16. Kennedy SH, Evans KR, Krüger S, Mayberg HS, Meyer JH, McCann S, et al. Changes in regional brain glucose metabolism measured with positron emission tomography after paroxetine treatment of major depression. Am J Psychiatry. 2001;158(6):899-905.
17. Mayberg HS, Lozano AM, Voon V, McNeely HE, Seminowicz D, Hamani C, et al. Deep brain stimulation for treatment-resistant depression. Neuron. 2005;45(5):651-60.
18. Lozano AM, Mayberg HS, Giacobbe P, Hamani C, Craddock RC, Kennedy SH. Subcallosal cingulate gyrus deep brain stimulation for treatment-resistant depression. Biol Psychiatry. 2008;64(6):461-7.
19. Kennedy SH, Giacobbe P, Rizvi SJ, Placenza FM, Nishikawa Y, Mayberg HS, et al. Deep brain stimulation for treatment-resistant depression: follow-up after 3 to 6 years. Am J Psychiatry. 2011;168(5):502-10.
20. Holtzheimer PE, Kelley ME, Gross RE, Filkowski MM, Garlow SJ, Barrocas A, et al. Subcallosal cingulate deep brain stimulation for treatment-resistant unipolar and bipolar depression. Arch Gen Psychiatry. 2012;69(2):150-8.
21. Lozano AM, Giacobbe P, Hamani C, Rizvi SJ, Kennedy SH, Kolivakis TT, et al. A multicenter pilot study of subcallosal cingulate area deep brain stimulation for treatment-resistant depression. J Neurosurg. 2012;116(2):315-22.
22. Holtzheimer PE, Husain MM, Lisanby SH, Taylor SF, Whitworth LA, McClintock S, et al. Subcallosal cingulate deep brain stimulation for treatment-resistant depression: a multisite, randomised, sham-controlled trial. Lancet Psychiatry. 2017;4(11):839-49.
23. Hamani C, Mayberg HS, Snyder B, Giacobbe P, Kennedy S, Lozano AM. Deep brain stimulation of the subcallosal cingulate gyrus for depression: anatomical location of active contacts in clinical responders and a suggested guideline for targeting. J Neurosurg. 2009;111(6):1209-15.
24. Riva-Posse P, Holtzheimer PE, Garlow SJ, Mayberg HS. Practical considerations in the development and refinement of subcallosal cingulate white matter deep brain stimulation for treatment-resistant depression. World Neurosurg. 2013;80(3-4):S27.e25-34.
25. Malone DA Jr, Dougherty DD, Rezai AR, Carpenter LL, Friehs GM, Eskandar EN, et al. Deep brain stimulation of the ventral capsule/ventral striatum for treatment-resistant depression. Biol Psychiatry. 2009;65(4):267-75.
26. Schlaepfer TE, Cohen MX, Frick C, Kosel M, Brodesser D, Axmacher N, et al. Deep brain stimulation to reward circuitry alleviates anhedonia in refractory major depression. Neuropsychopharmacology. 2008;33(2):368-77.
27. Bewernick BH, Hurlemann R, Matusch A, Kayser S, Grubert C, Hadrysiewicz B, et al. Nucleus accumbens deep brain stimulation decreases ratings of depression and anxiety in treatment-resistant depression. Biol Psychiatry. 2010;67(2):110-6.
28. Bewernick BH, Kayser S, Sturm V, Schlaepfer TE. Long-term effects of nucleus accumbens deep brain stimulation in treatment-resistant depression: evidence for sustained efficacy. Neuropsychopharmacology. 2012;37(9):1975-85.
29. Dougherty DD, Rezai AR, Carpenter LL, Howland RH, Bhati MT, O'Reardon JP, et al. A randomized sham-controlled trial of deep brain stimulation of the ventral capsule/ventral striatum for chronic treatment-resistant depression. Biol Psychiatry. 2015;78(4):240-8.
30. Bergfeld IO, Mantione M, Hoogendoorn ML, Ruhé HG, Notten P, van Laarhoven J, et al. Deep brain stimulation of the ventral anterior limb of the internal capsule for treatment-resistant depression: a randomized clinical trial. JAMA Psychiatry. 2016;73(5):456-64.
31. Schlaepfer TE, Bewernick BH, Kayser S, Mädler B, Coenen VA. Rapid effects of deep brain stimulation for treatment-resistant major depression. Biol Psychiatry. 2013;73(12):1204-12.

32. Bewernick BH, Kayser S, Gippert SM, Switala C, Coenen VA, Schlaepfer TE. Deep brain stimulation to the medial forebrain bundle for depression: long-term outcomes and a novel data analysis strategy. Brain Stimul. 2017;10(3):664-71.
33. Fenoy AJ, Schulz P, Selvaraj S, Burrows C, Spiker D, Cao B, et al. Deep brain stimulation of the medial forebrain bundle: distinctive responses in resistant depression. J Affect Disord. 2016;203:143-51.
34. Velasco F, Velasco M, Jiménez F, Velasco AL, Salin-Pascual R. Neurobiological background for performing surgical intervention in the inferior thalamic peduncle for treatment of major depression disorders. Neurosurgery. 2005;57(3):439-48.
35. Jiménez F, Velasco F, Salín-Pascual R, Velasco M, Nicolini H, Velasco AL, et al. Neuromodulation of the inferior thalamic peduncle for major depression and obsessive compulsive disorder. Acta Neurochir Suppl. 2007;97(Pt 2):393-8.
36. Sartorius A, Kiening KL, Kirsch P, von Gall CC, Haberkorn U, Unterberg AW, et al. Remission of major depression under deep brain stimulation of the lateral habenula in a therapy-refractory patient. Biol Psychiatry. 2010;67(2):e9-11.
37. Nahas Z, Anderson BS, Borckardt J, Arana AB, George MS, Reeves ST, et al. Bilateral epidural prefrontal cortical stimulation for treatment-resistant depression. Biol Psychiatry. 2010;67(2):101-9.
38. Williams NR, Short EB, Hopkins T, Bentzley BS, Sahlem GL, Pannu J, et al. Five-year follow-up of bilateral epidural prefrontal cortical stimulation for treatment-resistant depression. Brain Stimul. 2016;9(6):897-904.
39. Kopell BH, Halverson J, Butson CR, Dickinson M, Bobholz J, Harsch H, et al. Epidural cortical stimulation of the left dorsolateral prefrontal cortex for refractory major depressive disorder. Neurosurgery. 2011;69(5):1015-29.
40. Pathak Y, Kopell BH, Szabo A, Rainey C, Harsch H, Butson CR. The role of electrode location and stimulation polarity in patient response to cortical stimulation for major depressive disorder. Brain Stimul. 2013;6(3):254-60.
41. Shields DC, Asaad W, Eskandar EN, Jain FA, Cosgrove GR, Flaherty AW, et al. Prospective assessment of stereotactic ablative surgery for intractable major depression. Biol Psychiatry. 2008;64(6):449-54.
42. Knight GC, Tredgold RF. Orbital leucotomy; a review of 52 cases. Lancet. 1955;268(6872):981-6.
43. Bridges PK, Bartlett JR, Hale AS, Poynton AM, Malizia AL, Hodgkiss AD. Psychosurgery: stereotactic subcaudate tractomy. An indispensable treatment. Br J Psychiatry. 1994;165(5):599-611; discussion 612-3.
44. Poynton AM, Kartsounis LD, Bridges PK. A prospective clinical study of stereotactic subcaudate tractotomy. Psychol Med. 1995;25(4):763-70.
45. Park SC, Lee JK, Kim CH, Hong JP, Lee DH. Gamma-knife subcaudate tractotomy for treatment-resistant depression and target characteristics: a case report and review. Acta Neurochir. 2017;159(1):113-20.
46. Montoya A, Weiss AP, Price BH, Cassem EH, Dougherty DD, Nierenberg AA, et al. Magnetic resonance imaging-guided stereotactic limbic leukotomy for treatment of intractable psychiatric disease. Neurosurgery. 2002;50(5):1043-9; discussion 1049-52.
47. Cho DY, Lee WY, Chen CC. Limbic leukotomy for intractable major affective disorders: a 7-year follow-up study using nine comprehensive psychiatric test evaluations. J Clin Neurosci. 2008;15(2):138-42.
48. Christmas D, Eljamel MS, Butler S, Hazari H, MacVicar R, Steele JD, et al. Long term outcome of thermal anterior capsulotomy for chronic, treatment refractory depression. J Neurol Neurosurg Psychiatry. 2011;82(6):594-600.

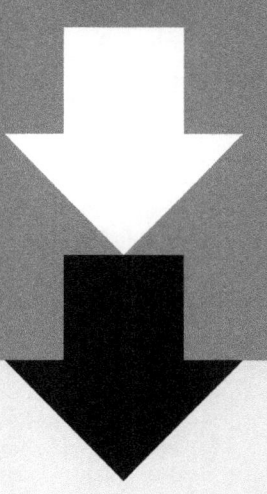

Índice

A
Análise do comportamento na depressão, 79
  psicoterapia cognitivo-comportamental, 79
    modelo cognitivo, 79
    processo da terapia cognitivo-comportamental, 82
      terapia em grupo, 82
      terapia em instituições, 83
    psicoterapias com base na TCC, 84
      análise do comportamento e terapia de ativação comportamental, 86
        modelo de Charles Ferster, 87
        modelo de Peter Lewinsohn, 87
      mindfulness, 89
      terapia cognitiva processual, 84
      terapia comportamental dialética, 89
      terapia construtivista, 84
      terapia de aceitação e compromisso, 88
      terapia focada em esquemas, 85
        esquemas iniciais desadaptativos de Young, 86
      terapia focada na compaixão, 89

C
Comorbidades psiquiátricas, 147
  depressão, 147
    distimia, 147
    transtorno de ansiedade generalizada, 149
    transtorno de ansiedade social, 149
    transtorno de pânico, 148
    transtorno obsessivo-compulsivo, 151
    transtornos alimentares, 151
    transtornos de ansiedade, 148
    uso de substâncias, 150

Condições médicas gerais, depressão, 133
  diagnóstico, 134
  especificidades, 137
    comorbidade em cardiologia, 140
    comorbidade em endocrinologia, 138
    comorbidade em gastrenterologia, 137
    comorbidade em neurologia, 140
    comorbidade em oncologia, 142
    doenças imunológicas e infecciosas, 143
  fisiopatologia da comorbidade, 134
    medicamentos e substâncias associadas, 136
  métodos de investigação, 135

D
Depressão
  análise do comportamento, 79
  comorbidades psiquiátricas, 147
  condições médicas gerais, 133
  diagnóstico, 39
  dor, 154
  estigma, 162
  farmacogenômica, 67
  geriátrica, 204
  história, 19
    Antiguidade, 20
      elementos da teoria humoral, 20
    conceito na era do Research Domain Criteria, 25
    Idade Média, 21
    século XX, 22
    séculos XVI a XIX, 21
  infância e adolescência, 193
  psicoeducação e tratamento, 107
  psicopatologia, 39
  psicoterapia interpessoal no manejo, 93

resistente ao tratamento, 217
tratamento farmacológico, 59
Depressão bipolar, 170
  diagnóstico, 171
    depressão bipolar *versus* unipolar, 171
      características, 172
  epidemiologia, 170
  fatores de risco, 172
    ambientais, 172
    genéticos, 172
  fisiopatologia, 173
    biomarcadores periféricos, 174
    eixo hipotálamo-hipófise-suprarrenal, 174
    fatores genéticos, 173
    neuroimagem, 174
    neurotransmissores, 173
  tratamento, 175
    agentes de primeira linha, 176
    exames laboratoriais, 176
    farmacológico, 177
      agentes de primeira linha, 178
      agentes de segunda linha, 178
      agentes de terceira linha, 178
    intervenções psicossociais, 179
    medicamentoso em pacientes TB tipo I, 175
      agentes de primeira linha, 178
      agentes de segunda linha, 178
      agentes de terceira linha, 178
    medicamentoso em pacientes TB tipo II, 179
      agentes de primeira linha, 179
      agentes de segunda linha, 179
      atentes de terceira linha, 179
      princípios gerais, 179
    nível de evidência
    recomendação, 176
Depressão geriátrica, 204
  avaliação diagnóstica, 208
    diagnóstica diferencial, 210
    investigação inicial, 209
  epidemiologia, 204
    características diferenciais, 205
      depressão adultos e idosos, 205
  hipóteses etiológicas, 205
    fatores ambientais, 205
    neurobiologia, 206
  manifestações clínicas, 206
    preditores de gravidade, 207
  tratamento, 208
    eletroconvulsoterapia, 212
    exercício físico, 213
    intervenções psicológicas, 213
    medicamentoso, 210
      antidepressivos em idosos, 212
Depressão gestacional, 183
  diagnóstico, 184
  etiologia, 183
  fisiopatologia, 183
  tratamento, 184
Depressão na infância e na adolescência, 193
  abordagem diagnóstica, 194
  epidemiologia, 193
  prevenção, 201
  tratamento, 196
    abordagem inicial, 196
    combinado, 200
    farmacológico, 198
      efeitos adversos dos antidepressivos, 199
    fase aguda, 197
      depressão leve, 197
      depressão moderada a grave, 197
    fase de continuação e manutenção, 200
    plano de tratamento, 197
    psicoterapias, 197
Depressão pós-parto, 183
  diagnóstico, 188
  etiologia, 187
  fisiopatologia, 187
  tratamento, 189
Depressão resistente ao tratamento, 217
  comorbidades, 218
    doenças clínicas, 218
    transtornos mentais, 218
  epidemiologia, 217
  perspectivas futuras, 222
    moduladores glutamatérgicos, 222
    outros agentes, 223
  tratamentos biológicos, 218
    farmacológicos, 218
      antipsicóticos atípicos, 220
      hormônio tireoidiano, 220
      lítio, 219
      psicoestimulantes, 220
    neuroestimulação, 221
    outros medicamentos, 221
  tratamentos não biológicos, 221
    atividade física, 222
    psicoterapia, 221
Diagnóstico da depressão, 39, 44
  transtorno depressivo maior, 44
    características básicas, 44
    conceito, controvérsias, 47
    critérios, 44
    critérios diagnósticos do DSM-5, 45
    diagnóstico diferencial, 45
Distimia, 114
  critérios diagnósticos, 114
    DSM-5, 115
  epidemiologia, 116
  tratamento, 117
    adesão, 119

farmacológico, 117
neuroestimulação, 118
psicoterapia, 118
Dor, depressão, 154
  avaliação, 157
  DSM-5, 157
  neurobiologia, 155
    áreas cerebrais envolvidas, 155
    desregulação do eixo hipotálamo-hipófise-
-suprarrenal, 155
    neurotransmissores, 156
    transtorno depressivo maior e comorbidade, 155
      fisiopatologia, 155
      fator neurotrófico, 157
      neurotransmissores, 156
  tratamento, 158
    farmacológico, 158
    não farmacológico, 159

E
Epidemiologia, 28
  transtorno depressivo maior, 28
Estigma, depressão, 162
  classificação, 163
    macrossocial, 164
      estrutural, 164
    nível individual, 164
      autoestigma, 164
    nível interpessoal, 16
      estigma público, 164
  conceito, 162
    desigualdade, 163
    discriminação, 163
    estereótipo, 163
    rotulagem, 163
    separação, 163
  estratégias para redução, 166
  impacto, 164
    barreira à implementação de serviços, 165
    barreira à procura de ajuda, 164
    comportamento suicida, 165
    investimentos em saúde mental, 165
  variáveis associadas, 166

F
Farmacogenômica, 67
  epigenoma, 72
    metilação do DNA, 72
    microRNAs, 73
    modificações de histonas, 73
  expressão gênica e marcadores séricos, 74
    resposta ao tratamento, 74
      biomarcadores inflamatórios, 74
      transcriptômica e proteômica, 74
        níveis de mRNA, 74

        níveis de proteína, 74
      polimorfismos de genes inflamatórios, 74
  genes relacionados à neuroplasticidade, 75
    resposta ao tratamento antidepressivo, 75
  metabolômica, 75
  polimorfismos genéticos do citocromo P450, 68
    tratamento antidepressivo, 68
      ABCB1, 71
        Antidepressivos substratos e não
substratos, 72
      CYP1A2, 70
        antidepressivos metabolizados, 71
      CYP2C19, 70
        antidepressivos metabolizados, 71
      CYP2D6, 69
        antidepressivos metabolizados, 69
  tratamento da depressão, 67

N
Neurobiologia do transtorno depressivo maior, 50

P
Psicoeducação, 107
  tratamento da depressão, 107
    adesão, 108
    boa prática, 110
    dificuldades, 110
    farmacogenética, 111
    prática médica, 107
    psiquiatria, 111
Psicoterapia interpessoal, 93
  manejo da depressão, 93
    aplicação da TIP, 103
      resultados, 103
    base teórica, 93
      esquema do modelo teórico, 94
    fases do tratamento, 95
      final, 97
        esquema do planejamento, 97
      inicial, 95
        círculo interpessoal, 96
      intermediária, 97
    técnicas, 99
      exploratórias, 99
        análise da comunicação, 101
        busca direta de material, 100
        encorajamento da expressão afeto, 100
          aceitação de afetos dolorosos, 100
          afetos nas relações interpessoais, 100
          afetos suprimidos, 100
          clarificação, 100
        exploração não diretiva, 99
        relação terapêutica, 101
      técnicas de mudança de comportamento, 101
        análise da tomada de decisão, 101

diretas, 101
role-play, 102
TIP de manutenção, 102
TIP em grupo, 102
Psicopatologia da depressão, 39
síndrome depressiva, 39
alterações típicas, 40
depressão unipolar versus bipolar, 44
sintomatologia, 44
funções afetivo-volitivas, 39
funções cognitivas, 42
inibição da atividade motora, 43
outras funções psíquicas, 43
Psicoterapia cognitivo-comportamental, 79
análise do comportamento na depressão, 79

S
Suicídio, 123
abordagem terapêutica, 128
comportamento suicida, 128
conceito, 123
epidemiologia, 124
perfil sociodemográfico, 125
fatores ambientais, 127
fatores de risco, 125
agressividade, 126
automutilação, 126
desesperança, 126
genéticos, 125
impulsividade, 126
tentativas prévias, 126
transtorno mental, 126
prevenção, 130
neuroquímica, 127

T
Terapias biológicas, 226
não farmacológicas não invasivas, 226
contraindicações, 230
efeitos colaterais, 230
eletroconvulsoterapia, 234
transtorno depressivo maior, 234
estimulação magnética transcraniana, 231
transtorno depressivo maior, 231
estimulação transcraniana por corrente contínua, 233
transtorno depressivo maior, 233
tratamento, 234
mecanismos de ação, 227
eletroconvulsoterapia, 229
estimulação magnética transcraniana, 227
parâmetros clínicos, 228
estimulação transcraniana por corrente contínua, 227
parâmetros da estimulação, 229
racional fisiopatológico, 230
transtorno depressivo maior, 230
segurança, 230
Transtorno depressivo maior, 28
epidemiologia, 28
comorbidade, 33
fatores associados, 30
incapacidade, 34
prevalência, 28
risco de suicídio, 35
neurobiologia, 50
inflamação, 50
ativação microglial, 50
medidores inflamatórios, 50
via das quinureninas, 52
vias de sinalização, 52
eixo hipotálamo-hipófise-suprarrenal, 54
fator neurotrófico derivado do cérebro, 52
proteína-alvo da rapamicina em mamíferos, 54
proteinoquinase ativada por mitógeno, 53
Tratamento da depressão, 59, 67
farmacogenômica, 67
farmacológico, 59
psicoeducação, 107
Tratamento farmacológico da depressão, 59
farmacoterapia da depressão maior, 60
amamentação, 62
depressão com sintomas psicóticos, 61
fase aguda, 61
fase de continuação, 61
fase de manutenção, 61
gravidez, 61
futuros tratamentos, 65
inicial, 62
antidepressivo tricíclico, 64
inibidor da monoaminoxidase, 64
inibidor da recaptação de serotonina, 64
inibidor seletivo da recaptação de serotonina, 64
mirtazapina, 64
norepinefrina, 64
quetamina, 65
mecanismos de ação, 62
classificação dos antidepressivos, 62
resposta terapêutica dos antidepressivos, 60
fatores individuais, 60
idade, 60
perfil de metabolização de fármacos pelo sistema P450 hepático, 60
perfil de sintomas, 60